U0198318

中华医学会计划生育学分会
中国优生优育协会生育健康与出生缺陷防控专业委员会

中国临床案例

生殖健康与
计划生育病例精解

主编 顾向应 钱志大

上海科学技术文献出版社
Shanghai Scientific and Technological Literature Press

图书在版编目（CIP）数据

生殖健康与计划生育病例精解 / 顾向应，钱志大
主编 . -- 上海：上海科学技术文献出版社，2023
　　（中国临床案例）
　　ISBN 978-7-5439-8726-5

　　Ⅰ . ①生… Ⅱ . ①顾… ②钱… Ⅲ . ①生殖健康—病
案—分析②计划生育—病案—分析 Ⅳ . ① R169

　　中国版本图书馆 CIP 数据核字（2022）第 256748 号

策划编辑：张　树
责任编辑：应丽春
封面设计：李　楠

生殖健康与计划生育病例精解

SHENGZHI JIANKANG YU JIHUA SHENGYU BINGLI JINGJIE

主　　编：顾向应　钱志大
出版发行：上海科学技术文献出版社
地　　址：上海市长乐路 746 号
邮政编码：200040
经　　销：全国新华书店
印　　刷：朗翔印刷（天津）有限公司
开　　本：787mm×1092mm　1/16
印　　张：19.5
版　　次：2023 年 1 月第 1 版　2023 年 1 月第 1 次印刷
书　　号：ISBN 978-7-5439-8726-5
定　　价：238.00 元

http : //www. sstlp. com

《生殖健康与计划生育病例精解》

编委会

顾 问

熊承良　武汉同济生殖医学专科医院

李　坚　首都医科大学附属北京妇产医院

主 编

顾向应　天津医科大学总医院

钱志大　上海交通大学医学院附属国际和平妇幼保健院

副主编

刘欣燕　中国医学科学院北京协和医院

黄丽丽　浙江大学医学院附属妇产科医院

杨　清　中国医科大学附属盛京医院

于晓兰　北京大学第一医院

曾俐琴　广东省妇幼保健院

黄　薇　四川大学华西第二医院

编 委

（按姓氏拼音排序）

常　青　陆军军医大学第一附属医院

董晓静　重庆医科大学附属第二医院

顾向应　天津医科大学总医院

黄　薇　四川大学华西第二医院

黄丽丽　浙江大学医学院附属妇产科医院

江　静　河北医科大学第二医院

刘欣燕　中国医学科学院北京协和医院

彭　萍　中国医学科学院北京协和医院

钱志大　上海交通大学医学院附属国际和平妇幼保健院

任琛琛　郑州大学第三附属医院

汪利群　江西省妇幼保健院

杨　清　中国医科大学附属盛京医院

姚　宏　重庆医科大学附属第二医院

于晓兰　北京大学第一医院

于泳浩　天津医科大学总医院

张欣宗　广东省生殖医院

曾俐琴　广东省妇幼保健院

参编人员

（按姓氏拼音排序）

蔡惠芬　陆军军医大学第一附属医院

陈雁南　郑州大学第三附属医院

古　健　中山大学附属第三医院

黄晓晖　广东省妇幼保健院

李　玲　中国医学科学院北京协和医院

李春颖　中国医学科学院北京协和医院

李红叶　河北医科大学第二医院

李小芳　广东省妇幼保健院

李智敏　广东省妇幼保健院

刘　晃　广东省生殖医院

刘　琰　郑州大学第三附属医院

刘鹤莺　陆军军医大学第一附属医院

罗　燕　江西省妇幼保健院

牛晓岑　浙江大学医学院附属妇产科医院

欧文君　重庆医科大学附属第二医院
潘　鑫　重庆医科大学附属第二医院
史亚楠　河北医科大学第二医院
宋双芬　河北省沧州市沧县医院
王　京　南京鼓楼医院
王　玉　中国医科大学附属盛京医院
王丹丹　中国医科大学附属盛京医院
韦晓昱　北京大学第一医院
吴文湘　北京大学第一医院
吴歆怡　广东省妇幼保健院
吴育礼　贵州省黔东南州中医医院
肖秀娟　株洲市三三一医院
严小丽　陆军军医大学第一附属医院
阎　萍　陆军军医大学第一附属医院
余　凡　广东省妇幼保健院
苑　方　天津医科大学总医院
张梅霞　河北省沧州市沧县医院
朱慧莉　四川大学华西第二医院

第一主编简介

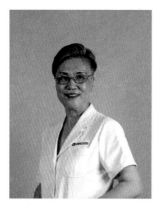

  顾向应，天津医科大学总医院主任医师、硕士生导师。兼任中华医学会计划生育学分会现任主任委员，中国优生优育协会生育健康与出生缺陷防控专业委员会主任委员，妇幼健康研究会生育调控学专业委员会名誉主任委员，妇幼健康研究会避孕药具安全专业委员会名誉主任委员，天津性科学协会女性健康专业委员会主任委员，天津市医学会计划生育学分会副主任委员，天津市医学会科普分会副主任委员，中国性学会天津理事会副理事长，中国医师协会科普分会常务委员，《中华生殖与避孕杂志》第二届编委，《中国计划生育与妇产科杂志》副主编，《中国计划生育学杂志》常务编委，《国际生殖健康与计划生育学杂志》常务编委。

  从事妇产科专业工作 30 余年，擅长：生殖健康与计划生育专业疑难手术及疾病的诊治及女性各时期性功能障碍的诊治。

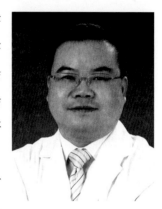

　　钱志大，医学博士，主任医师，现任上海交通大学医学院附属国际和平妇幼保健院生育调节科主任。兼任中华医学会计划生育学分会青年委员会常务副主任委员，中华医学会计划生育学分会女性生育调控学组委员，中国优生优育协会生育健康与出生缺陷防控专业委员会常务委员，妇幼健康研究会生育调控学专业委员会委员。

　　主编《计划生育学高级教程》，参编医学专著多部。对妇产科疾病诊治有丰富经验，尤其擅长计划生育疑难病诊治。从事生育调节、女性生育力保护等研究。参与和主持各级课题多项，发表 SCI 论文多篇（含妇产科 TOP 期刊）。全国妇幼健康技能竞赛一等奖获得者。

　　曾赴美国迈阿密大学临床进修，参加澳大利亚西澳大学教师培训。

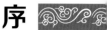

生殖健康与计划生育领域疾病一直是最常见的疾病之一。近年来，计划生育工作已发展为面向全生命周期的生殖健康服务，其涉及人口众多，如处理不当，将影响女性的身心健康、家庭和睦及社会和谐。我国每年人工流产数量大，呈现低龄化、重复化和高危化等特点，由此带来众多并发症，如不规范操作更可带来一系列健康问题。人民群众对优质计划生育服务的需求与计划生育服务能力不足和服务意识欠缺等存在矛盾。计划生育工作者需全面服务于人民生命健康，紧紧围绕节育、生育、不育三大主题内容，结合国家法律法规和相关政策，适应新时代的需求，为人民的生殖健康保驾护航，为人民群众提供全方位、全周期的健康服务。

随着国家计划生育技术服务政策逐步完善，生殖健康与计划生育技术服务保障力度加大，为更好地实施妇幼健康和计划生育服务保障工程提供了支持。相较于其他系统疾病，计划生育领域疾病有其显著的特点：涉及人群面广、年龄跨度大，除了常见病和多发病外，生殖系统病情不仅本身复杂多变，更因为合并其他内外科疾病，存在不少疑难罕见病例。积极诊治计划生育领域疾病，普及避孕节育和生殖健康知识，减少意外妊娠和性相关疾病传播十分重要。计划生育专科医师需要多年临床实践和继续医学教育才能更深入地掌握所学专长，基层计划生育工作者遇到疑难病例处理能力相对薄弱，提升其计划生育领域疾病的诊疗能力迫在眉睫。

令人可喜的是，不少新技术在计划生育领域得以应用，特别如宫腔观察吸引手术技术在人工终止妊娠和计划生育并发症诊治中的应用、介入治疗和腔镜技术在计划生育技术服务中的应用等，为计划生育领域疾病的诊疗提供了有力的武器。

今天，我们拥有众多的检查和治疗手段，规范临床诊疗思维却比以前更加重要！只有好的临床思维，我们才能做到精准地应用各项诊疗手段，而不是广撒网、过度检查，既浪费医疗资源，也给患者和社会增加负担，甚至延误病情。正是基于上述目的，中华医学会计划生育学分会和中国优生优育协会生育健康与出生缺陷防控专业委员会的临床一线医师们根据他们的临床实践，编辑出版了《中国临床案例·生殖健康与计划生育病例精解》，总结不同计划生育领域疾病的诊疗经验和教训。该书籍的出版将有助于提高广大临床医师的诊疗思维，更好地为人民健康服务。

天津医科大学总医院主任医师

中华医学会计划生育学分会主任委员

中国优生优育协会生育健康与出生缺陷防控专业委员会主任委员

　　《中国临床案例·生殖健康与计划生育病例精解》由上海科学技术文献出版社出版，该书集结了近几年中华医学会计划生育学分会和中国优生优育协会生育健康与出生缺陷防控专业委员会专家们所在单位的疑难危重症病例。该书包括合并生殖道畸形的妊娠终止，子宫动脉栓塞治疗后并发子宫损伤，宫内、宫外复合妊娠，剖宫产瘢痕部位妊娠，子宫肌壁间妊娠，宫角妊娠，间质部妊娠，中孕引产合并胎盘前置状态伴植入，宫内节育器盆腹腔及其他脏器异位，宫内节育器伴发盆腔脓肿，复方短效口服避孕药致深静脉血栓，宫腔观察吸引手术技术和腔镜技术在计划生育技术服务中的应用，计划生育技术严重并发症，不孕不育、科学备孕和优生优育咨询，男性生殖系统先天发育异常，男性绝育术及其并发症，计划生育手术麻醉镇痛严重并发症等。这些病例看似常见，但常常合并其他状况，易造成诊断和治疗困难，如子宫腺肌病患者人工流产术后继发弥散性血管内凝血、剖宫产瘢痕部位妊娠合并宫角妊娠的双胎异位妊娠、输卵管绝育术后输卵管间质部妊娠等。还有一些少见、疑难疾病，临床医师可能经验缺乏，有些病例更是涉及多系统疾病，单一科室常常难以诊断处理，需要多学科联合诊治，如计划生育手术并发子宫动静脉瘘、宫内节育器异位于泌尿道或肠道、米索前列醇致过敏性休克、计划生育手术麻醉镇痛下胃内容物的反流和误吸。还有一些病例涉及诊疗新技术的应用，如宫腔观察吸引手术技术在人工终止妊娠和计划生育并发症诊治中的应用、介入治疗和腔镜技术在计划生育技术服务中的应用等。

　　该书的重点在于分享、交流、总结和提升。当临床医师再次遇到类似的病例，应该采取怎样的临床诊疗思维，而不仅仅只依靠各种检查手段；同时由于很多疾病涉及多系统侵犯，强调了多学科协作（MDT）的重要性。本书的每一个病例，均由当初具体负责经治的一线医师提供，他们将自己当初诊治该病例的切身体会和丰富经验尽可能详尽地呈现出来；同时，我们也邀请上级医师对该病例的诊治过程做精彩点评，指出该病例的诊治经验和教训。希望该书对读者在今后的临床实践中有所裨益。

编　者

2022 年 3 月

目 录

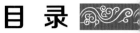

第一章
女性生殖系统解剖

病例 1 Robert 子宫稽留流产清宫后胚物残留

一、病历摘要

基本信息：患者，女，28 岁。主诉：胚胎停育清宫术后胚物残留 2⁺ 个月。

现病史：患者于 2018 年 5 月 23 日在外院因"孕 7 周、胚胎停育"行清宫术（流产物染色体检查示 XXY 三倍体）。2018 年 6 月 9 日外院 B 超提示子宫发育异常（不完全性纵隔子宫可能）、宫腔偏左侧异常回声（组织物残留可能）。2018 年 6 月 21 日开始出现阴道流血，量少，予口服米非司酮片，2018 年 7 月 11 日复查 B 超结果同前。阴道流血持续至 2018 年 7 月 27 日干净，量少，无伴腹痛、发热等不适。起病以来，患者一般情况好，精神、饮食、睡眠等一般情况良好，大小便正常，体力、体重无明显改变。

既往史：否认其他系统急慢性疾病史。否认遗传病史。否认传染病史。否认重大外伤手术输血史。否认药物或其他过敏史。否认近期预防接种史。

个人史：生于原籍，现居于原籍，否认有疫区、毒物及放射性物质接触史，无烟酒等不良嗜好。

月经史：14 岁月经初潮，经期 1 ~ 2 天，周期 45 ~ 50 天，色暗红，2017 年 7 月孕 20 周难免流产后经量减少约 2/3，经期明显缩短，无痛经。

婚育史：$G_2P_0A_2$（难免流产 1 次，稽留流产 1 次）。

家族史：家族史无特殊，家族中无类似疾病遗传病病史。

体格检查：生命体征平稳，心肺听诊无异常。妇科检查：外阴发育正常；单阴道，通畅，见少量分泌物；单宫颈，光滑，子宫前位，大小正常，无压痛；双侧附件区未扪及异常包块或压痛。

辅助检查：

1. 三维 B 超（病例 1 图 1）　子宫外形未见明显异常，宫底部可见宫腔回声中断，呈"— —"形，宫腔呈"Y"形，左侧宫腔内见混合性回声团 12mm×9mm，其边缘及内部可见稍丰富彩色血流信号，右侧宫内膜厚 2mm，宫肌层回声均匀。宫颈回声未见异常。双侧附件未探及明显包块。超声诊断：①先天性子宫发育异常：不全纵隔子宫？②左侧宫腔内混合性声像：少许组织物残留？

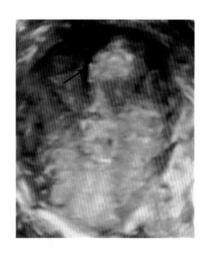

病例 1 图 1　三维超声图像（箭头所指处为子宫隔板）

2. 泌尿系超声检查　正常。

3. 血 HCG 11.0U/L（2018 年 7 月 27 日）。

诊断：

1. 不完全性流产

2. 不全纵隔子宫

诊疗经过： 2018 年 8 月 3 日行宫腔镜检查＋美奥舒残留胚物机械旋切术＋子宫斜隔电切术（病例 1 图 2）：宫颈管及宫颈内口无异常，宫腔容积缩小约 1/3，呈单角状，见大量黄白色及暗红色胚物组织充满整个宫腔。左侧宫角呈漏斗状，因残留组织物遮挡无法显示左侧输卵管开口，右侧宫角圆钝，右侧宫壁呈斜隔板状。在宫腔镜下用美奥舒切除残留胚物，显露出左侧输卵管开口，在床边超声监视下，用针状电极在右侧宫壁斜隔板上部切开，见隔板后方暴露出右侧宫角，其顶端可见裂隙状右侧输卵管开口，隔板上方附着于宫底部左中 1/3 交界处，隔板下方附着于右侧宫壁中部，隔板长约 3cm。术后病理提示：纤维结缔组织被覆子宫内膜腺体，间质增生伴炎细胞浸润，符合子宫斜隔改变。

随访：术后 1 个月复查宫腔镜检查（病例 1 图 3）：宫颈管正常，宫腔形态呈倒三角形，容积正常，宫底呈弧形，稍凸向腔内，宫底部左中 1/3 交界处隐约可见少许原隔板残迹，内膜平滑，双侧子宫角呈漏斗状，展开后于其顶端见输卵管口。

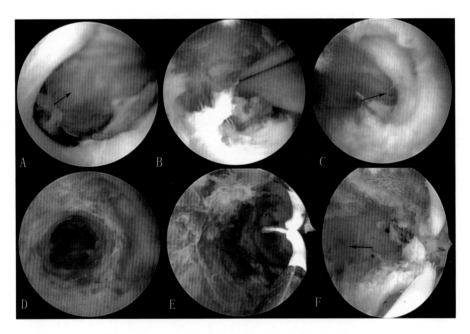

病例 1 图 2 宫腔镜手术（残留胚物美奥舒机械旋切术＋子宫斜隔电切术）所见

A：残留胚物充满整个宫腔；B：美奥舒快速旋切残留胚物；C：旋切完组织物可暴露左侧宫角及输卵管开口；D：宫腔成单角状；E：宫腔斜隔；F：切开斜隔后可见右侧输卵管开口。

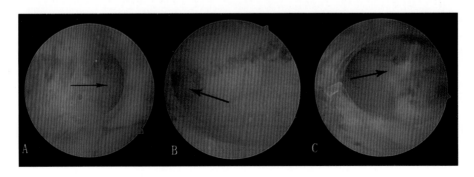

病例 1 图 3 术后 1 个月宫腔镜复查所见

A：左侧输卵管开口；B：右侧输卵管开口；C：宫底原斜隔底部痕迹。

定期随访月经规则，无痛经，于2019年12月宫内妊娠，孕7^+周再次发生稽留流产，并行清宫术，此后避孕，夫妻双方进一步完善复发性流产相关检验检查，于2021年9月外院复查宫腔镜检查，发现宫腔粘连，已手术治疗分离粘连，夫妻双方拟进一步行辅助生殖技术受孕，女方已取卵，择期放胚胎。

二、病例分析

1. Robert子宫是一种罕见的不对称纵隔子宫，多在青春期月经来潮时发现，患者主要表现为不同程度的原发性痛经，青春期痛经严重，成年后主要表现为影响生育，导致不孕、流产，或经血逆流导致盆腔子宫内膜异位症相关疾病，少部分患者无临床症状，单纯在检查中发现。这种复杂的苗勒管畸形诊断困难，经常导致误诊，且常常误诊为与残角子宫不相通的单角子宫，诊断Robert子宫除了根据典型临床症状外，主要是借助影像学检查方法（如超声、磁共振）和宫腔镜、腹腔镜技术等，有部分患者是手术中偶然发现。手术是治疗Robert子宫唯一可行的办法。

2. 本病例患者主要症状表现为两次自然流产史，此次流产清宫后胚物残留，术前超声检查提示纵隔子宫可能性大，但宫腔镜手术中切除残留胚物后，进一步明确诊断为"斜隔子宫"。

3. 本病例患者有生育要求，需最大限度保护子宫内膜功能，故选用美奥舒快速机械旋切术，能在宫腔镜直视下对残留胚物进行精准切除，视野清晰，为后续的斜隔切除创造有利条件。

4. 宫腔镜手术中同时采用超声监视，为胚物残留的完整切除及斜隔子宫的诊断和隔板的定位切开提供指引作用，且安全无创。

三、疾病介绍

1. 概述　Robert子宫又称斜隔子宫，是一种罕见的纵隔子宫，即纵隔偏于子宫腔一侧，将该侧宫腔完全封闭，使之成为与阴道或对侧宫腔不相通的盲腔。于1970年由Helene Robert首次报道[1]，描述为"单侧月经潴留的非对称性分叉子宫"，故以Robert子宫命名。

2. 流行病学 据报道，苗勒氏管发育异常的女性占 2% ~ 3%，但是，在有反复流产史的女性苗勒氏管发育异常中，其发生率增至 13% ~ 25%[2]，其中子宫畸形发生率为 5.5% ~ 9.8%。Robert 子宫是罕见的先天性子宫畸形，有荟萃分析报道纵隔子宫（包含完全性或部分性、Robert 子宫）的患病率是 2.3%[3]。

3. 病因及发病机制 子宫由两条苗勒氏管发育、融合、中隔吸收演变而成，在发育过程中，内在或外来因素均可导致不同类型的子宫发育畸形。胚胎发育停滞在不同时期，则发生不同类型的子宫发育异常。正常女性胚胎在 6 周末，两侧苗勒氏管中段及尾段开始融合形成子宫，融合初期一直保持有中隔，使之有两个腔，约在 12 周末中隔消失，成为单一内腔。而两侧苗勒氏管如果发育和融合正常，但中隔吸收障碍，则形成纵隔子宫。Robert 子宫是一种罕见的特殊类型的完全性纵隔子宫，发病具体原因仍然未知，目前并无特异性研究斜隔子宫的发病原因，大部分研究是以子宫畸形或纵隔子宫为大方向，研究其遗传、环境或特定基因等因素[4]。

4. 临床表现 Robert 子宫是子宫纵隔的一种不对称变异，完全性隔板导致一半为不相通的宫腔，一半为单角子宫的宫腔，但子宫具有正常的外部形态。由于存在封闭与阴道不相通的宫腔，使得封闭的宫腔可积存分泌物或经血[5]，临床表现与有功能的残角子宫相似，有不同程度的原发痛经，青春期痛经严重，且可能出现渐近性加重；宫腔容积的缩小使得成年后影响生育，部分患者由于经血的逆流，可能与盆腔子宫内膜异位症相关。同时也有报道无痛经或经血逆流等相关的内膜异位症病例，这可能与封闭宫腔的直径在逐渐增加有关[6]。

有学者们[7-9]概括了 Robert 子宫的特征为：①原发性痛经；②腹腔镜检查子宫外观与宫腔镜所显示的单角子宫腔表现相异；③不伴泌尿系统的畸形。但在随后的报道中，实际上 Robert 子宫可能伴有泌尿系畸形，有学者首次报告[10]与盲腔同一侧的肾缺如，对侧的肾盂扩张，并且在盲腔中妊娠的病例（病例 1 图 4），因此在临床工作中需借助影像学检查同时评估泌尿系统。

5. 临床分型 Robert 子宫的分类目前存在争议，根据 ESHRE/ESGE 的新分类系统[11]（病例 1 表 1，病例 1 表 2），这种类型的畸形被定义为 U6（未分类的子宫畸形），也有人将其定义为单侧宫颈残迹（C3）和正常阴道（V0）的完全纵隔子宫（U2b）的罕见异常（U2bC3V0 级），但此分类没有解释形成单侧宫颈的原因。根据 AFS（病例 1 表 3）的分类，其被定义为 Vb 类。

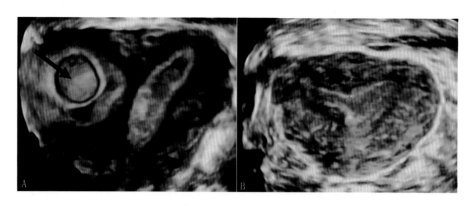

病例 1 图 4　三维超声图像

A：妊娠囊在右侧封闭宫腔，隔板清晰可见；B：术后 3 个月复查的宫腔形态正常。

根据诊断时盲腔内存在积血的特征[12]，有 3 种类型的 Robert 子宫：Ⅰ 型：大量子宫积血；Ⅱ 型：无子宫积血；Ⅲ 型：少量子宫积血。

病例 1 表 1　ESHRE/ESGE 子宫发育异常分类（2013 年）

主要分类	亚分类	主要分类	亚分类
U0 正常子宫		U4 单角子宫	a. 有功能性残腔的单角子宫（对称的残腔）
U1 异形子宫	a.T 型子宫		
	b. 幼稚子宫		b. 无功能性残腔的单角子宫（无残角或残角无宫腔）
	c. 其他		
U2 纵隔子宫	a. 不完全纵隔子宫	U5 发育不全子宫	a. 有功能性残腔的发育不全子宫（双侧或单侧残角）
	b. 完全纵隔子宫		
U3 双角子宫	a. 部分双角子宫		b. 无功能性残腔的发育不全子宫（双侧或单侧子宫残腔 / 发育不良）
	b. 完全双角子宫	U6 未分类畸形	
	c. 双角纵隔子宫		

病例 1 表 2　ESHRE/ESGE 宫颈及阴道发育异常分类（同时合并异常的级别）

主分类	次级分类	主分类	次级分类
C0	正常宫腔	V0	正常阴道
C1	宫颈纵隔	V1	非梗阻性阴道纵隔
C2	"正常"双宫颈	V2	梗阻性阴道纵隔

续表

主分类	次级分类	主分类	次级分类
C3	单侧宫颈残迹	V3	阴道横隔（或）无孔处女膜
C4	宫颈发育不良	V4	阴道发育不良

病例 1 表 3 AFS 苗勒管发育异常分类（1988 年）

主要分类	亚分类	主要分类	亚分类
I 苗勒管发育不全	a. 阴道发育不全	III 双子宫	
	b. 子宫颈发育不全	IV 双角子宫	a. 完全性（分离达宫颈内口）
	c. 子宫底部发育不全		b. 部分性
	d. 输卵管发育不全	V 纵隔子宫	a. 完全性（纵隔达宫颈内口）
	e. 以上多种畸形合并		b. 部分性
II 单角子宫	A1a. 两侧子宫腔相互连通（存在内膜腔）	VI 弓形子宫	
	A1b. 两侧子宫腔不连通（存在内膜腔）	VII 己烯雌酚药物相关畸形	a. T 型子宫
	A2. 残迹子宫没有内膜腔		b. T 型子宫宫角处扩张
	B. 无残迹子宫的单角子宫		

6. 诊断依据 Robert 子宫诊断困难，临床表现与单角子宫合并有功能的残角子宫相似，经常导致误诊，使得患者在临床上误诊切除不相通的子宫从而影响子宫的功能及完整性。因此，在临床上，除了需关注患者的典型临床表现外，需结合影像学检查和宫、腹腔镜技术进一步明确诊断。

（1）妇科超声：随着腔内超声、三维超声技术水平的不断提高，超声检查显示了其简易、迅速、重复性好、无创伤等优点。超声图像可清楚显示单子宫双宫腔单宫颈结构、一侧宫腔与宫颈不相通，以及宫腔积血等特异性改变。Robert 子宫图像易与纵隔子宫混淆，需仔细观察宫腔与宫颈的连接情况。二维超声的灵敏度较低，有一定的局限性，难以与子宫内膜有功能且与单角子宫不相通的 II 型残角子宫鉴别，在临床上也经常被误诊为完全或不完全纵隔子宫。三维 B 超能更清晰地显示子宫冠状切面、纵隔形态及宫底外形。

（2）子宫输卵管造影：与超声相似，常误诊为单角子宫，在超声造影下显示为单角子宫的梭形图像，并可见单侧输卵管。

（3）磁共振（MRI）：对软组织分辨率更高，可显示子宫冠状面、矢状面及横切面，多维度展示隔板的形态及位置，亦可清晰显示子宫外部形态及子宫内部宫腔结构[13]。Robert 子宫表现为两个大小不等的宫腔，其中有一侧宫腔和输卵管积血。

（4）宫、腹腔镜联合手术是诊断 Robert 子宫的金标准[14]，但手术有创，不能作为常规检查手段。

7. 鉴别诊断　Robert 子宫主要需与单角子宫伴或不伴有功能性残角子宫、纵隔子宫、阴道斜隔综合征、双角子宫等鉴别。宫腔镜可以进一步协助诊断，超声检查是诊断 Robert 子宫首选的可靠的无创方法。

8. 治疗方案　Robert 子宫唯一可行的治疗方法是手术治疗[15]，治疗目标是通过切开斜隔使两个子宫腔相通成形呈统一宫腔，通过保持统一的宫腔和宫颈从而避免积血生成。Robert 子宫的手术方法很多，传统治疗方法是开腹将子宫切开，切除两宫腔间的隔板，之后缝合两侧宫体，使两个宫腔共用同一个宫颈[16]，尽量恢复正常解剖结构。但传统的手术方法损害了子宫壁肌层，使得成为瘢痕子宫。

与传统的手术方法相比，宫腔镜和腹腔镜联合超声引导是治疗 Robert 子宫的新趋势，腹腔镜监护下宫腔镜子宫斜隔电切术是治疗斜隔子宫的有效方法。腹腔镜[17]检查有助于观察子宫底轮廓、诊断子宫畸形并同时治疗盆腔粘连及盆腔子宫内膜异位症。宫腔镜电切术是一种有效且微创的技术，在超声引导下，它可以更准确、更安全，指引术中切割的方向及长度、深度。采用腹腔镜和经腹超声引导进行宫腔镜电切术，手术后恢复快，并且没有子宫瘢痕形成，对未来生育影响小，特别适用于近期有生育要求者。手术切除子宫斜隔后，术后需要预防宫腔粘连的发生。

有学者提出，有经验的妇科医生可在超声引导下进行宫腔镜子宫斜隔切除术[12]，也是相对安全的，减少了更具侵入性的手术（例如腹腔镜或剖腹手术）的需要，当然可能会错过治疗盆腔子宫内膜异位症的机会。因此，宫腔镜检查联合超声引导比较适用于无子宫积血 Ⅱ 型 Robert 子宫，往往此类型患者内膜异位症发生率较少，无痛经表现，往往是由于术中偶然发现子宫斜隔。本病例是无子宫积血 Ⅱ 型 Robert 子宫，由经验丰富医生主刀，超声监护下宫腔镜手术，不仅精准完整切除残留胚物，最大限度保护了子宫内膜，降低了宫腔粘连的发生，同时成功切除子宫斜隔，而未行腹腔镜手术。

9. 预后　Robert 子宫难以诊断，当临床可疑该诊断时，需多方面进行评估，包括三维超声和 MRI，及时的早期诊断以及正确的手术治疗非常重要。斜隔子宫采用宫腔镜手术治疗有效、微创、易恢复、子宫壁无瘢痕，有利于术后妊娠和分娩，现已有报道术后成功妊娠及活产的病例[15]，但由于 Robert 子宫罕见，尚无大数据研究其生育能力和妊娠结局。改善生殖预后的机制可能是子宫容积扩大[5]，孕卵有适合的种植部位和子宫结缔组织血管重建，改善了子宫内膜功能，术后应关注妊娠子宫破裂及宫颈功能不全、宫腔粘连等问题[18]。

四、病例点评

1. Robert 子宫在临床上罕见，常容易误诊，大多数患者在青春期起病发现，少部分患者主要表现为与生育相关，往往较晚或无意中检查或手术时发现。

2. 该病例患者 Robert 子宫合并胚物残留，处理时应最大限度保护子宫内膜和生育功能，因此选用了美奥舒机械旋切手术，对残留胚物进行精准机械性切除。

3. 宫腔镜下切除子宫斜隔是治疗 Robert 子宫的首选术式，必要时采用超声监护，相对于传统剖腹或腹腔镜子宫斜隔切除，宫腔镜下手术对子宫损伤小。

（病例提供：广东省妇幼保健院　曾俐琴　李小芳）

（病例点评：广东省妇幼保健院　曾俐琴）

参考文献

[1] Robert H.Asymmetrical bifidities with unilateral menstrual retention（apropos of 12 cases）[J].Chirurgie，1970，96（11）：796-799.

[2] Christiansen ME，Detti L.Clinically relevant female genital tract anomalies [J]. Clin Obstet Gynecol，2017，60（1）：18-26.

[3] Chan YY，Jayaprakasan K，Zamora J，et al.The prevalence of congenital uterine anomalies in unselected and high-risk populations：a systematic review [J].Hum Reprod Update，2011，17（6）：761-771.

［4］Jacquinet A，Millar D，Lehman A.Etiologies of uterine malformations［J］.Am J Med Genet A，2016，170（8）：2141-2172.

［5］夏恩兰.子宫畸形诊治新纪元［J］.国际妇产科学杂志，2014，41（5）：570-574.

［6］Vural M，Yildiz S，Cece H，et al.Favourable pregnancy outcome after endometrectomy for a Robert's uterus［J］.J Obstet Gynaecol，2011，31（7）：668-669.

［7］Singhal S，Agarwal U，Sharma D，et al.Pregnancy in asymmetric blind hemicavity of Robert's uterus--a previously unreported phenomenon［J］.Eur J Obstet Gynecol Reprod Biol，2003，107（1）：93-95.

［8］于文，赵卫红，冯力民，等.宫腹腔镜联合超声诊治Robert子宫一例［J］.中华临床医师杂志（电子版），2013，7（9）：4122-4123.

［9］Mussrt R，Poitout P.A further case of asymetrically divided uterus.Role of the isthmus in the initiation of menstruation［J］.J Gynecol Obstet Biol Reprod（Paris），1974，3（7）：1117-1122.

［10］Yang QM，Li H，He SH，et al.Pregnancy in a blind hemi-cavity of Robert's uterus with ipsilateral renal agenesis：a case report and literature review［J］.J Int Med Res，2019，47（7）：3427-3434.

［11］Grimbizis GF，Gordts S，Di Spiezio SA，et al.The ESHRE/ESGE consensus on the classification of female genital tract congenital anomalies［J］.Hum Reprod，2013，28（8）：2032-2044.

［12］Ludwin A，Martins WP，Ludwin I.Robert's uterus：modern imaging techniques and ultrasound-guided hysteroscopic treatment without laparoscopy or laparotomy［J］.Ultrasound Obstet Gynecol，2016，48（4）：526-529.

［13］Behr SC，Courtier JL，Qayyum A.Imaging of müllerian duct anomalies［J］.Radiographics，2012，32（6）：E233-E250.

［14］Lima M，Destro F，Cantone N，et al.Combined laparoscopic and hysteroscopic approach for the treatment of a hybrid Müllerian duct anomaly：a case report［J］.J Laparoendosc Adv Surg Tech A，2013，23（11）：960-964.

［15］夏恩兰，李斌，韩临晓，等．宫腔镜诊治 Robert 子宫十例成功分娩一例报告及文献复习［J］．中华妇产科杂志，2015，50（9）：697-700.

［16］胡友斌，张叶三．Robert 子宫合并阴道闭锁 1 例［J］．山东大学学报（医学版），2020，58（9）：113-115.

［17］Biler A，Akdemir A，Peker N，et al.A Rare Uterine Malformation：Asymmetric Septate Uterus［J］.J Minim Invasive Gynecol，2018，25（1）：28-29.

［18］夏恩兰．子宫畸形的诊治［J］．中国实用妇科与产科杂志，2018，34（4）：367-371.

病例 2　早孕合并阴道横隔

一、病历摘要

基本信息：患者，女，30 岁，G_0P_0。主诉：停经 10 周，发现阴道横隔 2 周，要求终止妊娠。

现病史：患者停经 40 天自测尿妊娠试验阳性，就诊于外院。行妇科彩超提示宫内 0.5cm×0.2cm 无回声，建议 1 周后复查。之后继续就诊于外院。妇科检查发现阴道横隔。2017 年 7 月 6 日就诊于我院门诊，行妇科彩超提示宫内 4.2cm×2.6cm×2.5cm 妊娠囊，胚芽长 1.0cm，妇科检查提示阴道横隔，现患者因"未婚"要求终止妊娠入院。患者自停经以来，精神、食欲、睡眠可，大小便正常，体重无明显改变。无阴道出血，无腹痛。

既往史：平素身体健康状况一般，否认高血压、冠心病、糖尿病等慢性病史，否认肝炎、结核、伤寒、疟疾等传染病史，否认重大手术、外伤及输血史，否认药物、食物过敏史。预防接种史不详。

个人史：生于原籍，无外地久居史。否认疫区、疫水接触史，否认特殊化学品及放射性物质接触史。无吸烟、饮酒等不良嗜好。独女，母孕期体健，足月顺产，自幼发育正常。学历本科。

月经史：14 岁月经初潮，经期 6 天，周期 30 天，无痛经，量中，末次月经 2017 年

5月9日。

婚育史：未婚，有性生活。

家族史：否认家族中有类似疾病史，否认家族性精神病、肿瘤病、遗传性疾病病史。

体格检查： T 36.2℃，P 76次/分，R 18次/分，BP 106/71mmHg，SpO_2 100%。发育正常，营养良好，神志清晰。全身皮肤黏膜未见黄染、出血点、破溃。全身浅表淋巴结未触及肿大。头颅大小正常无畸形。眼睑无水肿、下垂，睑结膜无充血、出血、苍白、水肿，巩膜无黄染，双侧瞳孔等大正圆，对光反射灵敏。耳鼻无异常分泌物，听力正常。口唇红润，口腔黏膜无溃疡、白斑，咽无充血，双侧扁桃体无肿大，舌体无胖大，伸舌居中，无震颤。颈软无抵抗，颈静脉无怒张，气管居中，双侧甲状腺无肿大。胸廓正常，双肺呼吸运动对称，心前区无隆起及凹陷，心界正常，心率76次/分，心律齐，各瓣膜听诊区未闻及病理性杂音。周围血管征（－）。腹软，无压痛、反跳痛，肠鸣音3次/分，肝脾肋下、剑下未及，麦氏点、双输尿管点无压痛，Murphy征（－），移动性浊音（－）。脊柱无畸形、压痛，四肢关节活动自如，四肢无水肿，双足背动脉搏动正常。生理反射存在，病理反射未引出。

妇科检查：外阴：已婚未产式；阴道：阴道上1/3处可见一横隔，横隔上有一小孔直径约1mm；宫颈：未见，在阴道横隔后方；宫体：中位，如孕9周，质中等，活动好，无压痛；附件：未及明显包块。

辅助检查：

1. 子宫双附件超声检查（经阴道）　子宫增大，宫内可见妊娠囊4.2cm×2.6cm×2.5cm，内可见胎芽，胎芽长1.0cm，可见胎心搏动。左侧卵巢3.4cm×2.2cm，右侧卵巢2.3cm×1.4cm。双附件区未探及囊实性包块。盆腔未见游离积液（2017年7月6日）。

2. 泌尿系超声　双肾、输尿管、膀胱未见异常（2017年7月6日）。

3. 清洁度Ⅰ　滴虫（－），真菌（－）。

诊断： 妊娠合并阴道横隔。

诊疗经过： 采取"人工流产＋阴道横隔切除术"来终止妊娠。①术前阴道冲洗；②手术当天，术前2小时阴道放置一片米索200μg；③在静脉全麻下，用探针从阴道横隔小孔中置入指示，用电刀横行切开，暴露阴道，用电刀将横隔完全切除，电凝止血，3-0可吸收线将阴道横隔上下端的黏膜端－端缝合；④再次消毒阴道上段及宫颈，探查宫腔深11cm，扩宫至7.5号扩宫棒，在超声监测下，用7号吸管吸宫，负压300～400mmHg。吸刮宫腔后，超声提示宫腔线清晰，无残留物。手术顺利，出血20ml；⑤术后给予头孢美唑、甲硝唑预防感染，阴道出血少，无腹痛，体温正常。术后第2天出院。

随访：术后1个月随访，患者无不适主诉，术后1周阴道出血停止，无发热及腹痛。患者性生活正常，口服复方短效避孕药避孕。妇科检查：外阴已婚未产式；阴道横隔的创面已愈合，可容2横指；宫颈光；子宫中位，正常大，质中，活动好，压痛（－）；双附件（－）。

术后3个月随访，患者性生活正常，口服避孕药避孕。

术后2年随访：患者孕39周阴道顺产一健康男婴，目前产后3个月，母乳喂养。

二、病例分析

1. 阴道横隔　是临床上相对罕见的一种先天性畸形，可发生在阴道上1/3、中段、下1/3。根据横隔上是否有孔，可分为有孔的不完全阴道横隔和无孔的完全阴道横隔。大部分患者为不完全阴道横隔。不完全阴道横隔可以没有临床症状，仅在妇科检查中发现。完全阴道横隔可以较早的出现梗阻型临床表现，主要是由于经血排出不畅，导致的原发性闭经、周期性腹痛等。手术切除阴道横隔是主要的治疗方式，较厚的阴道横隔切除术后容易发生阴道粘连、狭窄，甚至闭锁。所以应由经验丰富的妇科医生进行手术操作，术前可使用阴道扩张器，将阴道横隔撑薄，术后尽早同房或必要时使用阴道模具。

2. 关于本病例　本例患者为早孕合并不完全阴道横隔。因为患者横隔位于阴道上1/3，所以患者无性交困难。不完全阴道横隔中有一小孔，经血可从小孔中流出，所以患者月经规律，无痛经表现，只在妇科检查中才发现。妇科超声是首选的辅助检查，它不但可以评估子宫、宫颈和双附件的情况，而且可以大致评估阴道横隔的厚度及位置。本患者因为未婚、非计划妊娠，所以要求终止妊娠。患者孕周相对较大，如果药物流产，宫腔内的组织物无法从阴道完全排出，故采取"阴道横隔切除＋负压吸宫术"。人工流产相对药物流产，阴道出血时间短、出血量少，所以可减少横隔切口创面的子宫内膜异位症发生率。术前阴道放置一片米索可以很好的软化宫颈，减少人工流产术中宫颈损伤及子宫穿孔的发生。术后患者短时间无生育要求，所以鼓励患者口服复方短效避孕药避孕，创面基本愈合后，鼓励患者开始性生活，以减少阴道再次粘连。本例患者阴道横隔相对较薄，手术切除横隔后性交满意，并且能成功地阴道分娩。

三、疾病介绍

1. 概述　女性生殖道的发育是一个复杂的过程，涉及细胞的分化、迁移、融合等方面。这些过程中的任何一个环节失败都会发生先天性畸形。女性生殖道的发育从妊娠 3 周时开始，并持续至孕中期。阴道由副中肾管（又称苗勒管）和泌尿生殖窦发育而来。在胚胎发育过程中，双侧副中肾管发育并融合形成子宫和部分阴道，泌尿生殖窦上端细胞增生，形成实质性的窦——阴道球，并进一步增生形成阴道板，而后阴道板腔化，形成阴道，最终来自于副中肾管和泌尿生殖窦的阴道部分融合形成完整的阴道。妊娠至 20 周，腔道化完成。当副中肾管与泌尿生殖窦发生融合失败和（或）腔道化失败时，可形成阴道横隔，其发生率为 1/80 000 ～ 1/30 000 例女性[1]。这些横隔可位于阴道内不同水平；约 46% 位于阴道上部，35% ～ 40% 位于阴道中部，15% ～ 20% 位于阴道下端[2]。横隔的厚度通常小于 1cm，根据横隔上是否有小孔，可将横隔分为完全性无孔横隔和不完全性有孔横隔。大部分患者阴道横隔都有一个开孔，因此不会出现完全性阻塞。阴道横隔两层黏膜组织中间的间质内可含丰富的胶原纤维及平滑肌组织，偶可混有中肾样组织成分。

2. 临床表现　患者的外生殖器通常外观正常，如果阴道横隔位于阴道的中下部，阴道较短，可表现为性交困难。完全性无孔阴道横隔或阴道横隔上的小孔过小，可出现梗阻性表现。儿童可能表现为阴道积液。来月经后，可表现由于经血排出不畅，而出现周期性下腹痛、阴道积血，甚至积脓、闭经的表现。严重时经血可逆流入输卵管、腹腔引起输卵管、腹腔积血。通过三合诊可在阴道上方触及囊性包块。还有少数患者无任何临床症状，在妇科查体中才能发现，甚至在分娩时因胎头梗阻而发现。

3. 诊断　临床表现有助于诊断。妇科阴道检查可发现阴道横隔，宫颈在阴道横隔后方，不能暴露。阴道超声检查或 MRI 有助于确定横隔的位置和厚度，并有助于鉴别阴道高位横隔与先天性宫颈缺如（病例 2 图 1）。

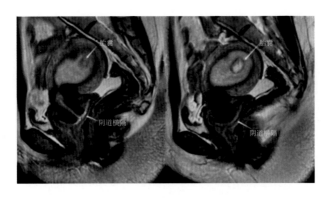

病例2图1　MRI有助于确定横隔的位置和厚度

4.鉴别诊断　本疾病需和其他阴道畸形相鉴别。

（1）处女膜闭锁：发病率约0.1%，也可称为无孔处女膜。因阴道末端的泌尿生殖窦组织未腔化所致。绝大多数患者因青春期未来月经或出现周期性下腹痛来就诊。因为经血受阻，初期表现为阴道积血，逐渐发展为子宫、输卵管甚至盆腔积血，继发子宫内膜异位症，甚至感染。妇科检查可发现处女膜呈紫蓝色膨出，肛诊时可触及阴道囊性包块。手术切开处女膜为主要治疗方式，在处女膜最突出部位呈"X"形切开，切除多余的组织，3-0可吸收线间断缝合处女膜成形。怀疑盆腔子宫内膜异位症的患者，可联合腹腔镜探查[3]。处女膜闭锁单纯性切开引流是不充分的治疗，因其可能无法使蓄积的经血完全流出。

（2）阴道斜隔综合征：发病机制目前尚不明确，可能是副中肾管向下延伸未达泌尿生殖窦从而形成一盲端所致。阴道斜隔综合征可表现为双子宫、双宫颈及阴道斜隔的多种生殖道畸形，同时可合并斜隔同侧的泌尿生殖道畸形，以肾缺如多见。斜隔可分为三型，Ⅰ型：斜隔上无孔。月经血可积在隔后腔，出现逐渐加重的周期性腹痛。Ⅱ型：斜隔有孔。Ⅲ型：斜隔上无孔合并宫颈瘘管，或在Ⅰ型斜隔基础上两侧宫颈间或斜隔后腔与对侧宫颈间有瘘管，临床症状与Ⅱ型斜隔综合征相同。手术充分切除斜隔是主要的治疗手段（病例2图2）。

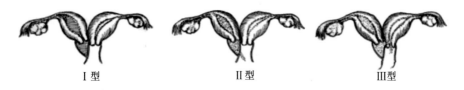

Ⅰ型　　　　　　　　Ⅱ型　　　　　　　　Ⅲ型

病例2图2　斜隔分型

（3）MRKH综合征：患者先天性无阴道，为胚胎期双侧副中肾管未发育或其尾端发育停滞而未向下延伸所致。常合并无子宫或始基子宫。可合并泌尿系或骨骼系统畸形。妇科查体：阴道前庭无阴道开口，有时在阴道处可呈浅凹陷。肛查子宫缺如，或可扪及一始基子宫。MRI检查有利于诊断。治疗方法包括采用模具在发育较好的外阴舟状窝顶压成形阴道，成功率可达90%，或行人工阴道成形术[4]。

（4）阴道闭锁：胚胎期泌尿生殖窦及苗勒管末端发育异常而未形成贯通的阴道所致，可分为阴道下段闭锁和阴道完全闭锁两型。手术为主要治疗方式。

（5）阴道纵隔：胚胎期副中肾管融合时尾端中间隔膜未消失或部分未消失所致，包括完全性和部分性阴道纵隔。阴道纵隔可合并子宫畸形，如纵隔子宫和双子宫。患者可无明显临床症状，仅在妇科查体中发现。对于有阴道纵隔的无症状女性，手术虽然并非必需，但有利于阴道分娩。治疗包括完全切除纵隔，术中需注意避免损伤膀胱和直肠。

5. 治疗 手术切除横隔为主要的治疗方式。切除较薄的横隔相对容易，手术切除横隔后，再将横隔上下阴道黏膜进行端–端缝合。当横隔较厚时，手术相对困难，应由有经验的妇科医生完成。如果经血已经使阴道上段发生扩张，那么切除后的黏膜端–端缝合术会更为容易，因为经血作为天然的组织扩张器使得可用于再吻合的阴道上段组织增多。此外，术前使用阴道扩张器可使横隔变薄，并有利于手术切除及黏膜端–端缝合。较厚的横隔切除后，可应用"Z"成形术以防止环形瘢痕形成[5]。阴道创面基本愈合后，可尽早性生活，或必要时佩戴阴道模具，防止再次粘连，甚至闭锁。阴道横隔切除术后受孕者，临产前应及时行阴道检查，以决定分娩方式。无瘢痕及狭窄者可经阴道试产，否则宜采取剖宫产结束分娩。

四、病例点评

阴道横隔有无孔与有孔之分。有孔型患者因为经血可通过，所以可被忽视，多由于性生活障碍或者不孕发现。无孔型患者常与阴道闭锁混淆，当阴道上段经血积聚出现症状时，则需及早切除横隔引流。薄的横隔横向切开或X形切开，对横隔较厚（＞1.5cm）的患者，术后需防治瘢痕挛缩出现阴道狭窄。

本例患者为不完全性阴道横隔，横隔位于阴道上段，无明显症状，并且不影响妊娠。临床诊疗中应注意：询问病史的同时，进行详细的妇科查体。因为阴道由副中肾管和泌尿生殖窦发育而来，副中肾管缺如可能合并泌尿系统畸形，应同时进行妇科超声和泌尿系统超声检查。阴道横隔合并早孕，行人工流产术时尽量不污染创缘，避免医源性子宫内膜异位症。切开横隔时，避免纵行切开，以减少尿道、膀胱及直肠的损伤。

影像学检查在生殖道畸形患者诊治中有重要意义，其中因为磁共振的软组织分辨率较高，能清晰显示梗阻的不同位置及各种复杂畸形形态，磁共振的多序列成像还能提示宫腔积液的性质、鉴别盆腔肿块，形成直观的图像，是生殖道畸形患者治疗前评估的最佳影像学检查方法，尤其适用于复杂的生殖道畸形或合并盆腔严重并发症、不能行经阴道超声检查的少女。复杂的生殖道畸形临床表现多样，需结合临床特征、影像学检查及内分泌和染色体检查等才能准确诊断并治疗。由于肾脏和生殖道均源自尿生殖嵴，所以生殖道的形成与泌尿系统的发育密切相关，因此生殖道异常可伴有肾、输尿管或膀胱异常，治疗前泌尿系超声检查也是必不可少。女性生殖道畸形需要做到早发现、早诊断、早治疗，并根据患者不同病情制订个体化的治疗方案。

（病例提供：中国医学科学院北京协和医院　刘欣燕　李春颖）

（病例点评：中国医学科学院北京协和医院　刘欣燕）

参考文献

［1］Rock JA，Azziz R.Genital anomalies in childhood［J］.Clinical Obstetrics & Gynecology，1987，30（3）：682-696.

［2］Lodi A.Clinical and statistical study on vaginal malformations at the Obstetrical and Gynecological Clinic in Milano，1906-50［J］.Annali Di Ostetricia E Ginecologia，1951，73（9）：1246.

［3］王欣，段华.先天性处女膜闭锁16例临床分析并文献复习［J］.北京医学，2017，39（4）：407-408.

［4］黄禾，田秦杰.女性生殖器官发育异常与不育［J］.国际生殖健康/计划生育杂志，2016，35（3）：229-232.

［5］Garcia，Rogelio F.Z-plasty for correction of congenital transferse vaginal septum［J］.American Journal of Obstetrics & Gynecology，1967，99（8）：1164.

第二章

女性生殖系统生理

病例 3 因计划生育手术行子宫动脉栓塞后子宫内膜及肌层损伤

一、病历摘要

基本信息: 患者,女,38岁。主诉: 停经 12^{+4} 周,发现剖宫产术后子宫瘢痕妊娠 6 周。

现病史: 患者停经 40 天自测尿 HCG(+),伴轻微恶心等早孕反应,不伴腹痛及阴道出血。于当地县医院就诊进行常规产检,停经 6 周彩超提示剖宫产术后子宫瘢痕妊娠的可能,当地医院考虑继续妊娠风险较大,建议患者终止妊娠,患者拒绝终止妊娠,要求继续观察。而后多次复查超声,均提示剖宫产术后子宫瘢痕妊娠。停经 12^{+4} 周,因外院彩超提示剖宫产术后子宫瘢痕妊娠,胎盘侵入子宫肌层较深,血流丰富,胎停育手术出血风险大转来我院,我院彩超示剖宫产术后子宫瘢痕妊娠,胎停育,遂收入院进一步诊治。

停经以来患者一般情况好,大小便正常,精神好,体重增加 2kg。

既往史: 体健。否认高血压、糖尿病、肾病病史,否认肝炎、结核等传染病史,无外伤手术史,无输血史,否认药物食物过敏史。

个人史: 出生并久居北京。否认疫区、疫水接触史。否认毒物及放射线接触史。否认烟酒等不良嗜好。

月经史: 患者平素月经规律,经期 7 天,周期 30 天,量中,痛经(+)。

婚育史: 适龄结婚,配偶体健。孕 3 产 1,13 年前妊娠足月因"羊水过少"剖宫产娩 1 女婴,现体健。10 年前和 4 年前分别带环妊娠 1 次行清宫术+取环术。

家族史: 否认家族遗传病及类似疾病史,否认家族传染病及恶性肿瘤病史。

体格检查：心肺腹查体未见明显异常。外阴已婚未产型，阴道通畅，分泌物量中，色白，无异味，宫颈光滑，宫底位于耻骨上 2 横指，宫体无压痛。

辅助检查：彩超：子宫前位，大小约 150mm×79mm×89mm，肌层回声均匀。宫腔下段可探及不均质回声团，大小约 81mm×65mm×65mm，明显向前壁肌层内凸出，前壁下段饱满外凸，局部肌层回声不明显，浆膜层尚连续，团块内可探及不规则囊区，大小约 52mm×46mm×27mm，囊内可探及胎芽，长约 19.2mm，未探及胎心搏动及血流信号。团块与子宫前壁下段及宫颈内口之间可探及极丰富动静脉血流信号，宫腔上段可见低回声液性暗区，宫颈管长约 35mm，宫颈形态尚可。提示：剖宫产后子宫瘢痕妊娠，胎停育；宫腔积血。

诊断：

1. 剖宫产术后子宫瘢痕妊娠

2. 胚胎停育

3. 剖宫产术史

诊疗经过：入院当日予甲氨蝶呤 90mg 肌内注射，考虑到手术出血风险大，当日紧急联系我院介入血管外科行子宫动脉栓塞术，术中选用直径 1000～1400μm 的吸收性明胶海绵颗粒栓塞双侧子宫动脉。手术顺利，右腹股沟加压包扎，嘱右下肢制动 12 小时，术后予静脉注射广谱抗生素预防感染。

子宫动脉栓塞术后第 1 天上午：患者诉右下肢及下腹部疼痛，疼痛程度可以忍受，查体双侧足背动脉搏动一致，予拆除右腹股沟加压绷带。21：00 出现下腹痛进行性加重，无阴道出血、发热、恶心、呕吐等不适，未觉有肛门排气。查体：生命体征平稳，无明显胃肠型及蠕动波，腹软，下腹正中压痛阳性，反跳痛阳性，肠鸣音 5 次/分。急查血常规：白细胞 $12.94×10^9$/L，中性粒细胞百分数 91.7%，C-反应蛋白 190mg/L；凝血功能：D-二聚体 6.69mg/L。行急诊立位腹平片提示结肠扩张积气。请本院外科会诊，意见：高度怀疑肠梗阻，建议行腹部 CT 以明确肠梗阻的原因及类型，暂时予禁食水。腹部 CT 示：升结肠及横结肠管扩张，积气伴结肠内较多内容物，乙状结肠于子宫左后方走行处局部轻度受压所致？左中上腹约第 3、第 4 组小肠少许气液平，未见明显肠梗阻征象；腹腔脂肪间隙密度增高，炎症？

再请本院外科会诊，意见：①禁食水、静脉营养，必要时胃肠减压；②如腹膜炎症状向上蔓延，复查立位腹平片；③复查血常规，血常规继续升高，可升级抗生素。

复查血常规：白细胞 $13.13 \times 10^9/L$，中性粒细胞百分数 92.4%，C- 反应蛋白＞180mg/L；生化：钾 3.01mmol/L。余未见明显异常。予禁食水、补钾、静脉营养，升级抗生素为头孢哌酮舒巴坦 3g，每 12 小时给药一次治疗。

子宫动脉栓塞术后第 3 天：患者下腹部疼痛较前好转，有肛门排气，近 4 日未排便。查体：下腹部压痛明显，右侧腹部为主，可疑肌紧张，肠鸣音弱。血常规示白细胞 $7.53 \times 10^9/L$，中性粒细胞百分数 92.9%，C- 反应蛋白＞180mg/L。凝血功能：D- 二聚体 1.19mg/L。血钾 3.29mmol/L。复查立位腹平片示右侧腹部结肠扩张积气较前缓解。彩超：子宫增大，前壁肌层明显增厚，内可见一不均质回声团，大小约 59mm×51mm×47mm，内回声高低不均，散在多处片状高回声，未探及明显血流信号。宫腔内可见液性暗区，宽约 26mm，内见不均质低回声区。宫腔下段可见一不均质低回声，大小约 48mm×33mm×30mm，内可见一囊样回声，大小约 21mm×20mm×15mm，内见模糊胎芽，长约 19mm，未见明显胎心搏动及血流信号。可见胎盘样组织附着于前壁下段及后壁下段，覆盖宫颈内口，前壁下段胎盘内可见丰富血窦，内可见丰富血流信号，胎盘组织达子宫浆膜层，浆膜层尚连续。请本院外科会诊，意见：考虑目前患者虽有排气，腹痛症状较前无明显加重，但仍不能完全除外肠梗阻，建议继续禁食水、静脉营养治疗。同时向患者及家属交代病情，目前不除外子宫动脉栓塞术后导致的子宫缺血坏死的可能，有发生严重宫腔粘连、继发不孕的风险。

子宫动脉栓塞术后第 4 天：患者腹痛较前有所缓解，排气但未排便。患者目前病情尚平稳，遂在手术室行全麻下宫腔镜检查＋超声引导下清宫术，术中探宫腔深 16cm，8 号吸管于子宫下段瘢痕处吸出胎囊，吸宫腔 1 周，钳夹瘢痕处残留蜕膜组织，瘢痕处组织与肌层粘连致密，局部肌层极薄，清宫后超声下未见明显残留。宫腔镜下见子宫下段直径 5cm 憩室样凹陷，局部少量活动性出血，未见明显陈旧组织残留。术毕因宫腔少量活动性出血，于子宫下段瘢痕憩室内压迫球囊 1 枚，注水 30ml。术毕检查清除组织中可见一直径 4cm 的完整胎囊。

清宫术后第 1 天：患者仍有排气，未排便，阴道出血少。查体：生命体征平稳，下腹部压痛较前减轻，以右侧为主，肠鸣音弱。宫腔水囊放出 15ml 水。

清宫术后第 2 天：患者自觉腹痛减轻，已排便，阴道出血少。予取出宫腔球囊，进流食。复查腹平片：结肠积气较前减少，腹部多发小气液平。

清宫术后第 3 天：患者无明显腹痛，血常规：白细胞 3.48×10^9/L，中性粒细胞百分数 63.2%，C- 反应蛋白 70mg/L；凝血功能：D- 二聚体 1.09mg/L。嘱患者进半流食，停抗生素，准予出院。

随访：术后 2 个月余，共恢复月经 2 次，月经量较前明显减少。月经间期间断阴道出血，量少，褐色，无腹痛、阴道排液、发热等不适。

彩超（术后 2 个月）：宫体中部可探及一不均质中等偏低回声团，范围约 58mm × 57mm × 45mm，未探及明显血流信号；其与周边肌层分界尚清，邻近肌层变薄，最薄处位于前壁，厚约 2.4mm，该低回声团中心可及不规则液性区，范围约 39mm × 28mm × 15mm，透声差，内可及片絮状低回声。提示：宫体中部不均质回声团——宫腔病变？建议进一步检查；宫内液区。

MRI（术后 2.5 个月）：子宫下段前壁局部变薄。子宫底右侧壁局部肌层明显变薄，厚约 0.2cm。子宫可见一混杂信号，范围约 4.3cm × 4.7cm × 5.3cm，其内可见片状长短 T_1、长 T_2 信号，并可见片状 DWI 高信号，边缘呈 T_2WI 低信号，内部未见强化。右侧子宫宫角局部肌层变薄，病灶达浆膜层，子宫轮廓局部突出，右侧宫角肌层可见片状 T_2 高信号，增强高强化。提示：瘢痕子宫；子宫所见，坏死伴出血可能，请结合临床（病例 3 图 1，病例 3 图 2）。

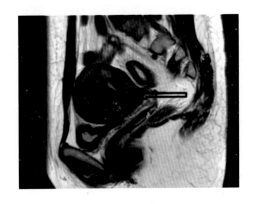 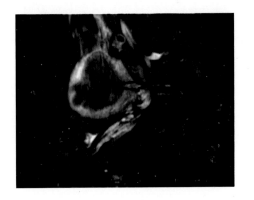

病例 3 图 1　MRI 矢状位平扫图像　　　　　病例 3 图 2　MRI 矢状位增强图像

二、病例分析

1. 该患者 13 年前有一次剖宫产史，本次妊娠为非意愿妊娠，于停经 6 周时在当地县医院已诊断为剖宫产后子宫瘢痕妊娠并建议终止妊娠，患者未遵医嘱终止妊娠，

在停经 12^{+4} 周时因病情严重，胚胎停育，要求终止妊娠转入我院。当时彩超提示：宫腔下段可探及不均质回声团，大小约 81mm×65mm×65mm，明显向前壁肌层内凸出，前壁下段饱满外凸，局部肌层回声不明显，浆膜层尚连续，团块内可探及不规则囊区，大小约 52mm×46mm×27mm，囊内可探及胎芽，长约 19.2mm，未探及胎心搏动及血流信号。团块与子宫前壁下段及宫颈内口之间可探及极丰富动静脉血流信号。根据彩超提示，诊断为剖宫产术后子宫瘢痕妊娠Ⅲ型。根据 2016 年中华医学会妇产科学分会计划生育学组发布的"剖宫产术后子宫瘢痕妊娠诊治专家共识"[1]中推荐的治疗方案，对于该患者，我院选用了先行子宫动脉栓塞术，而后行剖宫产瘢痕妊娠物的清除手术。

2. 子宫动脉栓塞术进行顺利。然而术后 24 小时后开始出现严重的下腹痛以及肠梗阻的表现，化验检查提示白细胞计数和 C- 反应蛋白升高明显。予禁食水，升级抗生素治疗后，术后第 3 天患者腹痛减轻，并恢复肛门排气。于术后第 4 天顺利完成了剖宫产瘢痕妊娠物的清除手术。子宫动脉栓塞术后 3 天，彩超：子宫增大，前壁肌层明显增厚，内可见一不均质回声团，大小约 59mm×51mm×47mm，内回声高低不均，散在多处片状高回声，未探及明显血流信号。患者子宫动脉栓塞术后，腹痛严重，体温及血常规升高，彩超提示子宫部分肌层明显增厚，回声不均质，未探及明显血流信号，提示子宫缺血严重。

3. 术后 2 个月余，患者共恢复月经 2 次，月经量较前明显减少。月经间期间断阴道出血，量少，褐色，无腹痛、阴道排液、发热等不适。彩超提示宫体中部可探及一不均质中等偏低回声团，范围约 58mm×57mm×45mm，未探及明显血流信号，其与周边肌层分界尚清，邻近肌层变薄，进一步行 MRI 提示该组织为宫腔坏死组织伴出血。考虑这是子宫动脉栓塞导致的子宫浅肌层及子宫内膜基底层全部或部分破坏所致。由于此种宫腔坏死临床上非常不易处理，并且各种治疗方案都无法取得很满意的疗效，向患者交代病情后，该患者表示没有再生育要求，所以未予继续治疗。

三、疾病介绍

1. 剖宫产术后子宫瘢痕妊娠（caesarean scar pregnancy，CSP） 是指妊娠组织着床种植于既往剖宫产切口瘢痕部位的一种特殊类型的异位妊娠[2, 3]，也是剖宫产术后远期潜在的严重并发症，其发生率为 1/2226 ~ 1/1800[2, 4]。CSP 患者如果不能得到及时、有效的治疗，将会面临大出血、子宫破裂[5]、孕晚期胎盘植入、前置胎盘[6]甚至危及生命的风险。一旦将 CSP 误诊为宫内妊娠而进行人工流产，则很可能发生大出血，甚至有的需要立即切除子宫来止血，从而挽救患者的生命。

根据 2016 年中华医学会妇产科学分会计划生育学组发布的"剖宫产术后子宫瘢痕妊娠诊治专家共识"中的超声分型法，分为 3 型[1]。

Ⅰ型：①妊娠囊部分着床于子宫瘢痕处，部分或大部分位于宫腔内，少数甚或达宫底部宫腔；②妊娠囊明显变形、拉长、下端成锐角；③妊娠囊与膀胱间子宫肌层变薄，厚度＞ 3mm；④ CDFI：瘢痕处见滋养层血流信号（低阻血流）。

Ⅱ型：①妊娠囊部分着床于子宫瘢痕处，部分或大部分位于宫腔内，少数甚或达宫底部宫腔；②妊娠囊明显变形、拉长、下端成锐角；③妊娠囊与膀胱间子宫肌层变薄，厚度≤ 3mm；④ CDFI：瘢痕处见滋养层血流信号（低阻血流）。

Ⅲ型：①妊娠囊完全着床于子宫瘢痕处肌层并向膀胱方向外凸；②宫腔及子宫颈管内空虚；③妊娠囊与膀胱之间子宫肌层明显变薄、甚或缺失，厚度≤ 3mm；④ CDFI：瘢痕处见滋养层血流信号（低阻血流）。其中，Ⅲ型中还有 1 种特殊的超声表现 CSP，即包块型，其声像图的特点：①位于子宫下段瘢痕处的混合回声（呈囊实性）包块，有时呈类实性；包块向膀胱方向隆起；②包块与膀胱间子宫肌层明显变薄、甚或缺失；③ CDFI：包块周边见较丰富的血流信号，可为低阻血流，少数也可仅见少许血流信号、或无血流信号。

目前对于 CSP 的治疗方法有很多，为降低 CSP 术中出血风险，多推荐对于Ⅱ型和Ⅲ型的 CSP 建议预防性行 UAE。

2. 子宫动脉栓塞术　是指通过血管介入的方法，使用栓塞剂堵塞子宫最主要的供血血管 – 子宫动脉，使子宫缺血，从而达到治疗某些疾病的一种治疗方法。在预防急性子宫大出血方面，UAE 有着显著的优势，如子宫恶性肿瘤急性出血的对症止血治疗，剖宫产术后子宫瘢痕妊娠[7]、宫颈妊娠及胎盘植入的术前预防出血的治疗，产后出血止血治疗[8]，子宫动静脉瘘的治疗[9]等。

随着子宫动脉栓塞术的广泛使用，越来越多的手术相关并发症开始出现，这逐渐引起了广大临床医生的重视。按并发症发生时间的先后，可将这些并发症分为以下几类[10]：

（1）速发型并发症：将术后 24 小时以内的并发症归为速发型并发症，发生率较低，多与子宫动脉栓塞的穿刺操作、造影剂过敏及异位栓塞有关。

1）与子宫动脉栓塞穿刺相关的并发症：腹股沟血肿、动静脉瘘、假性动脉瘤等[11]，穿刺并发症与患者的血管走行异常、术者的操作手法及术后穿刺部位的压迫有效性相关。

2）造影剂或栓塞剂过敏：介入治疗中的过敏反应在临床上并不常见，多表现为皮疹、潮红或荨麻疹，严重时出现面部水肿、恶心呕吐、喉部水肿、呼吸困难，甚至过敏性休克等。

3）与异位栓塞相关的速发型并发症：通常比较严重，如盆腔器官异位栓塞、下肢动脉栓塞、肺动脉栓塞等，异位栓塞多与血管的异形，栓塞剂的选择，以及注入栓塞剂的力度掌握相关。

（2）早发型并发症：将术后24小时至术后1周内发生的并发症归为早发型并发症。

1）栓塞后综合征：子宫动脉栓塞术后的栓塞后综合征包括自限性疼痛[12]、恶心、呕吐、发热。有86%的患者术后24小时内出现了白细胞计数增加[13]，这种炎性反应可能是栓塞后发热、腹痛的原因。

2）感染：通常栓塞后缺血的组织在发生坏死后才会并发感染，并且坏死的组织需要有感染源才会继发感染，子宫动脉栓塞的感染源通常来自下生殖道的上行性感染。

（3）迟发型并发症：将术后1周以后发生的并发症归为迟发型并发症。

1）宫腔粘连：原因之一是子宫动脉栓塞导致子宫浅肌层及子宫内膜基底层全部或部分破坏，继而导致宫腔粘连的发生。子宫的血供来源于多条血管，正常状况下，子宫的血液供应主要来自于双侧髂内动脉前干的子宫动脉，还有一小部分血供来自于双侧卵巢动脉分支、阴部动脉分支和盆腔丰富的小侧支血管等，这些血管之间存有丰富的交通支，因此代偿供血的能力极强。本例患者选用的是直径1000～1400μm的吸收性明胶海绵颗粒栓塞双侧子宫动脉。吸收性明胶海绵颗粒为目前国内常用的栓塞剂，是由多种氨基酸组成的动物蛋白，具有很大的吸水性和可塑性，对人体无毒，在体内2周后可被溶解、吸收，属暂时性颗粒栓塞剂。吸收性明胶海绵颗粒与造影剂混合时，中间夹有许多小气泡，细菌易于繁殖，故也易合并感染导致发热。原因之二是严重的子宫内膜感染，这种严重的感染通常继发于子宫内膜坏死后，由于子宫内膜层及浅肌层严重缺血，抗感染治疗通常很难到达并作用于子宫内膜，故不易治疗，继而导致内膜坏死感染脱落，并发宫腔粘连。

2）卵巢功能下降：子宫动脉栓塞术是否会对卵巢功能造成影响，目前尚无定论。有研究认为卵巢功能下降的发生与子宫卵巢血管之间存在的交通支相关。

3）异位栓塞所致的盆腔周围脏器缺血坏死：这种并发症发生率极低，多涉及膀胱、输尿管、神经的损伤，多为误栓到周围脏器的供血血管所致，通常是不可逆性损伤[14]。

四、病例点评

1. 剖宫产术后子宫瘢痕妊娠是指妊娠组织着床种植于既往剖宫产切口瘢痕部位的一种特殊类型的异位妊娠，妊娠组织清除过程中发生大量出血的可能性非常大。

2. 该例患者停经 12 周余，彩超提示剖宫产术后子宫瘢痕妊娠分型为Ⅲ型，考虑在对其妊娠组织清除过程中发生大量出血的可能性非常大，术前先予子宫动脉栓塞术来预防术中出血。该处理方案与 2016 年中华医学会妇产科学分会计划生育学组发布的"剖宫产术后子宫瘢痕妊娠诊治专家共识"[6]中推荐的治疗方案相符合。

3. 术后 24 小时后该例患者出现了子宫动脉栓塞术后常见的早发型并发症 – 栓塞后综合征，该并发症为自限性疼痛，予对症治疗，3 天后症状逐渐缓解。

4. 该例患者术后 2 个月复诊，诉月经量明显减少，合并非经期点滴出血，影像学检查考虑宫腔可见大团坏死组织。该情况为子宫动脉栓塞术后的迟发性并发症之一。子宫的血供来源于多条血管，这些血管之间存有丰富的交通支，因此代偿供血的能力极强。在多数情况下，一侧或双侧的子宫动脉栓塞，只要动脉的细小分支和毛细血管保持通畅，子宫仍然可通过侧支循环获得足够的血液供应，不至于发生缺血坏死。但由于血管分布的异质性及栓塞剂选择等各种因素，子宫动脉栓塞术后的宫腔粘连时有报道。并且这种子宫浅肌层及子宫内膜基底层大面积坏死导致的宫腔粘连，临床上很难治疗，严重影响女性生育力。所以对于仍有生育需求的患者行子宫动脉栓塞术一定要注意适应证选择，术前充分告知其风险，术中尽量避免使用永久性栓塞剂，应尽量选择颗粒相对较大的栓塞剂以避免将子宫内膜层的小血管网完全栓塞，从而保留子宫内膜层及浅肌层的侧支血供。

（病例提供：北京大学第一医院　于晓兰　韦晓昱）

（病例点评：北京大学第一医院　韦晓昱　于晓兰）

参考文献

［1］中华医学会妇产科学分会计划生育学组.剖宫产术后子宫瘢痕妊娠诊治专家共识（2016）［J］.中华妇产科杂志，2016，51（8）：568-572.

［2］Rotas MA，Haberman S，Levgur M.Cesarean scar ectopic pregnancies：etiology，diagnosis，and management［J］.Obstet Gynecol，2006，107（6）：1373-1381.

［3］Ash A，Smith A，Maxwell D.Caesarean scar pregnancy［J］.BJOG，2007，114（3）：253-263.

［4］Osbom DA，Williams TR，Craig BM.Cesarean scar pregnancy：sonographic and magnetic resonance imaging findings，complications，and treatment［J］.J Ultrasound Med，2012，31（9）：1449-1456.

［5］Seow KM，Wang PH，Huang LW，etal.Transvaginal sono-guided aspiration of gestational sac concurrent with a local methotrexate injection for the treatment of unruptured cesarean scar pregnancy［J］.Arch Gynecol Obstet，2013，288（2）：361-366.

［6］Timor-Tritsch IE，Minteajudo A，Cali G，et al.Cesarean scar pregnancy is a precursor of morbidly adherent placenta［J］.Ultrasound Obstet Gynecol，2014，44（3）：346-353.

［7］Pirjani R，Bayani L，Shirazi M.Successful local and systemic medical treatment of cesarean scar pregnancy and a subsequent term pregnancy after treatment：a case series［J］.Iran J Reprod Med，2015，13（7）：445-450.

［8］Kirby JM，Kachura JR，Rajan DK，et al.Arterial embolization for primary postpartum hemorrhage［J］.J Vasc Interv Radiol，2009，20（8）：1036-1045.

［9］Ghai S，Rajan DK，Asch MR，etal.Efficacy of embolization in traumatic uterine vascular malformations［J］.J Vasc Interv Radiol，2003，14（11）：1401-1408.

［10］韦晓昱，于晓兰.子宫动脉栓塞术的相关并发症［J］.中华围产医学杂志，2020，23（7）：502-504.

［11］Van der Kooij SM，Bipat S，Hehenkamp WJ，et al.Uterine artery embolization versus surgery in the treatment of symptomatic fibroids：a systematic review and metaanalysis ［J］.Am J Obstet Gynecol，2011，205（4）：317-318.

［12］Hehenkamp WJ，Volkers NA，Birnie E，et al.Pain and return to daily activities after uterine artery embolization and hysterectomy in the treatment of symptomatic uterine fibroids：results from the randomized EMMY trial［J］.Cardiovasc Intervent Radiol，2006，29（2）：179-187.

［13］Faintuch S，Salazar GM，Ganguli S，et al.Postembolization syndrome：changes in white blood cell counts immediately after uterine artery embolization［J］.J Vasc Interv Radiol，2008，19（3）：443-445.

［14］马奔，曾北蓝.子宫动脉栓塞术所致严重并发症的思考［J］.中国实用妇科与产科杂志，2015，31（10）：915-918.

第三章

妊娠生理和妊娠诊断

病例 4　宫内宫外复合妊娠

一、病历摘要

基本信息： 患者，女，34 岁。主诉：未避孕 6 年不孕，体外受精 – 胚胎移植（IVF-ET）术后 10 日，腹胀 2 天，加重伴尿少、气促 3 天。

现病史： 患者因正常性生活未避孕未孕 6 年就诊，子宫输卵管造影示宫腔及双侧输卵管正常。患者丈夫精液常规提示严重少弱精子症。患者接受辅助助孕，采用黄体期长方案，待 3 个主导卵泡达到 18mm，予以 HCG 1 万扳机。扳机 36 小时后，在超声引导下经阴道取卵 14 枚，获胚 7 枚，移植两枚 8I 胚胎。胚胎移植后 10 天，患者开始出现严重腹胀、弥漫性腹痛和压痛、气短和少尿，同时超声提示左卵巢增大约 7.5cm×8.1cm×8.5cm，右卵巢 6.6cm×8.3cm×8.0cm，腹水 9.0cm，双侧胸腔积液 5.0cm。患者一般情况尚可，面色苍白，不能平卧，推入病房。

既往史： 既往体健。否认"高血压、糖尿病、青光眼、哮喘"等病史，否认肝炎、结核、疟疾等传染病史，否认药物、食物过敏史，预防接种按计划进行。

个人史： 无外地久居史，无疫区居住史，无疫水、疫源接触史，无放射物、毒物接触史，无发热、咳嗽，无可疑新型冠状病毒肺炎患者接触史，无毒品接触史，无吸烟史，无饮酒史，无冶游史。

月经史： 13 岁月经初潮，经期 5 ~ 7 天，周期 30 天，经量中等，无痛经。

生育史： 28 岁结婚，配偶健康状况良好，无妊娠史。

家族史： 父母患高血压。

体格检查： BMI 17.65，P 91 次 / 分，R 22 次 / 分，BP 129/89mmHg。腹膨隆，移动性浊音（+），内科查体无特殊。

辅助检查： 血常规：白细胞 12.7×10^9/L，中性粒细胞百分比 82.5%，红细胞 4.5×10^{12}/L，血红蛋白 140g/L，血小板 337×10^9/L。超声提示左卵巢增大 7.5cm × 8.1cm × 8.5cm，右卵巢 6.6cm × 8.3cm × 8.0cm，腹水 9.0cm，双侧胸腔积液 5.0cm。血 β-HCG 316U/L。

诊断：

1. IVF-ET 术后

2. 卵巢过度刺激综合征（重度）

3. 试管婴儿妊娠状态

诊疗经过： 入院后给予补充胶体及白蛋白等扩容处理。移植后 31 天，超声提示宫内孕囊 1.6cm × 1.6cm × 2.5cm，右卵巢 8.0cm × 5.1cm × 6.2cm，左卵巢 6.9cm × 5.1cm × 6.4cm，腹水 8.0cm，右卵巢旁查见直径 1.0cm 的泡状暗区，不排除宫外孕（病例 4 图 1）。ET 后 34 天，患者右下腹轻度疼痛，阴道少许出血。血常规提示血红蛋白从 122g/L 降至 91g/L。阴道超声检查无差异，给予严密期待观察。于 ET 后 41 天，患者出现下腹部剧烈疼痛。血常规提示血红蛋白降至 66g/L，立即予腹腔镜探查，术中见子宫约孕 50 天大，右输卵管壶腹部妊娠约 2cm × 2cm，右输卵管伞端活动性出血，盆腔血凝块 400g，血性腹水约 2000ml。两个卵巢都增大约 7.0cm × 5.5cm × 5.1cm。术中行右侧输卵管切除，术后组织学及病理证实右侧输卵管妊娠。围术期给予黄体酮注射液，输红细胞悬液 400ml。术后诊断：①右输卵管壶腹部妊娠流产；②宫内早孕；③ IVF-ET 术后；④卵巢过度刺激综合征，术后患者生命体征正常，宫内妊娠正常。

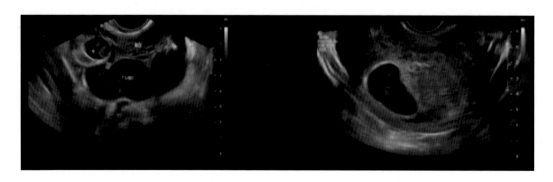

病例 4 图 1　超声所见

随访： 目前患者已顺利分娩，新生儿正常。

二、病例分析

宫内外复合妊娠（heterotopic pregnacy，HP）是双卵双胚着床在两个部位发育的一种特殊的多胎妊娠。HP与卵巢过度刺激综合征（ovarian hyperstimulation syndrome，OHSS）并存极为罕见，诊断困难。HP合并OHSS时，卵巢体积过大增加超声检查的难度，同时OHSS的腹痛、腹胀等症状，也会导致忽视异位妊娠的存在。因OHSS导致卵巢增大，也将增加腹腔镜手术的难度。根据病情变化，需要密切观察及合理的治疗方法，必要时治疗方法可以果断改变。

该病例HP合并OHSS，患者腹水量大，评估难度大，且卵巢增大，超声不易定位，出血风险增加，无法进行药物治疗。该病例用20天来解决OHSS的临床表现，如果患者未合并OHSS，异位妊娠会更早发现。患者存在OHSS，增加手术难度，在患者病情平稳时，严密观察治疗，当患者由于血红蛋白水平迅速下降而开始出现中度贫血时，果断地进行手术。该患者的成功处理得益于高分辨率阴道超声、实验室检查和医生的经验。由于宫内外复合妊娠在辅助生殖领域的发生率逐渐升高，早期患者临床症状不明显，容易造成误诊误治，同时辅助生殖技术（assisted reproductive technology，ART）后的HP，宫内胚胎异常珍贵，异位妊娠手术时如何保护宫内妊娠、避免流产发生也是HP治疗的难点。因此，对胚胎在移植术后发生宫内外复合妊娠的影响因素、诊断、治疗和预防的探讨很有必要。

三、疾病介绍

1. 概述　宫内外复合妊娠是指宫内妊娠与宫外妊娠同时存在的一种病理妊娠性疾病，其自然发生率为1/30 000 ~ 1/10 000，随着辅助生殖技术的应用，其发生率达到0.75% ~ 3%[1]。胚胎移植术将胚胎直接放入宫腔，但仍有异位妊娠可能，目前研究大多数认为HP与输卵管因素及盆腔炎症因素有关。

2. 病因及发病机制

（1）HP的影响因素：HP的危险因素类似于ART后异位妊娠，与以往异位妊娠病史、输卵管因素、盆腔炎症、胚胎移植技术等因素密切相关[2]。也与子宫内膜炎、子宫畸形、子宫内膜异位症、子宫内膜息肉、子宫肌瘤等影响内膜容受性相关疾病等因素相关。此外，移植胚胎数量与 HP 的发生率呈正相关，多个胚胎移植也增加 HP 风险。

（2）输卵管因素：包括输卵管炎症所致病变（输卵管积水、输卵管粘连），以及输卵管手术、输卵管妊娠史等都是 ART 后 HP 发生的重要影响因素[3]。输卵管发生病变或机械性损伤时，如输卵管上皮受损，管腔狭窄，纤毛损伤或是输卵管蠕动受限，则不能将已进入输卵管的胚胎及时运回宫腔，胚胎易滞留在输卵管内着床和发育[4]。同时在炎症状态下，输卵管具有适宜于胚胎种植的结构，并可表达种植窗期的特异分子，同时免疫反应刺激促炎因子的释放，导致异位妊娠的发生[5]。因此，输卵管结构或功能的改变是输卵管性不孕者 ART 后发生异位妊娠的危险因素。

（3）胚胎因素：移植胚胎的数目、新鲜胚胎移植还是冷冻胚胎移植等也会对 HP 的发生与否产生影响。由于每个胚胎都有独立的种植潜能，HP 的风险会随着胚胎移植数量的增加而增加。每个周期内移植胚胎数量是影响 HP 发生的重要因素。Perkins 等发现多个胚胎移植可增加 HP 的风险[6]，最近的研究发现移植 2 个以上的胚胎会使患 HP 的风险增加 20 倍以上[7]。这也是许多生殖中心倾向于单胚胎移植和严格超声随访的原因[8]。随着 ART 的发展，单胚胎移植以减少多胎妊娠并发症是一种趋势。

（4）ART 的高雌激素状态：在 ART 过程中由于促排卵导致高雌激素水平，不仅导致子宫平滑肌收缩敏感性增加、输卵管功能异常，且影响子宫内膜容受性，干扰胚胎在宫内着床，从而增加异位妊娠风险。研究发现高雌激素环境可增强子宫平滑肌的收缩，将移植至宫腔的胚胎挤入输卵管，导致异位妊娠的发生[9]。高雌激素还会影响内膜容受性，导致人类种植窗期子宫内膜发生形态学、生化及功能基因组修饰的变化，干扰胚胎的植入。

与 ART 新鲜周期促排卵所产生的高水平雌激素不同，解冻移植的自然周期或生理剂量的雌孕激素人工周期，减少对子宫内膜环境的干扰，从而降低异位妊娠的风险。临床研究和系统评价也证实解冻胚胎移植可降低异位妊娠的发生率[10]。

（5）ART 操作：有关 ART 移植技术包括移植注射时的压力和液体量、移植胚胎时移植管头的位置等也可能与异位妊娠发生相关。有研究认为，移植液量过多、注射压力过大、移植管顶端太靠近宫底是发生 HP 的危险因素。

胚胎移植时的操作粗暴可能引起子宫收缩以及子宫内膜的蠕动波，将植入子宫腔内的胚胎挤入输卵管。在困难的胚胎移植时，由于反复置管操作或是使用宫颈钳会引起子宫收缩，从而增加异位妊娠的发生风险，尤其当患者有输卵管病变或异位妊娠病史时[11]。

（6）宫腔操作史：反复的宫腔操作史可引起子宫内膜基底层损伤，影响子宫内膜的血液供应，促使胚胎进入输卵管种植，致使 HP 发生。

3. 临床特点/临床表现　HP 典型临床症状包括腹痛、附件包块、阴道不规则出血、腹膜刺激症状和子宫增大。HP 的异位妊娠发生在输卵管最常见，发生在宫角、宫颈、卵巢及腹腔等可能性小。由于宫内妊娠存在，临床诊断 HP 极为困难，β-HCG 水平无法提供帮助，仅能通过仔细的阴道超声和患者临床症状（腹痛、阴道出血等）来综合分析判断，以下将详细介绍异位妊娠发生于输卵管的 HP。

4. 辅助检查　阴道超声对于 HP 的诊断敏感性和特异性高。HP 的异位病灶超声表现分为直接征象和间接征象，直接征象包括异位的孕囊、胎体和胎心搏动，间接征象包括附件包块和盆腔积液。HP 的典型超声表现为宫内可见孕囊及胎心搏动，宫外见"双环征"，对于早期患者宫外见混合不均质回声，建议超声动态监测，以区分异位妊娠组织与药物刺激下的卵巢黄素化囊肿、黄体血肿等，若发现异位妊娠组织有破裂或出血征象，应尽早手术治疗。早期血 β-HCG 水平和 β-HCG 升高对 HP 的预测作用较小[12]。

5. 诊断　①宫腔内外均有超声直接妊娠征象；②宫腔内超声直接征象及宫腔外间接征象伴临床症状；③超声检查示宫腔内妊娠先兆流产，但阴道流血与全身失血症状不成比例。

6. 鉴别诊断

（1）宫内孕流产：腹痛及阴道流血也是宫内孕流产的征象，故应随访血常规及双附件超声情况，血常规情况，若超声发现附件包块或阴道流血与全身失血症状不成比例，可增加诊断的概率。

（2）宫内孕合并阑尾炎：血白细胞升高，超声提示阑尾炎，结合症状体征及外科会诊情况则排除 HP 的诊断。

7. 治疗　为了避免严重的孕产妇并发症，早期处理至关重要。治疗 HP 的方法包括期待治疗、药物治疗和手术治疗。手术治疗包括腹腔镜手术、开腹手术、超声引导下注药、介入栓塞术等，具体措施根据患者生命体征、孕囊部位及大小等多方面因素个体化治疗。原则上一经确诊，需积极处理异位妊娠灶，避免腹腔内大出血的发生。HP 患者，往往不孕症居多，其有强烈的生育愿望，故在处理中需兼顾宫内胚胎情况。异位妊娠一般在停经 6～8 周时发现，而正是宫内胚胎组织快速分化阶段，对有害物质、药物等较敏感，易造成畸形。故在药物选择方面需遵循：使用安全有效的药物、使用最小有效剂量。

ART 后的 HP 治疗目标是维持宫内妊娠，同时终止异位妊娠，首选治疗是腹腔镜手术。根据异位妊娠部位不同，腹腔镜手术可采取输卵管切除或间质部套扎切除法。腹腔镜由于手术操作和激素波动，术后宫内妊娠发生流产的风险增高，据报道 30%～41% 的 HP 发生宫内妊娠流产，HP 的活产率为 65% 以上[13]。在腹腔镜手术时应注意：①控制气腹压：过高的气腹压会减少子宫血流，导致胚胎缺氧、酸中毒；②需由有经验的腔镜医生手术：能迅速处理病灶、快速止血，缩短手术时间，减少对子宫、卵巢的机械性刺激，减少胚胎在 CO_2 中暴露的时间，动作轻柔、利落，减少子宫激惹，以利于术后宫内胚胎继续发育；③避免使用冷盐水冲洗腹腔：易刺激子宫诱发宫缩。

手术和非手术治疗具有相似的宫内妊娠结局。期待治疗需要明确评估异位妊娠的严重程度，应结合患者症状体征、阴道超声和 HCG 水平进行判断，并严格评估和随访。是否药物治疗应根据患者对宫内妊娠的期望来决定，只有宫内妊娠不能存活或不考虑继续妊娠的患者，可考虑使用甲氨蝶呤治疗。

8. 预后　宫内宫外复合妊娠经过早期诊断，严密监测和积极处理，一般预后好，宫内妊娠顺利分娩[14]。

四、病例点评

近年来，辅助生殖技术飞速发展，尤其二胎开放后，行辅助生殖助孕率也进一步增加。因此 HP 发病率也随着辅助助孕的增加而增加，HP 早期诊断很重要。因宫内妊娠的存在，使其多缺乏异位妊娠的典型症状，往往出现异位妊娠破裂大出血时才就诊，易危及孕母及宫内胎儿生命。该病例先出现 OHSS 症状，后出现 HP 症状，更增加了诊治难度。

HP 应做到早诊断、早治疗。ART 后胎儿珍贵，一旦发现胚胎着床在子宫腔内，易忽视对其他着床位置的再关注。临床医生要提高对 HP 的认识，防止误诊误治。对有阴道流血等患者或是 β-HCG 值较高患者，及早进行动态阴道超声检查，严密随访。HP 的治疗难点在于治疗异位妊娠的同时维持正常的宫内妊娠以获得良好的妊娠结局，并保护患者的生育力（特别是 ART 助孕后的患者）。对于 HP 患者，积极处理异位妊娠灶，能有效减少腹腔大出血发生的概率，可选择腹腔镜探查术，根据术中情况决定进一步手术方案，术后加强保胎治疗，以期获得满意的妊娠结局。

（病例提供：四川大学华西第二医院　黄　薇　朱慧莉）

（病例点评：四川大学华西第二医院　黄　薇）

参考文献

［1］Clayton HB，Schieve LA，Peterson HB，et al.Ectopicpregnancy risk with assisted reproductive technology Procedures［J］.ObstetGynecol，2006，107（3）：595-604.

［2］Aziz M，Arronte J.A case of spontaneous heterotopic pregnancy in natural conception complicated with hemoperitoneum.Heliyon，2020，6（2）：e03373.

［3］Chang HJ，Suh CS.Ectopic pregnancy after assisted reproductivetechnology：what are the risk factors？［J］.CurrOpinObstetGynecol，2010，22（3）：202-207.

［4］Shaw JL，Dey SK，Critchley HO，et al.Current knowledgeof the aetiology of human tubal ectopic pregnant［J］.Hum Reprod Update，2010，16（4）：432-444.

［5］秦力，王雁玲.输卵管妊娠着床窗口的分子基础及母胎界面相关分子的表达［J］.生殖医学杂志，2003，12（6）：369-373.

［6］Perkins KM，Boulet SL，Kissin DM，et al.Risk of ectopic pregnancy associated with assisted reproductive technology in the United States，2001-2011.Obstet Gynecol，2015，125（1）：70-78.

［7］Pi R，Liu Y，Zhao X，et al.Tubal infertility and pelvic adhesion increase risk of heterotopic pregnancy after in vitro fertilization：A retrospective study［J］.Medicine，2020，99（46）：e23250.

［8］Ramalho I，Ferreira I，Marques JP，et al.Live birth after treatment of a spontaneous ovarian heterotopic pregnancy：A case report.Case Rep.Womens Health，2019，24：e00144.

［9］Killick SR.Uhrasound and the receptivity of the endometrium［J］.Reprod Biomed Online，2007，15（1）：63-67.

［10］Xing W，Ou J，Cai L.Thawed embryo transfer and ectopicpregnancy：a meta-analysis［J］.Arch Gynecol Obstet，2018，297（6）：1345-1352.

［11］Lesny P，Killick SR，R obinso J，et al.Transcervicalembryo transfer as a risk for ectopic pregnancy［J］.Fertil Steril，1999，72（2）：305-309.

［12］Cookingham LM，Goossen RP，Sparks AET，et al.Successful treatment algorithm for evaluation of early pregnancy after in vitro fertilization［J］.Fertil Steril，2015，104（4）：932-937.

［13］XiaoS，Mo M，Hu XD，et al.Study on the incidence and influences on heterotopic pregnancy from embryo transfer of fresh cycles and frozen-thawed cycles［J］.J Assist Reprod Genet，2018，35：677-681.

［14］Oancea M，Ciortea R，Diculescu D，et al.Spontaneous Heterotopic Pregnancy with Unaffected Intrauterine Pregnancy：Systematic Review of Clinical Outcomes［J］.Medicina（Kaunas，Lithuania），2020，56（12）：665.

第四章

男性生殖系统解剖和生殖生理

病例 5　先天输精管、精囊发育不良

一、病历摘要

基本信息：患者，男，33 岁。主诉：同居性生活正常，未避孕 3 年未育。

现病史：结婚 3 年，夫妻同居，性生活正常，2 ～ 3 次 / 周，能在阴道内射精，未避孕未育 3 年；女方平素月经规律，男方 2018 年 12 月就诊于某医院查精液常规示"精液量 0.7ml，pH 7.2，离心后未见精子"，阴囊前列腺 B 超示"①双侧附睾发育不良；②双侧精囊腺未探及；③左侧输精管睾丸段、阴囊段、腹股沟段未探及，盆腔末段可探及；④右侧输精管睾丸段、阴囊段、腹股沟段及盆腔末段未探及；⑤前列腺未见明显异常；⑥双侧睾丸未见明显异常；⑦双侧精索静脉未见明显曲张"。患者一般情况良好，胃纳可，二便正常。

既往史：否认"睾丸附睾炎、腮腺炎、阴囊外伤、糖尿病、乙肝"等病史；否认药物及食物过敏史。否认手术史。

个人史：否认吸烟嗜好，饮酒 1 ～ 2 次 / 周，否认吸毒史，否认冶游史。

家族史：家族无类似病史患者，无遗传倾向疾病。

体格检查：

1. 全身检查　心肺腹未见明显异常。

2. 体格检查　胡须正常，外生殖器外观正常，双侧精索静脉未扪及明显曲张，双侧阴囊段未扪及明显输精管，阴茎长度约 7cm，双侧睾丸约 15ml，质地正常，附睾未见明显异常。

辅助检查：某医院染色体：46，XY。2020 年 12 月 22 日某医院前列腺 MRI 平扫：
①右侧精囊腺未见显示，考虑发育异常；②左侧精囊腺信号异常，积血或积脓可能，
请结合临床；③余前列腺 MRI 平扫未见明显异常。激素六项测定：正常。精液常规
分析：精液量 0.4ml，pH 6.5，离心后未见精子。Y 染色体检查：未见缺失（2018 年
12 月 18 日）。

诊断：

1. 原发性不育

2. 无精子症

3. 双侧输精管缺如

4. 精囊发育不良

诊疗经过：患者门诊就诊后详细询问患者病史以及既往检查资料，结合体格检查，
考虑该患者因"双侧输精管缺如"导致的"无精子症"，患者有强烈生育需要，经过
遗传咨询，并完善 CFTR 基因检测后在患者知情同意，自由选择的情况下采用了睾丸
穿刺取精获得精子后进行 ICSI 辅助生育。

随访：建议患者子代进行 CFTR 基因检测。

二、病例分析

1. 病例特点

（1）未避孕 3 年未育。

（2）精液常规示：无精子，B 超示"双侧附睾发育不良，双侧精囊腺未探及，双
侧输精管睾丸段、阴囊段、腹股沟段未探及"。

（3）体检：双侧阴囊段未扪及明显输精管，阴茎长度约 7cm，双侧睾丸约
15ml，质地正常，附睾未见明显异常。

2. 诊断依据　①育龄期男性，病程较长，病史明确；②体格检查未见异常体征，
双侧阴囊段未扪及明显输精管；③辅助检查：多次精液分析提示：离心后未见精子，
精液量少，pH 低。生殖激素正常；染色体核型：46，XY；Y 染色体微缺失检测：未
见缺失。前列腺 MRI 平扫：①右侧精囊腺未见显示，考虑发育异常；②左侧精囊腺信

号异常，积血或积脓可能，请结合临床。

3．诊疗思路　综合患者体征特点和实验室检查及辅助检查，考虑患者为双侧输精管缺如导致的梗阻性无精子症，在进行遗传学咨询后，在患者充分知情同意、自由选择的情况下通过手术方式获得精子进行辅助生殖方式助育。

三、疾病介绍

先天性双侧输精管缺如（congenital bilateral absence of the vasa deferens CBAVD）占男性不育症的 1%～2%[1]，占无精子症的 15%～20%[2]，是梗阻性无精子症的重要原因之一，也是利用现代生育技术可以有效解决患者生育问题的疾病。国内的调查与国外文献报道基本相似。王瑞等[3]调查了 2775 例男性不育症患者，从中筛查出 74 例 CBAVD 患者，占不育症的 2.6%。陈斌等调查了 356 例无精子症患者，发现 49 例 CBAVD 患者，占无精子症的 13.7%。

研究发现，CBAVD 与囊性纤维化病（cysticfibrosis，CF）的关系较密切，与囊性纤维化跨膜转运调节物（cystic fibrosis transmembrane conductanceregulator，CFTR）基因的突变有关[4]。CF 典型的临床表现之一就是男性患者伴有先天性双侧或单侧输精管缺如，造成梗阻性无精子症[5]。根据 CBAVD 的临床表现以及与 CF 的关系，可将 CBAVD 分为两种临床类型，第一类患者多数因男性不育症就诊，无典型的 CF 表现，少数在体检时偶然发现；第二类患者具备典型的 CF 表现，多表现为慢性肺部疾病或胰腺外分泌功能不足，实验室检查发现汗液电解质浓度升高，此类患者通常在早年即可被确诊。通常 CBAVD 患者的男性第二性征正常，主要表现双侧阴囊段输精管缺如，并造成生育困难[6-8]。

CBAVD 患者精囊发育情况的研究差异较大[9]。利用经直肠超声（transrectal ultrasonography，TRUS）评估精囊的发育情况。TRUS 可发现精囊发育不全或不发育（前后径小于 7mm）、精囊囊肿（大于 5mm）、输精管发育不全、慢性前列腺炎（前列腺钙化灶和不均质）和射精管梗阻（常伴有精囊扩张精囊前后径＞15mm）。杨黎明等应用 TRUS 分析了 380 例 CBAVD 患者，全部患者中有 369 例的 726 个精囊声像图异常，异常比率为 96%（726/760）。其中 275 例双侧精囊缺失，12 例一侧正常对侧缺失[10]，10 例一侧发育不良对侧缺失，3 例出现双侧扩张，69 例一侧精囊局部有畸形结构，对侧缺失。乔迪等调查了 CBAVD 患者 40 例，合并双侧精囊缺如或发育不良 15 例（37.5%）、一侧精囊缺如或发育不良 17 例（42.5%）、双侧精囊扩张 1 例、一侧精囊扩张 2 例，5 例无明显异常[11]。

由于该疾病是一种无法重建的先天性精道畸形，以往多采用供精人工授精（AID）的方法帮助患者的配偶怀孕。有学者曾尝试采用人工贮精池，也被称作人工异质精液囊，联合宫腔内人工授精（IUI）的方法治疗 CBAVD，治疗 4 例患者，1 例患者配偶妊娠，该研究样本例数较少，治疗效果不佳。随着微创取精技术的发展，从 CBAVD 患者的附睾或睾丸中获取精子进行辅助生殖治疗，可解决 CBAVD 患者的生育问题。Silber 等报告了采用经皮穿刺附睾抽吸精子（percutaneous epididymal sperm aspiration，PESA）技术从附睾头部抽取精子结合体外受精 - 胚胎移植（in vitro fertilization and embryo transfer，IVF-ET）治疗 CBAVD 成功获得临床妊娠。但随后的研究发现，采用附睾精子实施 IVF-ET 的卵子受精率较低，最终获得的临床妊娠也不理想[12]。而与 IVF-ET 技术相比，单精子卵泡浆内注射（intracytoplasmic sperm injection，ICSI）技术治疗 CBAVD 患者的生育问题具有较高的卵子受精率（IVF-ET 45%，ICSI 85%）和临床妊娠率（IVF-ET 5%，ICSI 47%）。王磊光等采用 PESA 技术从 64 例 CBAVD 患者收集精子，10 例次采用 ICSI 技术，4 例妊娠，周期妊娠率为 40%[13]。研究认为 CBAVD 患者微创取精的质量与 ICSI 的成功率有直接关系，目前认为来自附睾头部的精液质量最佳[14]。研究发现 CBAVD 患者的年龄对获取精子的数量、活力和正常精子形态有直接影响，是影响 ICSI 成功率的关键因素[15]。目前暂无文献对于 CBAVD 患者后代的遗传与发育情况进行报道，尚需要长期的观察和研究。

四、病例点评

1. 先天性双侧输精管缺如在男科不育门诊中并不少见。体格检查、超声检查、精液常规及精浆生化测定是诊断 CBAVD 的有效方法。

2. 查体时阴囊触诊是诊断 CBAVD 的基础和关键。通过触诊阴囊，可以了解是否有精索静脉曲张、输精管发育及走向是否正常等。超声对睾丸和附睾的大小、肾脏及精囊腺的发育情况可以进行确定。

3. 通过微创取精结合 ICSI 技术可解决 CBAVD 患者的生育问题，但欠缺对其后代的相关研究。

（病例提供：广东省生殖医院　张欣宗

贵州省黔东南州中医医院　吴育礼

广东省生殖医院　刘　晃）

（病例点评：广东省生殖医院　张欣宗）

参考文献

［1］Cai Z，Li H.Congenital Bilateral Absence of the Vas Deferens ［J］.Front Genet，2022，13：775123.

［2］Cioppi F，Rosta V，Krausz C.Genetics of Azoospermia ［J］.Int J Mol Sci，2021，22（6）：3264.

［3］王瑞，张卫星，韩广业，等.74 例先天性双侧输精管缺如者精浆生化测定［J］.中国男科学杂志，2010，24（01）：38-40.

［4］Bieniek JM，Lapin CD，Jarvi KA.Genetics of CFTR and male infertility ［J］.Transl Androl Urol，2021，10（3）：1391-1400.

［5］Bieth E，Hamdi SM，Mieusset R.Genetics of the congenital absence of the vas deferens ［J］.Hum Genet，2021，140（1）：59-76.

［6］Cui X，Wu X，Li Q，et al.Mutations of the cystic fibrosis transmembrane conductance regulator gene in males with congenital bilateral absence of the vas deferens：Reproductive implications and genetic counseling（Review）［J］.Mol Med Rep，2020，22（5）：3587-3596.

［7］Esposito MV，Aveta A，Comegna M，et al.Extensive CFTR Gene Analysis Revealed a Higher Occurrence of Cystic Fibrosis Transmembrane Regulator-Related Disorders（CFTR-RD）among CF Carriers ［J］.J Clin Med，2020，9（12）：3853.

［8］Ma C，Wang R，Li T，et al.Analysis of CNVs of CFTR gene in Chinese Han population with CBAVD ［J］.Mol Genet Genomic Med，2020，8（11）：e1506.

［9］Lin CH，Huang TY.Congenital bilateral absence of the vas deferens（CBAVD） with bilaterally present seminal vesicles［J］.Urol Case Rep，2020，31：101131.

［10］杨黎明，李凤华，杜晶，等.经阴囊及经直肠超声对诊断先天性双侧输精管缺如价值的研究［C］//.庆祝中国超声诊断50年暨第十届全国超声医学学术会议论文汇编，2008：243-245.

［11］乔迪，吴宏飞，钱立新，等.先天性输精管缺如的临床特点与诊疗策略［J］.中华男科学杂志，2005，11（11）：818-821.

［12］Silber SJ，Nagy ZP，Liu J，et al.Conventional in-vitro fertilization versus intracytoplasmic sperm injection for patients requiring microsurgical sperm aspiration［J］.Hum Reprod，1994，9（9）：1705-1709.

［13］王磊光，邱毅，杨丹彤，等.先天性双侧输精管缺如患者附睾精子宫腔内人工授精和卵细胞胞质内单精子注射比较［J］.中华男科学杂志，2006，（07）：652-653.

［14］Jixiang Z，Lianmei Z，Yanghua Z，et al.Relationship of sperm motility with clinical outcome of percutaneous epididymal sperm aspiration-intracytoplasmic sperm injection in infertile males with congenital domestic absence of vas deferens：a retrospective study［C］.Zygote，2021，1-5.

［15］Elhanbly S，El-Saied MA，Fawzy M，et al.Relationship of paternal age with outcome of percutaneous epididymal sperm aspiration-intracytoplasmic sperm injection，in cases of congenital bilateral absence of the vas deferens［J］.Fertil Steril，2015，104（3）：602-606.

第五章

异常妊娠

病例 6 中孕引产清宫术后子宫动静脉瘘

一、病历摘要

基本信息：患者，女，27 岁。主诉：孕 5 个月流产子宫血管栓塞术后阴道反复出血 51 天。

现病史：患者末次月经 2020 年 1 月 1 日，B 超诊断宫内妊娠。2020 年 5 月 11 日因孕妇 9 号染色体臂间倒位，孕 18^{+6} 周至某医院行羊水穿刺、拟行胎儿染色体检查，2020 年 5 月 13 日出现下腹疼痛，予硫酸镁抑制宫缩，2020 年 5 月 15 日晨经阴道分娩一死婴，胎盘残留。因阴道出血多，行双侧子宫动脉栓塞术，术后阴道流血未止，行钳夹术，术中出血约 1000ml，予输血、预防感染、促子宫收缩等治疗，阴道流血淋漓不净。于 2020 年 6 月 20 日就诊于我院，查血 β-HCG 730U/L，彩超提示子宫增大 102mm×64mm×81mm，宫腔下段可见 78mm×27mm 稍低回声，考虑妊娠残留物。予止血、对症治疗。7 天后阴道出血量多，急诊清宫，未见组织样物，因出血多行球囊压迫（球囊注入 20ml 生理盐水），术后予雌激素＋孕激素口服。术后 24 小时取出宫腔球囊，出现发热，最高 39℃，予抗感染促子宫收缩治疗，阴道检查见宫腔流出脓血性液体，予放置宫腔引流管。因贫血（血红蛋白 67g/L）、低白蛋白血症，输红细胞悬液及人血白蛋白注射液。清宫术后 3 天体温恢复正常，宫腔引流液逐渐减少，拔除宫腔引流管。复查血红蛋白 80g/L，彩超疑诊宫腔组织残留，2020 年 7 月 5 日（介入＋钳夹术后 50 天，再次清宫术后 8 天）又出现较多阴道流血，量约 200ml，再次予宫腔球囊压迫，复查 β-HCG 28U/L，患者自发病以来，紧张状态，食欲可，睡眠佳，大小便正常，体重无明显变化。

既往史：2010 年患甲状腺功能减退症，口服优甲乐治疗 1 年后停药，监测甲状腺功能随访 3 年均正常。2016 年因葡萄胎行清宫术，术后因宫腔粘连行 3 次宫腔粘连电切术，其中第 2 次宫腔电切分离粘连时（2017 年 4 月）因子宫穿孔行腹腔镜修补困难后中转开腹行子宫修补术，否认"高血压、糖尿病、青光眼、哮喘"等病史，否认肝炎、结核、疟疾等传染病史，否认药物、食物过敏史，预防接种按计划进行。

个人史：生长于贵州，文化程度专科，无疫区居住史，无疫水、疫源接触史，无放射物、毒物接触史，无新型冠状病毒肺炎患者接触史，无发热、咳嗽，无可疑接触新型冠状病毒肺炎患者接触史，无毒品接触史，无吸烟史，无饮酒史，无冶游史。

月经史：13 岁月经初潮，经期 5 天，周期 28 ~ 30 天，末次月经 2020 年 1 月 1 日。

婚育史：23 岁结婚，配偶健康状况良好，夫妻关系和睦，孕 2 产 0，2016 年葡萄胎清宫，清宫术后经量较少。

家族史：父母健在，家族中无传染病及遗传病史。

体格检查： 精神状况好，下腹正中见一长约 100mm 纵行陈旧性瘢痕，心肺腹部体检未见明显异常。神经系统检查未见阳性体征。

专科检查：阴道内少量血迹，宫颈口有引流管引出，子宫无明显压痛反跳痛。

辅助检查：

1. 彩超 子宫体大小 61mm × 43mm × 60mm，宫内膜显示不清，宫腔内探及 44mm × 29mm × 20mm 不均质等回声，与后壁分界不清，子宫后壁间可见丰富血流信号（2020 年 7 月 5 日）。

2. 血常规 白细胞 5.12×10^9/L，血红蛋白 80g/L，中性粒细胞百分比 59%（2020 年 7 月 5 日）。

3. 血 β-HCG 28U/L（2020 年 7 月 5 日）。

诊断：

1. 晚期流产后出血

2. 胎盘残留，胎盘植入

3. 中度贫血

4. 瘢痕子宫

诊疗经过： 入院后再次出现发热、体温 39℃，宫腔有脓血性分泌物流出，药剂科会诊后予哌拉西林他唑巴坦钠 4.5g 1 次 /8 小时＋替硝唑注射液 0.4g 1 次 /12 小时静脉滴注。

患者虽 β-HCG 进行性下降，但因反复出现大量阴道流血，B 超提示宫腔组织残留，清宫术困难，反复宫腔球囊压迫、宫腔引流，患者出现感染、贫血、低蛋白血症等，疑诊子宫血管病变，遂请血管外科会诊，建议行双侧子宫动脉造影＋双侧子宫动脉栓塞诊断及治疗。术中插管至双侧髂内动脉行 DSA 造影见：左侧子宫动脉增粗、迂曲，远段血管增多、紊乱，未见造影剂外溢征象，可见静脉早显。予吸收性明胶海绵栓塞左侧子宫动脉，复查造影左侧子宫动脉未再显影。右侧子宫动脉显影正常。术中诊断：左侧子宫动静脉瘘。

术后继续予抗感染治疗，阴道少量流血，于 2020 年 7 月 13 日顺利出院（病例6表1）。

病例 6 表 1 诊治经过汇总

日期	处理
2020 年 5 月 15 日	流产，子宫动脉栓塞，钳夹术
2020 年 6 月 20 日	止血，促宫缩
2020 年 6 月 27 日	阴道流血多，急诊清宫，宫腔球囊压迫止血
2020 年 6 月 28 日	取宫腔球囊，发热，抗感染，输血，宫腔放置引流管
2020 年 6 月 30 日	体温正常，宫腔引流减少，拔除宫腔引流管
2020 年 7 月 5 日	阴道流血多，宫腔球囊压迫止血
2020 年 7 月 6 日	双侧子宫动脉造影＋双侧子宫动脉栓塞
2020 年 7 月 7 日	取出宫腔球囊，抗感染
2020 年 7 月 13 日	出院

随访：患者出院后口服雌孕激素治疗，现出院后随访至今：月经周期规律，月经量同前，约 7 天干净，复查彩超宫腔未见异常回声。

二、病例分析

1. 该患者中孕流产后胎盘残留，血 β-HCG 下降趋势与阴道反复流血症状不符；因胎盘残留，清宫手术中因阴道流血多，停止手术操作，反复予宫腔球囊压迫方能缓解。

2. 患者有多次宫腔操作史，2016 年因葡萄胎行清宫术，术后因宫腔粘连行 3 次宫腔粘连电切术，其中第2次宫腔电切分粘时（2017年4月）因子宫穿孔行腹腔镜修补失败后中转开腹行子宫修补术，有形成子宫动静脉瘘的多项高危因素。

3. 患者服用甾体激素类药物止血治疗无效。

4. 患者行双侧子宫动脉造影检查发现左侧子宫动脉走行迂曲，结构紊乱，可见管状及囊状增粗的血管，动静脉可同时显影，该项检查是诊断子宫动静脉瘘的金标准。

三、疾病介绍

子宫动静脉瘘（uterine arteriovenous fistula，UAVF）属于子宫动静脉畸形（arteriovenous malformation，AVM），也称为子宫肌层过度血管化、曲张动脉瘤、动静脉瘤、海绵状血管瘤，是子宫动脉和静脉间形成直接交通的血管病变，可引起致命性阴道或腹腔内出血，临床少见。有文献报道发病率约为4.5%[1]。

1. 病因　50%左右UAVF是先天性，且在无任何既往手术器械操作史的情况下表现为突然子宫出血，因胚胎发育不良异常血管连接所致。其他UAVF为获得性，因子宫手术，如人工流产、刮宫和涉及子宫的手术等操作引起，也可继发于胎盘植入、妊娠滋养细胞疾病和子宫恶性肿瘤等，本例患者有反复宫腔操作史，既往无异常子宫出血史，考虑为后天获得所致。

2. 临床表现及体征　UAVF缺少特异性临床表现及体征。从无症状到不同程度的阴道出血，间歇性出血，出血常无先兆，突然发生，突然停止，称为"开关式"，常伴下腹痛，有复发性，严重时可危及生命[2]。当患者行负压吸引术、钳刮术、宫内节育器取出术及刮宫术后持续少量或突发大量阴道出血时应怀疑UAVF，特别是有子宫内器械操作史/手术史或有与UAVF相关疾病史的女性。严重子宫UAVF通常表现为甾体激素（雌激素、孕激素、雄激素）难治性的子宫出血[3]。该患者有多次宫腔操作史，本次流产出现胎盘残留胎盘植入，间断出现阴道流血，量多，清宫加重子宫出血，符合该病临床表现。

3. 辅助检查　常用的UAVF辅助检查包括超声、CT、MRI及血管造影检查，其中血管造影检查是诊断UAVF的金标准。

（1）盆腔多普勒超声：是一线影像学检查，超声检查可见子宫肌层内圆形、管状或不规则无回声及低回声区，血流显像提示病灶区血流异常丰富，可见湖泊样、蜂窝状或五彩镶嵌血流信号。但妊娠相关疾病，如不全流产及滋养细胞疾病、宫腔内胚胎残留物与子宫肌层内亦会出现丰富血流信号，与 UAVF 难以鉴别。血 HCG 监测及动态观察可以有助诊断。血流频谱检查 UAVF 病灶部位血流频谱呈高流速、低阻力的改变，患者疑似 UAVF 可进行病灶内收缩期峰值血流速度（peak systolic velocity，PSV）的测定。正常子宫动脉的 PSV 数值为 0.23 ~ 0.44m/s，当 UAVF 病灶的 PSV < 0.39m/s 时提示较安全；当 UAVF 病灶的 PSV > 0.83m/s 时应尽快进行治疗，因此对病灶 PSV 进行检测，可帮助评估病情严重程度及指导 UAVF 治疗[4, 5]。本例患者流产后血 HCG 下降良好，但超声一直提示血流信号异常丰富，无明显减少趋势，因此疑诊 UAVF（病例 6 图 1）。

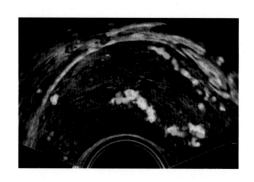

病例 6 图 1　子宫动静脉瘘的彩超影像

（2）数字减影血管造影（digital subtraction angiography，DSA）检查：能显示组织精细的血管结构，可以了解出血部位、出血原因、出血范围，是诊断 UAVF 的金标准，在明确诊断的同时可行子宫动脉栓塞治疗[6]。造影时可见子宫动脉走行迂曲、增粗，结构紊乱；病灶处血管管状或囊状扩张；动脉期见静脉提前显影，此项最为重要；若存在活动性出血时可见造影剂外溢。行 DSA 同时行子宫动脉栓塞（UAE），可以达到迅速有效止血的目的。因 DSA 为有创性，不便于随访。本例患者院外曾因清宫时大出血行介入手术，术中情况不详，因反复出现阴道大出血于我院再次行介入治疗，术中 DSA 显影见左侧子宫动静脉同时显像，诊断左侧子宫动静脉瘘（病例 6 图 2）。

（3）CT 血管成像（computed tomography angiography，CTA）：是一种高精准度的非侵袭性血管成像技术，可清晰显示畸形血管的位置、供血动脉和引流静脉以及毗邻的血管、骨盆的立体空间关系，对子宫动静脉瘘也有重要的诊断价值。病例 6 图 3 为盆腔 CTA 显示左侧子宫血管较右侧明显增粗迂回、结构紊乱，考虑左侧子宫动静脉瘘。

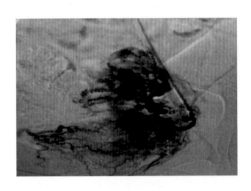

病例 6 图 2　DSA 显影提示左侧子宫动静脉瘘

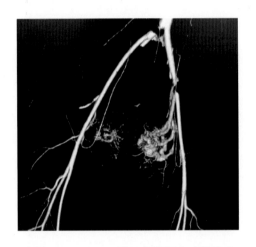

病例 6 图 3　CTA 提示左侧子宫动静脉瘘

4. 鉴别诊断

（1）子宫动脉瘤：是子宫动脉由于先天因素或创伤造成的局部持久扩张形成的血肿，瘤壁为动脉壁的 3 层组织。临床表现与瘤腔的部位及是否破裂有关，如破裂可出现阴道出血、腹腔内出血、腹痛、发热等。彩色多普勒可见血管肿物，脉冲多普勒可探及肿物内血流与子宫动脉血流频谱一致。该患者临床症状仅表现为阴道出血，超声也未提示子宫血管肿物，临床症状和超声无法和子宫动脉瘘鉴别，行子宫动脉 CTA 和 DSA 可排除子宫动脉瘤。

（2）滋养细胞肿瘤：彩超影像均显示丰富的血流信号和低阻力型血流频谱，但血 β-HCG 异常升高。

5. 治疗方法　需根据患者的年龄、严重程度、生育要求及病变的血流动力学制订治疗方案，包括保守治疗、介入栓塞治疗及手术治疗。

（1）保守治疗：包括期待治疗及药物治疗。阴道出血量少且血流动力学稳定的 UAVF 患者可予期待治疗，如遇患者大量阴道流血必要时可行宫腔内球囊压迫，大部分患者出血会很快停止，但应注意监测感染指标，预防感染。

研究发现对血流动力学稳定、单次或少量阴道出血的患者使用强促子宫收缩药物，如垂体后叶素、麦角新碱，或口服雌孕激素药物有一定的止血作用[3, 7]；妊娠相关性 UAVF，如合并血 HCG 异常不建议使用甾体激素治疗，因激素治疗可能会促进妊娠残留组织生长。注射 GnRH-a 类似物可降低雌激素水平，促使病灶萎缩，多用于症状缓解后，预防 UAVF 复发。

（2）介入栓塞治疗：经导管血管栓塞术（TAE）是一种较安全、成熟的治疗动静脉畸形的方法。TAE 包括髂内动脉栓塞术（IAE）和子宫动脉栓塞术（uterine artery embolization，UAE）。以股动脉为入口，将引导导管接入到合适的位置后，行血管造影，显示毛细血管期和静脉期影像以供参考。将引导导管在安全范围内尽量靠近病灶，然后在其引导下将微导管进入到目标区域。微导管进入到供血动脉后注入造影剂及栓塞剂行血管栓塞。有文献报道获得性子宫动静脉畸形可能需要重复栓塞治疗，TAE 的 1 次成功率为 61%，2 次成功率为 91%[8]。

妊娠相关的 UAVF 患者应同时监测血清 β-HCG 变化，原则上应等待或者药物治疗使血 β-HCG 下降至正常，疑诊 UAVF 且合并妊娠物残留时不能盲目清宫，如患者阴道出血多，在维持有效生命体征同时宫腔放置球囊压迫紧急止血，必要时行 DSA 检查，明确有无子宫动静脉瘘，术中可同时行子宫动脉栓塞，术后再处理妊娠残留物。本例患者血 β-HCG 下降良好已接近正常水平，最后行 DSA 及子宫动脉栓塞术，术后予雌孕激素治疗后月经来潮，经量正常，经期过后复查彩超宫腔未见异常回声，考虑妊娠残留物已随月经排出。文献报道 TAE 和联合药物治疗可使 85% 的病例临床症状最终缓解[8]。

介入栓塞治疗需要在大型医院由经验丰富医生操作，针对基层医院医生，类似患者、疑诊子宫动静脉瘘应及时转诊至有条件及经验丰富的医院救治。

（3）手术治疗：介入栓塞技术问世之前，UAVF 患者多采用子宫切除术或髂内（或子宫）动脉结扎术。但手术切除创伤及风险均较大，子宫切除可导致女性丧失生育功能及盆底功能缺陷；髂内（或子宫）动脉结扎术效果不佳，术后残留病灶内畸形血管可迅速扩张，出现疾病复发。

多普勒超声影像妊娠组织物残留有时与 UAVF 无法区分,对疑诊继发性 UAVF 的患者,如阴道出血量较少,病情相对稳定,可采用一些药物(如米非司酮、氨甲蝶呤等)进行预处理,经多普勒超声密切监测,当病灶缩小、病变范围局限后,再予以手术(可选择宫腹腔镜联合手术)切除残留病灶。对于无生育要求,药物治疗失败或栓塞治疗后复发,出血症状严重或随访不便、经济条件差已完成生育计划的患者可考虑行全子宫切除术或次全子宫切除术。

四、病例点评

1. 获得性 UAVF 可由子宫手术,如人工流产、刮宫和涉及子宫的手术等操作引起,也可继发于胎盘植入、妊娠滋养细胞疾病和子宫恶性肿瘤等疾病,以及母体暴露于雌激素类药物等。因此,预防 UAVF 发生最重要,临床工作中应严格掌握剖宫产手术指征、避免反复多次刮宫及宫腔操作,特别是手术操作精细,是避免子宫动静脉瘘发生的有效途径。

2. 盆腔多普勒超声是一线影像学检查,在诊断与妊娠相关的疾病,如不全流产、滋养细胞疾病等,宫腔内胚胎残留物与子宫肌层内亦会出现丰富血流信号,与 UAVF 难以鉴别。血流频谱检查 UAVF 病灶部位血流频谱呈高流速、低阻力改变。数字减影血管造影(DSA)是诊断 UAVF 的金标准,造影时可见子宫动脉走行迂曲、增粗、结构紊乱;病灶处血管管状或囊状扩张;动脉期见静脉提前显影;若存在活动性出血时可见造影剂外溢。行 DSA 的同时行子宫动脉栓塞(UAE),可以达到迅速有效止血的目的。

3. UAVF 缺少特异性临床表现及体征,主要表现为间歇性反复"开关式"阴道流血,严重时可危及生命。因此,对有 UAVF 高危病史患者如果出现反复阴道流血时应考虑可能为子宫动静脉瘘,应避免盲目清宫加重出血,建议尽早转诊至有条件医院、由经验丰富医护人员行 DSA 明确诊断,及时治疗。及时行 DSA 检查排除子宫动静脉瘘,亦可行子宫动脉栓塞止血。

4. 本例患者反复阴道流血,经过 DSA 检查确诊子宫动静脉瘘,术中同时行子宫动脉栓塞,术后未再出现阴道流血,治疗效果较好。对年轻、有生育要求患者应尽量保留子宫,必要时手术切除子宫局部病灶;对无生育要求、顽固性出血、药物治疗失败或栓塞治疗后复发者建议行子宫切除术。

（病例提供：陆军军医大学第一附属医院　严小丽）

（病例点评：陆军军医大学第一附属医院　常　青）

参考文献

［1］Yan X，Zhao C，Tian C，et al.Ultrasound-guided high-intensity focused ultrasound ablation for treating uterine arteriovenous malformation［J］.BJOG，2017，124（3）：93-96.

［2］Zhu YP，Sun ZJ，Lang JH.Clinical Characteristic and Management of Acquired Uterine Arteriovenous Malformation［J］.Chin Med J，2018，131（20）：2489-2491.

［3］Szpera-Gozdziewicz A，Gruca-Stryjak K，Breborowicz GH，et al.Uterine arteriovenous malformation-Diagnosis and management［J］.Ginekol Pol，2018，89（5）：276-279.

［4］Timor-Tritsch IE，Haynes MC，Monteagudo A，et al.Ultrasound diagnosis and management of acquired uterine enhanced myometrial vascularity/arteriovenous malformations［J］.Am J Obstet Gynecol，2016，214（6）：731.e1-731.e10.

［5］吕小利，陈萍，徐惠英，等.彩色多普勒超声在获得性子宫动静脉瘘的诊断及疗效评估中的应用［J/CD］.中华医学超声杂志（电子版），2019，16（3）：181-185.

［6］Picel AC，Koo SJ，Roberts AC.Transcatheter arterial embolization with n-butyl cyanoacrylate for the treatment of acquired uterine vascular malformations［J］.Cardiovasc Intervent Radiol，2016，39（8）：1170-1176.

［7］王贝.子宫动静脉瘘的诊断与治疗探讨［J］.国际生殖健康/计划生育杂志.2017，36（2）：114-116.

［8］Yoon DJ，Jones M，Taani JA，et a1.A Systematic Review of acquired uterine arteriovenous malformations：pathophysiology，diagnosis，and transcatheter treatment［J］.AJP Rep，2016，6（1）：e6-e14.

病例 7 剖宫产瘢痕合并宫角双胎异位妊娠

一、病历摘要

基本信息： 患者，女，33 岁，孕 3 产 2。主因"停经 70 天，阴道流血 1 个月余"于 2016 年 1 月 30 日入院。

现病史：平素月经规律，末次月经 2015 年 11 月 21 日。1 个月余前因阴道流血在当地就诊，自述 B 超可见宫腔内孕囊，予黄体酮肌内注射并中药口服保胎。10 天后仍阴道流血，在某市级医院 B 超检查示：双活胎，宫腔下段妊娠（可疑瘢痕妊娠），右侧宫角妊娠（间质部妊娠待除外）；血 β–HCG > 225 000U/L；予甲氨蝶呤（MTX）70mg 肌内注射、米非司酮 50mg 2 次 / 日口服，总量 150mg。第 2 天转来我院，为进一步诊治，收入院。患者自停经以来，精神、食欲可，睡眠佳，大小便正常，体重无明显变化。

既往史：既往体健，分别于 12 年前和 7 年前行剖宫产术。否认高血压、糖尿病、冠心病病史，否认肝炎、结核等传染病病史，否认外伤及输血史，否认药物及食物过敏史，预防接种史不详，系统回顾无特殊。

个人史：生于原籍，久居当地，居住条件良好，未到过疫区及牧区，否认特殊药物及毒物接触史，否认烟酒等不良嗜好，否认性病及冶游史。

月经史：14 岁月经初潮，经期 7 天，周期 30 天，量中等，无痛经，末次月经 2015 年 11 月 21 日。

婚育史：适龄结婚，双方均初婚，2-0-0-2，剖宫产 2 次。

家族史：家族中无同类疾病病史，否认遗传病及传染病病史。

体格检查： 查体：T 36.7℃，P 116 次 / 分，R 28 次 / 分，BP 107/68mmHg。心肺腹未见明显异常。妇科检查：外阴已婚未产型，阴道通畅，内有少许暗红血，子宫如孕 3 个月大小，右侧宫角饱满，无压痛，双侧附件区未及异常。

辅助检查：

1. 血液检查 血红蛋白 101g/L，血 β–HCG 196 636U/L。

2. 经阴道超声 ①子宫畸形？（两孕囊间似见一宽约 0.6cm 低回声带将两者相隔）；②异位妊娠（一胎考虑子宫瘢痕妊娠，另一胎位于右侧宫角）（病例 7 图 1）。

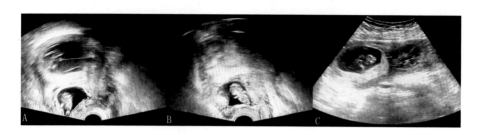

病例 7 图 1 术前超声所见

A：可见 2 个孕囊，分别位于子宫下段前壁剖宫产瘢痕部位（图下部）和右侧宫角部（图上部）；B：孕囊之一位于子宫下段前壁瘢痕部位，该部位肌层菲薄无法测量；C：右宫角部位孕囊，并见两孕囊间有低回声带相隔。

3. 余化验检查未见特殊。

诊断：

1. 剖宫产瘢痕妊娠（CSP）Ⅱ型

2. 右侧宫角妊娠Ⅱ型

诊疗经过： 入院后于 2016 年 2 月 1 日 B 超监测下行负压吸引术，分别于子宫下段前壁和右侧宫角均吸出绒毛组织，各约 50g，吸出蜕膜组织约 100g。B 超监测显示 2 个孕囊均消失，右侧宫角处探及范围约 4.6cm×4.4cm×3.1cm 强回声，但手术器械不能到达，子宫前壁剖宫产术后子宫切口处不规则强回声（病例 7 图 2），出血明显，术中共出血 300ml，碘仿纱条 10 条宫腔下段填塞后，出血停止，结束手术。术后予预防感染、促宫缩等治疗。术后第 2 天复查血 β-HCG 20 555U/L，取出碘仿纱条 5 条；术后第 5 天血 β-HCG 11 473U/L，取出其余 5 条碘仿纱条，出血不多，因临近春节，患者要求出院。术后第 13 天血 β-HCG 2345U/L，予 MTX 75mg 肌内注射。术后第 22 天血 β-HCG 406.0U/L。在此期间每周复查 1 次 B 超，均提示：①子宫前壁剖宫产术后子宫切口处稍强回声区；②宫腔右角强回声；③子宫畸形？彩色多普勒血流显像（CDFI）：子宫前壁子宫切口处稍强回声区的周边血流丰富，其内血流稍丰富，宫腔右角强回声内血流丰富，与子宫底部有血流相通。

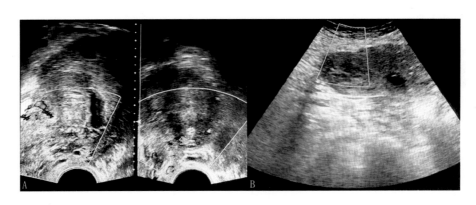

病例 7 图 2　吸宫术毕监测超声所见

A：子宫前壁切口处强回声；B：宫腔右角强回声。

考虑异位妊娠持续存在，虽血 β-HCG 水平逐渐下降，但两处强回声无明显缩小，子宫瘢痕部位病灶范围 6cm，右宫角部位病灶范围 3cm。遂于 2016 年 2 月 25 日行腹腔镜探查术。术中见：子宫增大如孕 50⁺ 天大小，右侧宫角外凸饱满，位于右圆韧带内侧，子宫前壁与腹壁、大网膜、膀胱大片粘连，双侧附件未见异常。粘连致密，遂中转开腹行剖宫产术后子宫瘢痕妊娠（CSP）及右侧宫角妊娠病灶清除＋子宫修补术，患者无再生育要求，术中同时行双侧输卵管结扎术。术中清理剖宫产术后子宫瘢痕处陈旧组织，大小约 6cm×6cm×5cm，清理右侧宫角陈旧组织约 3cm×2cm×2cm，将剖宫产子宫瘢痕重新修补缝合。手术过程顺利，术中出血 200ml。术后予预防感染、促宫缩等治疗，术后第 5 天血 β-HCG 24.27U/L，患者出院。术后病理检查回报：（剖宫产术后子宫瘢痕）平滑肌组织边缘可见绒毛，（右侧宫角妊娠病灶）凝血块内可见绒毛。

随访：血 β-HCG 的变化：术后 2 周 10.72U/L，术后 3 周 6.34U/L，术后 5 周 3.86U/L，术后 7 周（2016 年 4 月 13 日）2.65U/L，恢复至正常。术后 7 周复查 B 超示：子宫前壁剖宫产术后子宫切口处暗区待诊（0.91cm×1.08cm×0.73cm），无血流信号。术后 38 天月经复潮，此后月经规律，周期、经期如常。术后半年复查 B 超无异常发现，子宫形态规整，子宫前壁切口处未见异常回声。

二、病例分析

该患者育龄女性，既往 2 次剖宫产史，根据患者停经、阴道流血病史，并结合 B 超及血 β-HCG 值，初步诊断为：①CSP；②右侧宫角妊娠。CSP 是指有剖宫产史孕妇，胚胎着床于子宫下段剖宫产切口瘢痕处，是一种特殊部位的异位妊娠。宫角妊娠是指胚胎种植在接近子宫与输卵管开口交界处的宫角部的子宫腔内妊娠，是子宫特殊部位妊娠，也属于异位妊娠的一种。CSP 及宫角妊娠均为子宫特殊部位异位妊娠，缺乏特异的临床表现，表现为停经、腹痛和阴道出血。辅助检查主要以 B 超及血 β-HCG 为主，必要时行盆腔 MRI。一旦误诊误治，可发生流产、子宫破裂、胎盘植入乃至大出血，严重威胁患者的生命。一经诊断，不建议期待治疗，应尽早终止妊娠、清除妊娠物。

目前没有统一的标准治疗方案，治疗方式有药物治疗和（或）手术治疗。临床上单独应用药物治疗的较少，多采用多种方法的联合治疗。如果发现孕囊宜及时清理，但不应盲目行清宫术，应在 B 超监测下进行，术前可先行药物治疗，抑制滋养细胞活性。本例患者在外院应用 MTX 70mg 肌内注射，米非司酮 50mg 2 次 / 日口服，入我院后行 B 超监测下无痛吸宫术，清理出大部分绒毛组织。术后监测血 β-HCG 持续下降，但未至正常，B 超提示包块增大，遂行腹腔镜中转开腹手术，清理了两处异位妊娠的残留组织，成功保留了子宫和宫角，患者无再生育要求，术中同时行双侧输卵管结扎术。经术后随访子宫形态和血 β-HCG 恢复正常，治疗效果满意。诊治过程中 B 超曾多次提示子宫畸形可能，怀疑存在子宫纵隔或斜隔，考虑为两个特殊部位的异位妊娠引起子宫局部肌层不均匀收缩所致。

三、疾病介绍

1. 概述　正常妊娠时，受精卵着床在子宫体腔内。异位妊娠是妇产科常见的急腹症，以输卵管妊娠最为常见，约占 95%[1]。特殊部位异位妊娠是由于受精卵在盆腔某些特殊部位着床并发育所致，包括卵巢、宫颈、腹腔、宫角、残角子宫、子宫下段瘢痕等部位[2]。近年来，异位妊娠发病率逐渐上升，特殊部位异位妊娠也逐渐增多[3]。CSP 是指有剖宫产史孕妇，胚胎着床于子宫下段剖宫产切口瘢痕处。宫角妊娠是指胚胎种植在接近子宫与输卵管开口交界处的宫角部的子宫腔内妊娠，也是异位妊娠的一种。CSP 及宫角妊娠均是子宫特殊部位异位妊娠，本例为剖宫产术后子宫瘢痕合并宫角双胎异位妊娠，为子宫特殊部位双胎异位妊娠。

2. 流行病学　子宫特殊部位双胎异位妊娠临床罕见，复习国内外文献，分别在中国医院知识总库（CHKD）、PubMed、全国图书馆参考咨询联盟网站，以"瘢痕处双胎妊娠""剖宫产瘢痕双胎妊娠""剖宫产切口双胎妊娠""子宫切口双胎妊娠""宫角双胎妊娠"为关键词检索，剖宫产瘢痕和（或）宫角双胎异位妊娠见16例个案报道（病例7表1）。其中，剖宫产瘢痕双胎妊娠中国报道4例，国外6例（其中1例为剖宫产瘢痕双胎合并宫腔内单胎妊娠）；宫角双胎妊娠国内2例报道，国外4例。文献中也有子宫畸形（如双角子宫、双子宫或残角子宫）双胎妊娠的个案报道，而剖宫产术后子宫瘢痕合并宫角双胎异位妊娠以往未见文献报道。

病例7表1 剖宫产瘢痕或宫角双胎异位妊娠病例

编号	发表年份	国家/地区	第一作者	年龄（岁）	妊娠部位	就诊时孕周	处理方式	结局
1	1994	美国	Gleicher N.[4]	31	左宫角双胎（双侧输卵管切除术后）	孕5+2周	腹腔镜下左侧宫角切开取胚术	β-HCG随后很快下降。术后3个月，子宫输卵管造影提示左侧宫角完全愈合
2	2000	中国	王金仙[5]	31	右宫角双胎	孕13+5周	经腹右侧宫角+右侧输卵管切除+左侧输卵管绝育术	胎儿身长分别为9.0cm、7.5cm，术后切口愈合好。病理证实诊断
3	2004	意大利	Mollo A.[6]	30	剖宫产瘢痕处双胎	孕7周	MTX治疗效果欠佳，转宫腔镜下妊娠组织清除	术后1天β-HCG为517U/L，术后3天91U/L。术后4天出院
4	2004	英国	Sharma A.[7]	33	右宫角双胎	孕27周	经腹右宫角切开取胎+子宫切除术	两胎儿存活，体重分别为1260g、1410g。患者术后恢复良好
5	2008	中国台湾	Chueh HY.[8]	31	剖宫产瘢痕处双胎	孕6周	经腹妊娠组织清除+瘢痕修补	患者术后恢复可。术后1个月β-HCG正常

续表

编号	发表年份	国家/地区	第一作者	年龄（岁）	妊娠部位	就诊时孕周	处理方式	结局
6	2008	中国台湾	Chueh HY.[8]	37	剖宫产瘢痕处双胎	孕6周	宫腔镜下妊娠组织清除＋腹腔镜下子宫修补	术后5周β-HCG逐渐降至正常，超声正常
7	2008	意大利	Piccoli.[9]	28	剖宫产瘢痕处双胎	孕7周	MTX肌内注射＋超声监测下吸宫术	术后60天，β-HCG为0，超声正常。术后25个月再次怀孕，妊娠38周行剖宫产术，产妇及胎儿健康
8	2009	意大利	Prefumo F.[10]	31	剖宫产瘢痕处双胎＋宫腔内单胎	孕7+3周	选择性胚胎减灭术。超声监测下于剖宫产瘢痕处双妊娠囊内分别注射氯化钾和MTX	异位妊娠处2个胚胎胎心均消失，妊娠24周时阴道无出血，宫内胎儿正常，后续结局不详
9	2011	中国	苏世利[11]	30	剖宫产瘢痕处双胎	孕8+5周	MTX肌内注射＋子宫动脉栓塞术（UAE）＋超声监测下吸宫术	吸出一大一小两个完整胚胎组织，阴道出血约10ml，术后3周β-HCG降至正常
10	2011	尼日利亚	BT Utoo[12]	28	右宫角双胎	孕8周	经腹右侧宫角切除术	术后病情平稳，术后7天出院。2周后复查，一般检查无异常
11	2012	以色列	Asch E.[13]	34	右宫角双胎	孕12+2周	右侧输卵管切除＋右宫角缝合术	双胎之活胎长4.9cm，死胎2.0cm，后续结局不详

续表

编号	发表年份	国家/地区	第一作者	年龄（岁）	妊娠部位	就诊时孕周	处理方式	结局
12	2013	中国	王先先[14]	23	右宫角双胎	孕 9^{+2} 周	经腹右侧宫角切除术	切开右侧宫角见 2 个胎儿，术后 6 天患者痊愈出院
13	2015	中国	孔秀丹[15]	27	剖宫产瘢痕处双胎	孕 6^{+6} 周	双侧子宫动脉栓塞术＋MTX＋超声监测下吸宫术	清宫术后 52 天患者 β-HCG 降至正常，复查超声宫内未见确切占位
14	2016	美国	Bringley J.[16]	38	剖宫产瘢痕处双胎	孕 7^{+4} 周	分别于妊娠囊内、胎盘内、肌内注射 MTX 25mg	药物治疗 49 天后 β-HCG 降至正常
15	2018	沙特阿拉伯	Baradwan S.[17]	41	剖宫产瘢痕处双胎	孕 6 周	全身 MTX	治疗后 68 天 β-HCG 降为 0。保留了子宫，无 MTX 不良反应
16	2020	美国	Kusumo F.[18]	31	剖宫产瘢痕处双胎	孕 5^{+6} 周	—	失访

3．病因及发病机制　剖宫产瘢痕和（或）宫角双胎异位妊娠属于特殊部位异位妊娠，其发病原因与异位妊娠类似。王晶[19]曾对 145 例异位妊娠患者相关危险因素进行调查研究，发现导致异位妊娠的主要因素为生殖系统感染、异位妊娠史、流产因素、盆腔手术史。CSP 及宫角妊娠确切病因及发病机制尚不清楚。CSP 可能是由于剖宫产术后子宫切口愈合不良，瘢痕宽大，或炎症导致瘢痕部位有微小裂孔，当输卵管运行过快或者发育迟缓，在通过宫腔时未具种植能力，当抵达瘢痕处时通过微小裂孔进入子宫肌层而着床[1]。宫角妊娠可能因炎症、解剖生理结构发生改变等导致宫腔及输卵管异常而影响受精卵正常的运行、着床，使其在宫角部种植。子宫内膜和肌层在宫角处较薄，滋养层发育不良会导致早期自然流产；如妊娠囊从宫角处向外延伸，使宫角膨胀外突，最终可发生宫角破裂；如向宫腔延伸，可继续妊娠直至自然分娩，部

分会出现胎盘植入、产后胎盘滞留[20]。目前检索到的文献16例中,自然受孕有11例,其余5例为促排卵或辅助生殖技术助孕。是否促排卵或辅助生殖技术助孕有增加剖宫产瘢痕或宫角双胎异位妊娠的趋势,尚有待研究。本例患者为自然受孕,推测与既往剖宫产史或盆腔广泛粘连有关。

4. 诊断　多数异位妊娠如输卵管妊娠一般是在停经6~8周出现临床症状,剖宫产瘢痕和(或)宫角双胎异位妊娠与其他异位妊娠相似,缺乏特异的临床表现,仍以停经、腹痛和阴道出血为主。有的患者仅有停经史,在常规产检时发现双胎异位妊娠。就已查阅到的文献,总结有助于诊断的因素和方法如下:①年龄:育龄期妇女,已查到的病例中年龄23~41岁,平均31.5岁;②停经史、流产史及盆腔手术史:自然受孕者停经49~86天,平均55天。仅1例宫角双胎妊娠患者无停经史[5]。剖宫产瘢痕双胎妊娠患者有1~4次剖宫产史,其中3例有流产史,3例为IVF-ET术后(其中1例患者为剖宫产瘢痕双胎合并宫腔内单胎妊娠)。宫角双胎妊娠患者中有2例曾因异位妊娠行输卵管切除术,1例有2次流产史,2例为IVF-ET术后;③阴道不规则流血:有7例剖宫产瘢痕双胎妊娠患者停经后出现阴道不规则流血;④腹痛:发生妊娠流产或破裂时会出现腹痛,文献报道中有3例剖宫产瘢痕双胎妊娠因阴道出血和下腹痛就诊,2例宫角双胎妊娠因腹痛就诊;⑤B超:经阴道超声可以筛选出停经后4.5周子宫内的妊娠囊以区分是否为异位妊娠[21];⑥血β-HCG:可协助判断病情和监测疗效;⑦盆腔MRI:当B超无法明确妊娠囊与子宫及其周围器官的关系时,可进行MRI检查[22]。本例患者停经后出现阴道流血,引起重视而就诊,经B超等检查双胎异位妊娠。因B超诊断较为明确,并考虑价格因素,未行MRI检查。

5. 临床分型　传统二分法将CSP分为内生型与外生型,2016年中国专家共识提出,可以根据妊娠囊的生长方向及其与膀胱间子宫肌层的厚度分为Ⅰ、Ⅱ、Ⅲ型,在指导治疗方式的选择方面更具可操作性[22]。宫角妊娠可以分成两种类型[23]:Ⅰ型:孕囊绝大部分在宫腔内生长,宫角部外凸不明显,子宫角部肌层破裂风险低,妊娠或可至中晚期;Ⅱ型:孕囊主要向宫角外生长,宫角部有明显外凸,子宫角部肌层破裂和大出血风险高。本例剖宫产术后子宫瘢痕(Ⅱ型)合并宫角(Ⅰ型)双胎异位妊娠,诊治过程中B超曾多次提示子宫畸形可能,怀疑存在子宫纵隔或斜隔,考虑为两个特殊部位的异位妊娠引起子宫局部肌层不均匀收缩所致。因而临床诊治中,需综合全面考虑。

6. 治疗　剖宫产瘢痕和（或）宫角双胎异位妊娠一旦误诊误治，可发生流产、子宫破裂、妊娠至晚期发生胎盘植入乃至大出血，宫角部位血运丰富，一旦破裂，出血常极为活跃，严重威胁患者的生命[24]。因而，一经诊断，不建议期待治疗，应尽早终止妊娠、清除妊娠物[25]。曾有报道一患者产检无异常，妊娠 27 周出现腹痛、失血性休克行急症手术，术中诊断宫角双胎妊娠，所幸两胎儿均存活，但因胎盘牢牢附着宫壁而切除子宫[7]。目前没有统一的标准治疗方案，文献报道的治疗方式有药物治疗和（或）手术治疗。①药物治疗：常用的药物有 MTX 和米非司酮，国外有报道全身和局部应用 MTX 治疗剖宫产瘢痕双胎妊娠成功的病例[16]，但存在治疗时间长、效果不理想及包块发生破裂、大出血等风险，不宜单独采用；②手术治疗：手术方式有 B 超引导下清宫、宫腔镜手术、腹腔镜或开腹手术，清理妊娠组织，子宫修补，或行宫角切除、输卵管切除，甚至切除子宫，及时治疗可保持宫角的完整性[24]；③子宫动脉栓塞术（UAE）：是用于辅助治疗的重要手段，有助于紧急止血或预防、减少术中出血。临床上单独应用药物治疗的较少，多采用多种方法的联合治疗。

双胎异位妊娠如果发现孕囊宜及时清理，但不应盲目行清宫术，应在 B 超监测下进行，术前可先行药物治疗，抑制滋养细胞活性。本例患者在外院应用 MTX 70mg 肌内注射，米非司酮 50mg 2 次 / 日口服，入我院后行 B 超监测下无痛吸宫术，清理出孕10 周双胎妊娠的大部分绒毛组织，术中出血 300ml，经保守治疗成功，未行子宫动脉栓塞术，可降低治疗费用，并避免栓塞并发症。术后监测血 β –HCG 持续下降，但未至正常，B 超提示包块增大，遂行病灶清除手术，清理了两处异位妊娠的残留组织，成功保留了子宫和宫角，经术后随访子宫形态和血 β –HCG 恢复正常，治疗效果满意。

患者治愈后若无再生育要求，须选择有效避孕方式，如口服避孕药、宫内节育器、输卵管结扎等，避免异位妊娠再次发生。对于有生育要求的妇女，建议治愈一年后再考虑妊娠，孕前应宫腔镜检查除外宫腔粘连。并告知其有再次异位妊娠、胎盘植入、孕期子宫破裂等风险。也有文献报道剖宫产瘢痕双胎妊娠术后再次怀孕、足月剖宫产，产妇及胎儿均健康[13]。本例患者无再生育要求，术中同时行双侧输卵管结扎术。

四、病例点评

1. 剖宫产瘢痕合并宫角双胎异位妊娠临床上极为罕见，缺乏特异的临床表现，随孕周增加，发生子宫破裂、胎盘植入、宫角破裂、大出血等的风险增加，严重者危及患者生命，临床医生应提高对本症的认识。

2．一经诊断，应尽早终止妊娠，避免出现严重并发症。目前尚无统一治疗方案，宜采用药物和手术等联合治疗方法。本例经药物预处理后首先进行超声监测下吸宫，清理出孕10周双胎妊娠的大部分绒毛组织，使子宫体积缩小、血β-HCG下降、血运有所减少。术中出血通过保守治疗获得成功，未行子宫动脉栓塞术。之后行腹腔镜中转开腹病灶清除术，成功清除了剖宫产瘢痕和宫角两处残留的妊娠组织，且未切开或切除宫角部位，保留了患者的生育功能和子宫的完整性，效果满意。

3．治疗后注意随访，观察血β-HCG下降和超声监测子宫形态恢复情况，避免出现持续性异位妊娠。

4．若患者有再生育要求，建议至少避孕1年，并交代再次妊娠的风险，再次妊娠时，应尽早行超声检查明确胚胎着床位置；若无再生育要求，应尽早落实长期高效的避孕措施，如宫内节育器、皮下埋植剂、绝育术等。

（病例提供：河北医科大学第二医院　李红叶　江　静）

（病例点评：河北医科大学第二医院　江　静）

参考文献

［1］谢幸，孔北华，段涛.妇产科学（第9版）［M］.北京：人民卫生出版社，2019：74.

［2］陶丽群，方圆.特殊部位异位妊娠临床分析［J］.浙江临床医学，2016，18（5）：871-872.

［3］李红梅.特殊部位异位妊娠25例临床分析［J］.山西医药杂志，2016，45（21）：2540-2542.

［4］Gleicher N，Karande V，Rabin D，et al.Laparoscopic removal of twin cornual pregnancy after in vitro fertilization［J］.Fertility and Sterility，1994，61（6）：1161-1163.

［5］王金仙，林峰.一侧宫角双胎妊娠术前诊断一例［J］.中华妇产科杂志，

2000，35（7）：416.

［6］Mollo A，Alviggi C，Conforti A，et al.Intact removal of spontaneous twin ectopic Caesarean scar pregnancy by office hysteroscopy：case report and literature review［J］. Reproductive BioMedicine Online，2014，29（5）：530-533.

［7］Sharma A，Aziz AL.Survival of recurrent cornual ectopic and heterotopic twin gestation after intracytoplasmic sperm injection（ICSI）［J］.Journal of Obstetrics and Gynaecology，2004，24（7）：823-824.

［8］Chueh HY，Cheng PJ，Wang CW，et al.Ectopic twin pregnancy in cesarean scar after in vitro fertilization/embryo transfer：case report［J］.Fertility and Sterility，2008，90（5）：e19-e21.

［9］Piccoli V，Martina MD，Biasioli A，et al.Twin ectopic pregnancy in a previous cesarean scar section and subsequent fertility［J］.European Journal of Obstetrics，Gynecology and Reproductive Biology，2008，136（1）：131-132.

［10］Prefumo F，Fratelli N，Fichera A，et al.Successful management of a heterotopic twin pregnancy on Cesarean scar combined with a viable intrauterine pregnancy［J］. Ultrasound in Obstetrics and Gynecology，2009，34（1）：199.

［11］苏世利，董白桦，殷宪明.剖宫产术后宫壁瘢痕处双胎妊娠［J］.山东医药，2011，51（6）：116.

［12］Bt U，So O.Ruptured Cornual Monochorionic Monoamniotic Twin Ectopic Pregnancy：A Case Report［J］.Jos Journal of Medicine，2011，5（2）：54-56.

［13］Asch E，Levine D，Robens J.Cornual ectopic pregnancy of dichorionic diamniotic twins，with one live fetus and co-twin demise［J］.Ultrasound Quarterly，2012，28（3）：189-191.

［14］王先先，贾君容，温岩.右侧宫角双胎妊娠1例报告［J］.吉林大学学报（医学版），2013，39（2）：386.

［15］孔秀丹，严霞瑜，罗红.超声诊断剖宫产瘢痕双孕囊妊娠1例报告［J］.四川大学学报（医学版），2016，47（1）：96.

［16］Bringley J，Denefrio C，Rijhsinghani A.Twin Cesarean Scar Ectopic Pregnancy Treated with Systemic and Local Methotrexate［J］.American Journal of Obstetrics &

Gynecology，2016，216（1）：77.e1-2.

［17］Baradwan S，Khan F，Al-Jaroudi D，et al.Successful management of a spontaneous viable monochorionic diamniotic twin pregnancy on cesarean scar with systemic methotrexate：A case report.［J］.Medicine，2018，97（37）：e12343.

［18］Kusumo F，Adegoke OA，Guelfguat M.Twin live gestation in a cesarean section scar ectopic pregnancy［J］.Visual Journal of Emergency Medicine，2020，21：100822.

［19］王晶.145 例异位妊娠患者相关危险因素分析［J］.中国卫生产业，2016，（25）：69-71.

［20］龙文杰，梁田，付昱，等.宫角妊娠引产子宫破裂 1 例并文献复习及新进展［J］.中国生育健康杂志，2016，27（1）：69-72.

［21］金波，汤润，王军起.腹膜后妊娠 1 例报道及文献复习［J］.徐州医学院学报，2016，36（3）：171-173.

［22］中华医学会妇产科学分会计划生育学组.剖宫产术后子宫瘢痕妊娠诊治专家共识（2016）［J］.中华妇产科杂志，2016，51（8）：568-572.

［23］中华医学会计划生育学分会.宫角妊娠诊治专家共识.中国实用妇科与产科杂志，2020，36（4）：329-332.

［24］冷艳，程光丽，姚书忠.宫腹腔镜下吸宫术治疗宫角妊娠 32 例临床分析.实用妇产科杂志，2014，30（12）：940-942.

［25］李红叶，赵昕，单淑芝，等.剖宫产术后子宫瘢痕合并宫角双胎异位妊娠一例.中华妇产科杂志，2017，52（8）：564.

病例 8 宫腔观察吸引系统治疗剖宫产瘢痕妊娠（Ⅱ型）

一、病历摘要

基本信息：患者，女，27 岁。主因"停经 47 天，阴道不规则出血 1 天"于 2019 年 4 月 17 日就诊。

现病史：患者停经 35 天时自测尿妊娠试验阳性，5 天前就诊于当地医院，B 超示宫内早孕，未见明显胎心、胎芽（具体不详），1 天前无诱因阴道出血，量少，仅用护垫即可，色暗，伴轻微恶心，无呕吐，无腹痛、腹胀及腹部下坠感，大小便正常，再次就诊于当地医院，B 超可疑剖宫产瘢痕妊娠，建议上级医院就诊，今至我院行经阴道超声提示子宫瘢痕妊娠、胚胎停育（临床Ⅱ型），收入院治疗。患者自停经以来，精神、饮食、睡眠可，无发热、咳嗽、胸闷、气短等不适，大小便正常，体重较前无改变。

既往史：6 年前剖宫产一次；否认高血压、糖尿病、冠心病病史；否认肝炎、结核等传染病病史；否认外伤及输血史；否认食物、药物过敏史；预防接种史不详；无有害物质及放射物接触史。

个人史：生于原籍，久居当地，未到过疫区及牧区，否认烟酒等不良嗜好，否认性病及冶游史。

月经史：平素月经规律，经期 2 ~ 3 天，周期 30 天，量中等，无痛经，末次月经：2019 年 3 月 1 日。

婚育史：21 岁结婚，双方均初婚，1-0-1-1，剖宫产一次，4 年前流产一次，现工具避孕。

家族史：父亲因"心肌梗死"去世，母亲因"脑血栓"去世，一妹体健，否认遗传性疾病及传染性疾病病史。

体格检查：

1. 全身一般检查　发育正常，营养中等，神志清楚，言语流利，查体合作。余未见明显异常。腹部检查：腹平坦，可见陈旧手术瘢痕，未见胃肠型及蠕动波，未见腹壁静脉曲张，腹软，无压痛、反跳痛、肌紧张，未触及异常包块，叩诊鼓音，移动性浊音阴性，肠鸣音正常存在。

2. 妇科检查　外阴已婚未产型，阴道通畅，少许咖色分泌物，宫颈光滑，无举痛，子宫前位，增大如孕 50 天，质软，活动可，表面光滑，无明显压痛，双附件区未触及明显异常。

辅助检查：

1. 妇科超声　子宫瘢痕妊娠，胚胎停育（临床Ⅱ型）（子宫前壁切口处探及 2.68cm×2.37cm×1.42cm 不规则孕囊回声，内未见胚胎回声，大部分位于子宫宫腔，小部分位于肌壁间，目前前壁切口处剩余肌层厚约 0.22cm；切口处血流丰富；直肠窝无暗区）（2019 年 4 月 17 日，病例 8 图 1）。

2. 血 β-HCG 47 516U/L（2019 年 4 月 17 日）。

3. 血红蛋白 128g/L（2019 年 4 月 17 日）。

4. 凝血常规、术前传染病筛查、肝肾功能、空腹血糖、心电图等均未见明显异常。

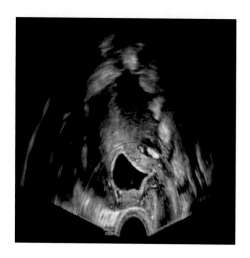

病例 8 图 1　超声提示孕囊部分种植于子宫前壁切口处

诊断：剖宫产瘢痕妊娠（Ⅱ型）。

诊疗经过：完善相关术前化验检查无绝对手术禁忌，向患者及家属详细交代病情、手术方式、围术期风险及可能采取的抢救措施，充分知情同意并签字，于 2019 年 4 月 18 日在静脉全身麻醉下行无痛可视人工流产术（病例 8 图 2），术前 1 小时置一次性扩张棒软化宫颈。嘱患者排空膀胱，取截石位，常规消毒外阴阴道，戴无菌腿套，铺无菌洞巾，查子宫前位，质软，宫颈扩张满意。艾利斯钳夹固定，再次消毒宫颈外口及颈管，探宫腔深 9.5cm，摄像吸引管缓慢进入见孕囊位于前壁下段瘢痕部位，直径约 2cm，400mmHg 负压吸引宫腔四壁及两宫角至肌涩感，退回至瘢痕部位，小幅度缓慢移动吸引管去除瘢痕部位妊娠组织。再次置摄像吸引管至宫底，旋转检查宫底部蜕膜及两宫角，回退至瘢痕部位仔细检查瘢痕处无明显组织残留且出血不多，撤出吸引管，术毕。吸出组织内可见典型的完整绒毛组织，术中出血 30ml。返回病房予缩宫素静脉点滴促宫缩和预防感染治疗，阴道少许淡粉色出血，无明显腹痛，大小便正常。

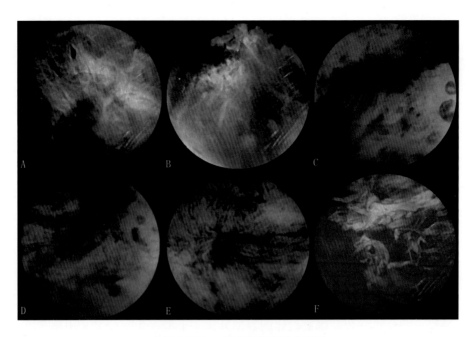

病例 8 图 2　宫腔观察吸引术所见

A：孕囊；B：绒毛；C：术后宫底内膜；D：术后右宫角；E：术后左宫角；F：术后瘢痕部位。

随访： 术后第 3 天复查血常规血象正常，血红蛋白 132g/L，血 β-HCG 降至 2746U/L，复查超声提示：子宫正常大小（子宫前壁下段 1 个剖宫产切口回声，剩余肌层厚约 0.27cm，未见明确组织残留，见病例 8 图 3），准予出院。术后 20 天当地复查血 β-HCG 降至正常，30 天月经复潮，经量及经期均同前，经后当地复查超声，提示子宫正常大小，子宫前壁下段切口部位剩余肌层厚度 0.32cm。有二胎计划，术后屈螺酮炔雌醇片（Ⅱ）（优思悦）严格避孕半年。停优思悦后第 4 个月自然受孕，妊娠过程顺利，于 2020 年 11 月足月剖宫产，同时行绝育术。

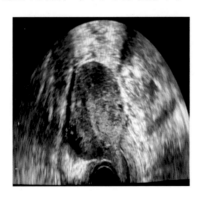

病例 8 图 3　术后第 3 天复查超声提示子宫正常大小

二、病例分析

1. 该患者 27 岁，年轻育龄女性，既往剖宫产 1 次，有再生育要求。此次因停经后阴道不规则出血于我院查妇科超声提示子宫瘢痕妊娠胚胎停育（临床 II 型），孕囊大小 2.68cm×2.37cm×1.42cm，内未见胚胎回声，大部分位于子宫宫腔，小部分位于肌壁间，切口处剩余肌层厚约 0.22cm，且该处血流丰富，结合血 β-HCG，诊断明确，手术必行且有一定风险。

2. 关于术前准备，患者已胚胎停育，术前未予药物预处理，采用一次性宫颈扩张棒软化宫颈。关于 UAE，能够降低绒毛活性，减少局部血供、止血效果明确、提高后续治疗成功率，但由于为有创操作，且价格昂贵，存在栓塞后并发症可能，选择时需权衡利弊。结合我科 CSP 吸宫治疗的数据分析，I 型、II 型 CSP 采用超声监测下吸宫术一次性手术成功率高达 96.5% 和 82.9%[1]，因此本例术前未行 UAE，在与患者及家属详细交代手术风险及可能采取的抢救措施（如术中大出血需 UAE 止血、急症腹腔镜或剖腹探查等）的前提下成功施术，术中出血 30ml，术后恢复顺利。

三、疾病介绍

1. 概述　剖宫产瘢痕部位妊娠（cesarean scar pregnancy，CSP）是指受精卵着床于前次剖宫产切口瘢痕部位的特殊类型的异位妊娠，为剖宫产的远期并发症之一。随着剖宫产率的逐年升高及影像学技术的快速发展，CSP 的检出率逐年增加。2016 年剖宫产瘢痕妊娠诊治专家共识中指出，由于 CSP 可造成清宫术中及术后难以控制的大出血、子宫破裂、周围脏器损伤、甚至切除子宫等风险，严重威胁妇女的生殖健康甚至危及生命，需临床医生提起高度重视[2]。

2. 病因及发病机制　具体病因及发病机制尚未明确，大多数学者认为其可能与剖宫产术后切口未充分愈合导致瘢痕缺陷（cesarean section scar defect）有关，瘢痕处平滑肌组织不完整，失去连续性，平滑肌细胞间连接不紧密，形成微小裂隙或窦道，受精卵通过裂隙侵入肌层，继而滋养细胞向愈合不良且已纤维化的切口周围延伸生长，形成 CSP[3]。也有学者认为与手术后子宫内膜炎性损伤致容受性改变有关，术后浅肌层和子宫内膜的炎症和坏死影响受精卵运行，错过最佳着床时间，从而可能使滋养细胞侵入子宫下段瘢痕处，形成 CSP[4]。有研究报道，可能导致 CSP 发生的危险因素有：剖宫产手术的缝合方式、剖宫产指征及时机、剖宫产次数、人工流产次数等[5]。

3. 临床特点及辅助检查　CSP 在早孕期无特异性表现，因此我们宣教剖宫产后女性再次妊娠时尽早检查，推荐经阴道彩色多普勒超声联合血 β-HCG，典型的超声表现为孕囊着床于宫腔前壁下段原剖宫产瘢痕部位，余宫腔及颈管内呈空虚状态或仅表现为内膜增厚，孕囊周边血流显像丰富。进一步依据孕囊的生长方向、着床于瘢痕部位的范围及瘢痕部位剩余肌层的厚度，将 CSP 分为 I 型、II 型、III 型，以指导临床治疗。

I 型、II 型 CSP 孕囊均为部分着床，部分或大部分位于宫腔，孕囊明显变形、拉长，下端可呈锐角，I 型剩余肌层稍厚，大于 3mm，II 型偏薄，小于等于 3mm。III 型 CSP 孕囊完全着床于瘢痕处肌层甚至向膀胱方向突出形成包块，剩余肌层极薄甚至缺失，超声检查可提示该处浆膜不连续，手术风险加倍，但无论哪种类型，孕囊部位的血运均较正常妊娠明显增加。血 β-HCG 可反映绒毛活性，其水平高低有助于治疗方式的选择及手术效果的评判，也是术后随访的重要指标。

4. 治疗　我国共识指出 CSP 的诊治原则是：早诊断，早终止，早清除。综合患者个体病情及经验技术，遵循和选择终止早期妊娠的原则及方法，尽可能减少损伤，保护保留患者的生育力为目的[2]。治疗方法包括药物治疗、手术治疗、子宫动脉栓塞术等。

宫腔观察吸引手术技术是通过一次性摄像吸引管前端的微型摄像头直观探测宫腔，对孕囊进行准确定位，进而做到定点吸引，适可而止，不过度搔刮内膜，降低手术并发症，最终达到保护保留患者生育力的目的[6]。我们可以利用这双"自己"的眼睛，变被动为主动，边走边看，为己心中有数，为"她"保驾护航。

四、病例点评

CSP 一经诊断，应尽早终止妊娠，避免出现严重并发症。本例 CSP 停经 47 天，超声诊断为 II 型 CSP，瘢痕部位剩余肌层厚度 0.22cm，血 β-HCG 47516U/L。根据笔者经验，停经天数 ≤ 47 天的 II 型 CSP，通过一次超声监测下吸宫术达到治愈的比例为

82.9%（97/117）[1]，故本例未行子宫动脉栓塞术（UAE），选择直接行吸宫术，术前采用合成类扩张棒进行宫颈预处理。

宫腔观察吸引手术系统在不膨宫的情况下，将宫腔内影像显示在屏幕，可在实时、同步观察宫腔的同时进行人工流产术[7]。摄像头采用纳米疏血材料，不沾血污，能清楚观察宫腔内情况，确定孕囊并定点吸引。我国2017年已制定宫腔观察吸引手术技术操作规范的专家共识[6]，指出其适用于妊娠 ≤ 10周自愿要求终止妊娠者，特别适于稽留流产、组织物残留机化、瘢痕子宫等高危妊娠手术。

本例尝试将宫腔观察吸引手术系统用于CSP Ⅱ型的治疗，获得成功，但其有效性及安全性有待深入研究，且要做好术前预案，需具备输血、床旁超声、子宫动脉栓塞和腹腔镜或剖腹探查的条件，并充分交代，取得知情同意。

CSP治疗后应做好避孕管理，对于有生育要求的女性，建议治愈半年后再考虑妊娠，并告知有再次发生CSP、胎盘植入、晚期妊娠子宫破裂等风险。

（病例提供：河北医科大学第二医院　史亚楠　江　静）

（病例点评：河北医科大学第二医院　江　静）

参考文献

［1］李红叶，江静，刘影，等.超声监测下吸宫术治疗剖宫产瘢痕部位妊娠价值研究［J］.中国实用妇科与产科杂志，2020，36（9）：866-869.

［2］中华医学会妇产科学分会计划生育学组.剖宫产术后子宫瘢痕妊娠诊治专家共识（2016）［J］.中华妇产科杂志，2016，51（8）：568-572.

［3］Timor-Tritsch IE，Monteagudo A，Cali G，et al.Cesarean Scar Pregnancy：Diagnosis and Pathogenesis［J］.Obstet Gynecol Clin North Am，2019，46（4）：797-811.

［4］胡锐，朱俊勇，袁昊，等.剖宫产术后子宫瘢痕妊娠发病机制的研究进展［J］.中华妇产科杂志，2014，49（1）：61-63.

［5］蒲丹.剖宫产切口瘢痕妊娠发病的相关影响因素［J］.中国妇幼保健，2017，32（20）：4953-4955.

［6］中华医学会计划生育学分会.宫腔观察吸引手术技术操作规范专家共识［J］.中国计划生育学杂志，2017，25（10）：652-653.

［7］李鲜风，冯颖.宫腔观察吸引系统在瘢痕子宫早期妊娠人工流产中的应用效果［J］.中国计划生育学杂志，2020，28（9）：1368-1371.

病例 9　子宫肌壁间妊娠

一、病历摘要

基本信息：患者，女，21岁。主诉：清宫术后 2 个月，超声提示宫内组织物残留 1 周。

现病史：2 个月前患者因"停经 80 天，胚胎停育"在外院行清宫术，术后阴道流血淋漓不净，当地医院因 B 超提示"宫腔混合性回声"再次清宫，1 周后阴道流血止。术后 B 超提示宫腔混合性回声 22mm×10mm，边界清，考虑残留组织水泡样变。两次清宫组织物均未送病检。患者精神、胃纳、睡眠尚可，大小便如常，近期体重无明显变化。

既往史：既往体健，否认肝炎、结核等传染病史，否认手术、外伤及输血史，否认药物、食物过敏史。无有害及放射物质接触史。

个人史：否认嗜酒史、吸烟史。无常用药品及麻醉毒品嗜好。否认工业毒物、粉尘、放射性物质接触史。否认冶游史。

月经史：13岁月经初潮，周期28～32天，经期6～7天，末次月经2017年6月5日。

婚育史：已婚，$G_3P_1A_1$（足月顺产 1 次，稽留流产 1 次）。

家族史：否认家族中有"高血压、冠心病"等病史，否认家族中有"肝炎、结核"等传染病史，否认家族中有遗传病史、精神病史。

体格检查：生命体征平稳，心肺查体无特殊，腹软，无明显压痛及反跳痛。妇科检查：外阴正常，阴道畅，见少许分泌物；宫颈常大，光滑，未见赘生物；子宫前位，稍增大，质中，无明显压痛及反跳痛；双侧附件区未扪及明显异常。

辅助检查：

1. B 超（病例 9 图 1）　宫底偏左见混合性回声团 30mm×25mm，与宫腔及子宫肌层分界不清，呈蜂窝样改变。

2. MRI（病例9图2）　子宫前位，体积增大，底部子宫肌层菲薄，宫底部左角大小约46mm×37mm×42mm混杂信号，子宫体深肌层受侵，子宫体内膜结构显示欠清晰。

3. 血 β-HCG 1069.37U/L。

诊断：

1. 不完全性流产？

2. 妊娠滋养细胞疾病？（部分性葡萄胎？侵蚀性葡萄胎？）

诊疗经过： 2017年11月7日手术。宫腔镜检查：宫腔形态及容积正常，内膜菲薄，未见孕囊及组织物残留，宫角呈漏斗状，左侧输卵管开口显示不清，右侧输卵管开口清晰可见，行诊刮术，未见明显组织物刮出。

腹腔镜检查（病例9图3）：子宫稍大，左侧宫角部稍隆起，表面稍呈紫蓝色，双侧附件无异常。子宫肌层注射垂体后叶素6U，见左侧宫角隆起约30mm×30mm，表面稍呈紫蓝色，余子宫浆膜面稍呈白色，切开左侧宫角肌层，内含组织物，见绒毛及蜕膜组织。检查子宫肌壁间隙与宫腔及输卵管不相通。

术后病理： 左侧宫角肌壁间组织物见绒毛及蜕膜组织。

随访： 术后40天血 β-HCG降至正常，术后避孕套避孕。

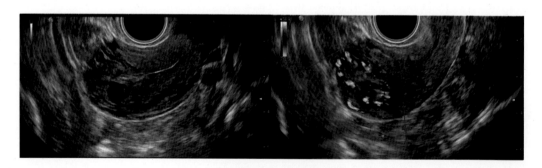

病例9图1　B超

宫底偏左见混合性回声团，大小约30mm×25mm，与宫腔及子宫肌层分界不清，呈蜂窝样改变。

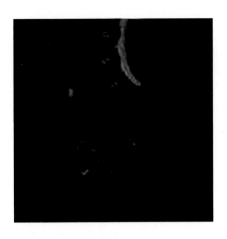

病例9图2　MRI

　　子宫体积增大，底部子宫肌层菲薄，宫底部左角大小约 46mm×37mm×42mm 混杂信号，子宫体深肌层受侵，子宫体内膜结构显示欠清晰。

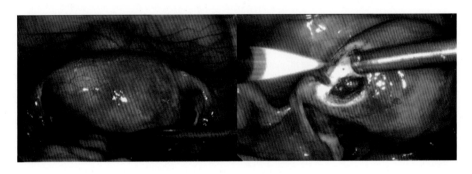

病例9图3　腹腔镜手术所见

　　左侧宫角部稍隆起，表面稍呈紫蓝色，切开后见绒毛及蜕膜组织，检查子宫肌壁间隙与宫腔及输卵管不相通。

二、病例分析

　　本病例患者在外院因"稽留流产"行清宫术，具体过程不详，尚未明确手术过程中是否见绒毛组织。患者术后出现阴道不规则流血，外院超声提示宫腔内混合性回声，易误诊为"清宫术后胚物残留"。入院后我院超声提示宫底左侧见混合性回声团，且与宫腔及子宫肌层分界不清，呈蜂窝样改变。进一步行 MRI 检查发现病灶侵犯肌层，且病灶处肌层组织菲薄。此时不除外"妊娠滋养细胞疾病"诊断可能。但血 β-HCG 仅 1069.37U/L,结合患者既往有宫腔手术史,考虑还有"特殊部位异位妊娠"诊断可能。拟先行宫腔镜检查,明确宫腔是否有残留胚物,但宫腔镜镜下并未见明显异常组织,中转腹腔镜探查。初始时也未见明显病灶,子宫肌层注射垂体后叶素后,见左宫角异常,切开左宫角肌壁见胚物组织,完整清除后送病理检查明确诊断。

回顾分析:①当超声未能明确可疑病灶位置时,应进一步行 MRI 检查,更清晰地分辨孕囊与子宫肌壁之间的关系;②血 β-HCG 值无明显异常升高时并不优先考虑诊断"妊娠滋养细胞疾病",应先宫腔镜检查,若排除胚物残留,应警惕特殊部位异位妊娠;③腹腔镜探查过程中,若仍未见明显病灶时,可予药物促进子宫收缩,使得病灶更加明显突出便于识别;④治疗前需充分与患者及家属沟通。

三、疾病介绍

1. 概述　子宫肌壁间妊娠(intramural pregnancy,IMP)是一种罕见的异位妊娠,又称子宫浆肌层妊娠,是指受精卵在子宫肌层内着床、生长发育,妊娠囊被子宫肌层包围,与宫腔及输卵管不相通,子宫无小囊、憩室及先天畸形[1-2]。

2. 流行病学　子宫肌壁间妊娠的发生率约为妊娠者的 1/30 000,占所有异位妊娠的比例 < 1%[3],由 1913 年 Theodore Doderlein 等[4]首次报道。

3. 病因及发病机制　子宫肌壁间妊娠病因尚不明确,目前主要认为可能与以下因素有关:①子宫内膜受损、缺陷:多次人工流产、清宫、剖宫产术后瘢痕形成、子宫穿孔等,孕卵由缺陷的内膜种植于肌壁间或子宫瘢痕,或者由原来的手术导致窦道、假道形成,受精卵种植入窦道、假道[5-6];②子宫腺肌病:受精卵通过异位子宫内膜窦道植入子宫肌层[7];③子宫浆膜层缺陷:如盆腔炎症、盆腔手术等使部分浆膜破坏形成缺陷,受精卵在盆腔内游走,种植于子宫浆膜缺损而植入子宫肌层[8-9];④体外受精-胚胎移植过程困难,若在子宫肌层形成假道,则胚胎便有机会植入子宫肌层[10-12];⑤滋养细胞活性增强而蜕膜活性减弱学说[13]。

4. 临床表现　目前,因为子宫肌壁间妊娠早期缺乏特异性临床表现,故而早期诊断是十分困难的,通常在育龄期女性中表现为停经、腹痛或阴道不规则流血。且有研究认为,不同的出血模式与症状可能与孕囊位置及其子宫浆膜面及内膜的距离有关,当孕囊位于肌壁间未发生破裂时表现为少量阴道流血，破裂时若距离内膜较近破入宫腔时表现为大量阴道流血，若较浆膜面较近破入腹腔时则表现为腹腔内出血、腹痛、休克等症状[14]。也有患者无明显临床症状，表现为刮宫术后病理未见绒毛、超声引导下刮宫器械无法到达妊娠囊、刮宫后β-HCG无明显下降或上升等症状，但出现这些症状其他部位异位妊娠、绒毛膜癌、甚至宫内妊娠均有可能出现[15]。

5. 临床分型 根据超声影像学特点将子宫肌壁间妊娠分为3型[16]：①孕囊型：在子宫肌层内可见明显孕囊，呈双环征，有时可见卵黄囊或胚芽胎心搏动等；②包块型：以肌壁间的混合回声团为主，内见不规则液性暗区，与孕囊型类似，周围均肌层环绕，与子宫腔不相连独立于子宫内膜外；③破裂型：以腹腔积血为主要表现，盆腹腔内可见大量的液性暗区，局部病灶通常模糊难以显示。

6. 诊断依据 子宫肌壁间妊娠的妊娠囊位于子宫壁内，被子宫肌层所包围与宫腔及输卵管分开，早期通常无特异性临床症状，多在妊娠期间发生子宫破裂和大出血危及生命，常需要手术修补甚至切除子宫[17]。因此，早期诊断和治疗肌壁间妊娠可以避免严重的并发症，尽可能地保留患者生育功能。但目前，临床上尚未建立统一的诊断标准，具体实践中主要通过手术病理诊断及动态监测HCG值变化，如何早期诊断是关键。

（1）影像学检查：由于缺乏特异性临床表现，通常早期影像学检查是诊断本病的主要手段，阴道超声或三维超声能够准确地判断孕囊着床的位置与宫腔的关系以及其周围的血孕情况，并且该方法简单易行，作为IMP的首选检查方法[16]。MRI检查可以通过清楚显示出子宫的解剖层次来分辨出孕囊和子宫之间的关系，有学者提出MRI可作为诊断IMP的金标准[18]，且具有安全性好、诊断率高的优点，建议有条件的医院可通过MRI检查明确诊断。

（2）宫、腹腔镜检查：宫腹腔镜在IMP的诊断中发挥重要的作用，可以通过宫腔镜排除宫腔部分粘连或纵隔子宫等宫腔异常改变的宫内妊娠，同时可以明确是否为宫内妊娠，为诊治IMP提供更多的证据[19]。而对于宫腔镜检查无异常的患者，腹腔镜检查是明确诊断的理想方法，通常镜下可见卵巢及输卵管形态大致正常，可证实病灶部位的同时可一并手术治疗。

（3）病理诊断：目前对于IMP的确诊手段主要依赖于术中及术后病理所见：①镜下所见：肌壁内病灶可见陈旧或新鲜绒毛组织、滋养细胞浸润肌层；②大体标本：包块位于子宫肌壁间，与子宫腔及输卵管开口不相通。

（4）宫内介入诊断：国内有学者研究报道使用子宫探针在超声引导下刺入包块，同时见囊液流出、孕囊明显缩小或胎心立即消失可以协助 IMP 的诊断[20]。

7. 鉴别诊断　由于临床症状及体征类似，着床与宫角部位部位的 IMP 通常需与子宫角妊娠相鉴别，而未破裂的 IMP 需与植入子宫肌层的宫内妊娠、滋养细胞肿瘤、子宫肌瘤变性等相鉴别[21]。通常需要超声检查结合 β-HCG 变化水平进行鉴别诊断，必要时需借助盆腔 MRI。部分患者可能因起病紧急，通过术中所见及术后病理明确诊断。

8. 治疗方案　随着对 IMP 的进一步了解以及治疗方法的探究，可依据患者的临床表现、孕囊大小、年龄、血 β-HCG 以及是否保留生育功能采用不同的个体化治疗方案。其中，包括药物治疗、手术治疗和期待治疗。

（1）药物治疗：在早期得以明确诊断，子宫未破裂且需要保留生育功能患者，可在病情稳定前提下局部或全身予药物治疗，常用甲氨蝶呤（MTX），局部用药途径有介入治疗（超声引导下注射 MTX 至病灶处）或肌内注射，用药方案有单次给药 $50mg/m^2$，或多次给药 $50mg/m^2 \times 8$ 天，也可以在超声介入下孕囊内注射 MTX 和氯化钾。对于血 β-HCG 值很低者也可采用期待疗法[21-23]。但药物保守治疗疗程长，治疗可能不彻底，甚至保守失败最终仍需手术可能，而且大剂量或长时间使用 MTX，可能导致药物性肝损害，因此治疗期间应密切监测患者肝功能变化。

（2）手术治疗：手术应清除妊娠物并尽可能剔除干净肌壁间病灶，效果确切。普遍认为对于孕囊较大有胎儿形成、妊娠组织周围肌壁菲薄、有破裂可能或已经破裂者，应及时给予手术治疗。如孕囊着床偏向浆膜面，病灶凸起于子宫壁或子宫壁破坏不严重者尽量保留患者的生育功能，可行局部病灶清除术或局部注射杀胚药物；如患者无保留子宫要求且子宫壁破坏严重，出血较多、宫缩欠佳，可行子宫全切术。手术方式应根据具体病情采取开腹、腹腔镜或宫腔镜手术。越来越多报道[24-25]认为腹腔镜能仔细观察病灶所在部位，并清除病灶。手术的难点在于辨清妊娠所在部位，有些病例子宫表面几乎均匀，未见明显局部突起，很难辨清妊娠所在部位，在子宫肌层注射垂体后叶素，子宫收缩后见表面局部稍微突起。另外，也可通过宫腹腔镜及结合超声检查结果，观察到孕囊位置更靠近子宫内膜时，可选择宫腔镜下切开黏膜层完全清除妊娠组织物[14]。

（3）子宫动脉栓塞术：联合局部血管灌注杀胚药物可增加治疗的成功率。国内有研究报道[26]，选择顺铂灌注双侧子宫动脉，抑制滋养细胞增生，破坏绒毛结构，使得胚胎组织坏死、吸收，顺铂灌注后立即推注栓塞剂。子宫动脉栓塞术创伤小，局部药物浓度高，降低了治疗失败、子宫破裂及大出血的风险。但是，子宫动脉栓塞术后可能出现子宫内膜缺血坏死、宫腔粘连，影响患者生育，术前需充分与患者进行沟通。

（4）宫腔内介入治疗[20]：经宫腔镜检查评估孕囊着床凸向宫腔的患者，可在超声引导下穿刺破坏孕囊结构，同时在术中及术后局部应用杀胚药物抑制滋养细胞的生长，破坏胚胎结构。该方法创伤小，不良反应低，同时可保留生育功能。

9. 预后 子宫肌壁间妊娠是一种极其少见的异位妊娠，其发生率随着人工流产率、剖宫产率的上升以及胚胎移植率增多有增加趋势。临床上对多次清宫不成功，清宫后血 β-HCG 持续不降或下降不理想，而血 β-HCG 值不高，超声提示子宫肌壁间病灶血流丰富，应高度怀疑此病，做到早期诊断。同时，超声或 MRI 等影像学检查下测量孕囊与子宫内膜及浆膜层的距离将作为治疗方案选择的重要参考依据。选择微创、安全、有效的治疗方式，能避免发生致命性的大出血，保留生育功能，改善患者预后情况。

四、病例点评

1. 子宫肌壁间妊娠是一种罕见的异位妊娠，其病因尚未明确，但考虑与子宫内膜或肌层病变或损伤相关。病程通常隐匿，通常表现为停经、不规则阴道流血、腹痛等不典型临床表现，可表现为多次刮宫均不成功，血 β-HCG 持续升高。

2. B 超、MRI 检查是主要的诊断辅助检查，但首次正确诊断率低，易误诊为子宫角妊娠、人工流产不全、输卵管间质部妊娠、胎盘植入、妊娠滋养细胞肿瘤、子宫肌瘤变性等疾病。

3. 手术切开子宫肌壁清除妊娠物并修补子宫为首选治疗方案，包括剖腹手术或腹腔镜手术，尽可能保留生育功能，但术中很难辨清妊娠所在部位，子宫肌层注射垂体后叶素使子宫收缩后见表面局部突起以识别病灶所在部位。宫腔镜检查对排除子宫角妊娠和人工流产不全有显著价值。

（病例提供：广东省妇幼保健院 曾俐琴 吴歆怡）

（病例点评：广东省妇幼保健院 曾俐琴）

参考文献

［1］Cooke PS，Heine PA，Taylor JA，et al.The role of estrogen and estrogen receptor–alpha in male adipose tissue［J］.Molecular and Cellular Endocrinology，2001，178（1-2）：147-154.

［2］Ginsburg KA，Quereshi F，Thomas M，et al.Intramural ectopic pregnancy implanting in adenomyosis［J］.Fertil Steril，1989，51（2）：354-356.

［3］曹泽毅.中华妇产科学（第3版）［M］.北京：人民卫生出版社，2014.

［4］Doederlein TO，Herzog M.A new type of ectopic gestation：pregnancy in an adenomyoma uteri［J］.Surg Gynecol Obstet，1913，16：14-20.

［5］Dousias V，Stefos T，Chouliara S，et al.Intramural pregnancy with negative maternal serum b-HCG［J］.Eur J Obstet Gynecol Reprod Biol，2003，111：94-95.

［6］Jin H，Zhou J，Yu Y，et al.Intramural pregnancy：a report of 2 cases［J］.J Reprod Med，2004，49：569-572.

［7］Hsin fL，Borching S，Jhin-chung S，et al.Intramural ectopic pregnancy Sonographic picture and its relation with adenomyosis［J］.Acta Obstet Gynecol Scand，1997，76（9）：886-889.

［8］Lee G，HurS Y，Kown I，et al.Diagnosis of early intramural ectopic pregnancy［J］.J Clin Ultrasound，2005，33：190-192.

［9］Park W，Jeon YM，Lee JY，et al.Subserosal pregnancy in a previous myomectomy site：a variant of intramural pregnancy［J］.J Minim Invas Gyn，2006，13：242-244.

［10］Choi DH，Kwon H，Kim YS，et al.Intramural pregnancy associated with adenomyosis after in vitro fertilization and embryo transfer：a case report［J］.J Reprod Med，2009，54（4）：255-258.

［11］Khalifa Y，Redgment CJ，Yazdani N，et al.Intramural pregnancy following difficult embryo transfer［J］.Hum Reprod，1994，9（12）：2427-2428.

［12］Hamilton CJ，Legarth J，Jaroudi KA.Intramural pregnancy after in vitro fertilization and embryo transfer［J］.Fertil Steril，1992，57（1）：215-217.

［13］申平，覃庆锋.宫腹腔镜联合诊治宫内妊娠合并子宫肌壁间妊娠1例［J］.中国实用妇科与产科杂志，2019，35（02）：251-253.

［14］李琳，成九梅，陈超，等.子宫肌壁间妊娠的早期识别及临床诊疗策略［J］.北京医学，2020，42（11）：1124-1126+1131.

［15］Yu L，Fangfang N，Zhiqiang L，et al.Intramural pregnancy：a case report［J］.Eur J Obstet Gynecol Reprod Biol，2014，176：197-198.

［16］Abel H，Doil D，Kakisul M，et al.Intramural pregnancy with a pasthistory of artificial abortion-a case report［J］.Ultrasound in Obstet-rics & Gynecology 2008，32（3）：398-466.

［17］Wang Junmei，Xie Xing.Sonographic diagnosis of intramural pregnancy［J］.J Ultrasound Med，2013，32（12）：2215-2217.

［18］Kucera E，Helbich T，Sliutz G，et al.The modern management of interstitial or intramural pregnancy-is MRI and "alloyed" diagnostic gold standard or the real thing？［J］Fertil Steril，2000，73（5）：1063-1064.

［19］刘照贞，谢熙，陈银珍，等.子宫肌壁间妊娠2例［J］.实用妇产科杂志，2008，24（8）：509.

［20］刘亚滨，耿洁恩，吴蕊，等.宫腔介入治疗子宫肌壁间妊娠3例临床分析［J］.中华妇产科杂志，2005，40（12）：851-852.

［21］Ko HS，Lee Y，Lee HJ，et al.Sonographic and MR findings in 2 cases of intramural pregnancy treated conservatively［J］.J Clin Ultrasound，2006，34（7）：356-360.

［22］Bouzari Z，Keshani M，Yazdani S，et al.Intramural pregnancy［J］.Journal of Obstetrics and Gynaecology，2010，30（2）：195-196.

［23］Caliskan E，Cakiroglu Y，Corakci A.Expectant management of an intramural ectopic pregnancy in a primagravid woman［J］.Journal of the Turkish German Gynecological Association，2008，9：234-236.

［24］曹玉平，刘志辉，殷秀娥.腹腔镜在子宫肌壁间妊娠中的应用［J］.腹腔镜外科杂志，2010，15（5）：374-375.

［25］Anis F，Mohamed K，Kais N，et al.Ruptured intramural pregnancywith myometrial invasion treated conservatively case reports in Obstet-rics and Gynecology［J］. Case Rep Obstet Gynecol，2011，10（2）：1155-1157.

［26］姜海洋，王绍光，王文双，等．子宫动脉栓塞术在子宫肌壁间妊娠治疗中的应用3例［J］.中华妇幼临床医学杂志（电子版），2012，8（1）：92-93.

病例 10　中期妊娠引产合并重度地中海贫血

一、病历摘要

基本信息：患者，女，23岁。主诉：停经 17^{+5} 周，皮肤黄染 10^+ 天。

现病史：末次月经 2020 年 6 月 29 日，诊断地中海贫血 11 年，2018 年我院行地中海贫血基因诊断为 α 地中海贫血（--^SEA/-α^4.2）。平素血红蛋白 70 ~ 80g/L，无胸闷、心悸、气促，头昏等不适，能上 3 楼。孕 3 个月开始出现乏力，上一楼即胸闷气促，休息后缓解。2017 年诊断甲状腺功能减退症，孕期口服优甲乐 100μg/d。2020 年 9 月 18 日查血常规：血红蛋白 70.2g/L，肝功能：总胆红素 54.1μmol/L ↑，未结合胆红素 38.2μmol/L，未予治疗。2020 年 10 月 20 日查血常规：血红蛋白（HGB）52g/L ↓，肝功能：总胆红素（TBIL）48.00μmol/l ↑、直接胆红素（DBIL）8.20μmol/l ↑、间接胆红素 39.80μmol/l ↑，皮肤无明显黄染。于 2020 年 10 月 20 日至 30 日间断输悬浮红细胞（2U/次，共 4 次），无不适。2020 年 10 月 31 日再次输悬浮红细胞 2U，输血完后半小时出现畏寒、寒战、胸闷、发热，持续半小时后自行缓解，体温 38.6℃，皮肤黄染，尿呈茶色，无头痛、腰痛。遂来我院急诊就诊，测体温 37.6℃，查血红蛋白 57g/L ↓、总胆红素 192μmol/L，173.25μmol/L。孕期小便正常，孕期体重增加 2.5kg。

既往史：有肝炎病史（具体不详），发现脾大 7 ~ 8 年，余无特殊。

个人史：生于原籍（四川大足县），文化程度初中，无疫区居住史。无不良嗜好。

月经史：14 岁月经初潮，经期 7 天，周期 28 天，末次月经 2020 年 6 月 29 日，经量正常，无痛经。

婚育史：已婚，2018 年外院行剖宫产术，因贫血多次输血治疗。2020 年 5 月因异位妊娠行腹腔镜下患侧输卵管切除术，人工流产一次。

家族史：母亲、父亲、姐姐有地中海贫血（具体基因型不详）。

体格检查： T 37.1℃，P 115 次 / 分，R 20 次 / 分，BP 92/62mmHg，体重 52.5kg。身高 154cm。营养不良，神志清楚，精神疲软，重度贫血貌，唇、甲床苍白，皮肤黄染，巩膜重度黄染。心肺体检未见明显异常。肝脏未扪及，脾脏大（左锁骨中线肋下 10cm），表面光滑，无叩痛。双肾区无叩痛。宫底脐下二指，胎心音 150 次 / 分，未扪及宫缩，子宫无压痛。

辅助检查：

1. 肝功能　谷草转氨酶 84.70U/L ↑、总胆红素 192.04μmol/L ↑、未结合胆红素 173.35μmol/L ↑；血清维生素 B$_{12}$ 测定＋叶酸测定正常；血清铁测定（Fe）37.00μmol/L ↑、血清总铁结合力测定（TIBC）43.00μmol/L ↓、铁饱和度 86.00% ↑、铁蛋白（FER）111.92μg/L ↑（2020 年 10 月 31 日）。

2. 血常规＋网织红细胞＋尿常规　白细胞 7.15×10^9/L、血红蛋白 46g/L、红细胞压积 16.70% ↓、平均红细胞体积 80.70fl ↓、平均红细胞血红蛋白浓度 275g/L ↓、血小板 165×10^9/L、中性粒细胞百分比 78.60% ↑、网织红细胞百分比 6.73%；血小板压积 3.66ng/ml ↑、C- 反应蛋白 172.2mg/L ↑；尿常规：尿胆原 2+，尿胆红素 -（2020 年 11 月 1 日）。

3. 肾功能、血糖、心肌酶、脑钠肽、凝血功能、TEG 正常；输血前核酸、ICT、肝炎全套阴性；自免肝 8 项阴性；EB 病毒、巨细胞病毒阴性；直接抗人球蛋白实验阴性，间接抗人球蛋白实验阳性（2020 年 11 月 1 日）。

4. 外周血图文　可见幼粒细胞，成熟红大小不等明显，可见泪滴红，血小板成簇散在可见（2020 年 11 月 1 日）。

5. 甲功后三项　促甲状腺素（TSH）5.920μIU/ml ↑，FT$_4$、FT$_3$ 正常（2020 年 11 月 2 日）。

6. 抗中性粒细胞胞浆抗体、抗心磷脂抗体、自身抗体谱 15 项阴性；抗核抗体 1∶100；免疫球蛋白补体：补体 C4 0.12g/L ↓、免疫球蛋白 G（IgG）30.30g/L ↑，余正常（2020 年 11 月 2 日）。

7. 骨髓穿刺结果　骨髓增生明显活跃，红系极度增生活跃，以晚幼红细胞增生为主，可见双核及花瓣形幼红（2020 年 11 月 3 日，病例 10 图 1）。

8．影像学检查（2020年11月1日）

（1）心脏彩超：①左房稍大（39mm）；②肺动脉收缩压轻度增高（46mmHg）；肺动脉瓣轻度反流；③二尖瓣、三尖瓣轻度反流；④左室、右室舒张早期弛张功能降低。

（2）肝脾肾脏超声：①脾大（脾厚67mm，上下径225mm）；②肝、胆、双肾超声未见明显异常。

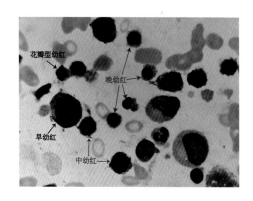

病例 10 图 1　骨髓穿刺（瑞士染色 ×1000）

诊断：

1．α 地中海贫血（重）

2．重度脾大

3．高胆红素血症

4．肺动脉高压（轻度）

5．孕 17^{+5} 周，孕 4 产 1，单活胎

6．妊娠合并甲状腺功能减退

7．妊娠合并子宫瘢痕（剖宫产术后）

诊疗经过： 患者入院后医嘱病重，密切观察生命体征，吸氧，输洗涤红细胞 2U（输血过程中发现尿呈洗肉水样，无发热、头痛、腰痛），复查血红蛋白（HGB）48g/L，总胆红素（TBIL）133.21μmol/L，间接胆红素（IBIL）120.94μmol/L。次日查血红蛋白48g/L，总胆红素 90.4μmol/L，间接胆红素 75.11μmol/L，直接抗人球蛋白实验阴性，间接抗人球蛋白实验阳性，血型单特异型抗体阴性，输悬浮红细胞 1U。第 3 天查血红蛋白44g/L，呈进行性下降，胆红素下降。监测体温、血压正常，心率波动于 100～110 次/分，

伴乏力、头晕。全身体检未发现出血灶，胎心正常，B超未见胎儿、胎盘异常，尿色持续呈茶色，考虑输血无效为患者自身溶血所致。迅速启动全院多学科会诊（血液科、输血科、肾内科、心内科、麻醉科、医务科）；患者重度贫血，α地中海贫血（HbH病）诊断明确；多次输血激活免疫系统导致免疫性溶血加重贫血。会诊后综合处理意见：先免疫球蛋白0.4g/kg治疗3天，每日输洗涤红细胞1～2U，若血红蛋白不上升，需联合使用加甲强龙40～80mg/d治疗，输洗涤红细胞前半小时使用，控制输液速度＜120ml/h。第3天下午开始静脉滴注人免疫球蛋白20g，输洗涤红细胞1U。第4天上午查血红蛋白37g/L，尿色转为清亮，继续予输洗涤红细胞2U，输血前半小时静脉滴注甲强龙40mg治疗。第5天复查血红蛋白43g/L。再次请血液科会诊：建议加大输血前半小时甲强龙剂量至160mg/d，予输洗涤红细胞2U/d，继续静脉滴注人免疫球蛋白20g/d治疗，疗程5天。监测血红蛋白进行性上升，第8天血红蛋白76g/L，甲强龙开始逐渐缓慢减量，住院期间血常规、肝功能变化及治疗方案调整如病例10图2至病例10图4。

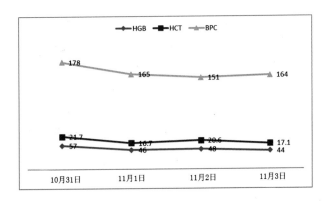

病例10图2　住院期间血红蛋白（HGB）、红细胞压积（HCT）、血小板计数（BPC）变化线图

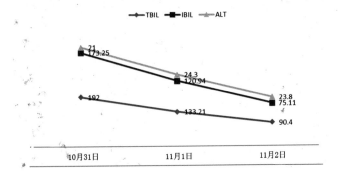

病例10图3　住院期间肝功能胆红素和丙氨酸氨基转移酶（ALT）变化线图

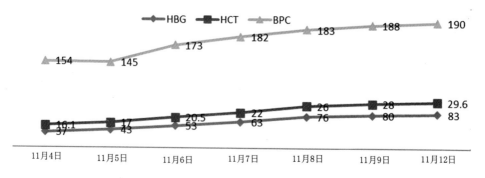

病例 10 图 4　住院治疗后血红蛋白（HGB）、红细胞压积（HCT）、血小板计数（BPC）变化

　　11月4日：输血1U，丙球第1天；11月5日：输血2U，丙球＋甲强龙第1天；11月6日：输血2U，丙球＋甲强龙第2天；11月7日：输血2U，丙球＋甲强龙第3天；11月8日：输血2U，丙球＋甲强龙第4天；11月9日：加甲强龙第5天。

　　第7天血红蛋白上升至63g/L，再次多学科会诊（血液科、产前诊断、产科等）；会诊意见：患者考虑为地中海贫血中间型（HbH病）合并免疫性溶血，重度贫血，继续妊娠可能危及孕妇生命，建议终止妊娠，现血红蛋白＞60g/L可考虑引产。继续间断输血治疗。介入超声微泡造影评估子宫瘢痕提示子宫前壁下段瘢痕处缺损＜1cm（病例10图5），予羊膜腔内注射利凡诺100mg引产，第10天自娩一死男婴，第13天出院时血红蛋白79g/L，口服泼尼松100mg/d，泼尼松减量原则：如血红蛋白稳定，3～5天激素减量，每周减10mg，如果血红蛋白继续稳定，减量至40mg时，每天减量5mg。血液科随诊。

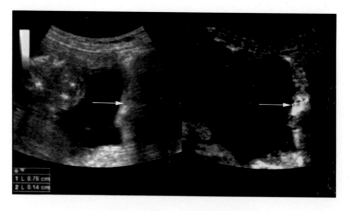

病例 10 图 5　子宫微泡造影

　　注：白色箭头指子宫前壁下段瘢痕处缺损（＜1cm）。

随访：阴道流血于引产后 20 天干净，出院后 1 个月产科复查 B 超：子宫附件未见异常。尽快落实高效避孕措施。我院血液内科随诊情况：2020 年 11 月 26 日查血红蛋白 107g/L，出现"满月脸"改变。泼尼松缓慢减量至 2020 年 12 月 12 日停药。2021 年 1 月 10 日查血红蛋白 93g/L。

二、病例分析

α 地中海贫血有多种临床类型，临床表现程度随 α - 珠蛋白基因缺陷数量增加而加重，分为重型地中海贫血和非输血依赖型地中海贫血（NTDT）。NTDT 是指一组不需要输血或仅在感染、手术、妊娠、生长发育迟缓等特殊情况下需要输血的地中海贫血类型，包括血红蛋白 H 病和一些血红蛋白 E/β - 地中海贫血。大部分患者无典型地中海贫血外貌、生长发育正常或稍迟缓，可有肝脾肿大。本例患者基因型 $--^{SEA}/-\alpha^{4.2}$，为地中海贫血中间型（HbH 病）。患者 12 岁发病，平素表现为中度贫血伴脾大，不需输血治疗，诊断为 NTDT。因 HbH 病合并妊娠，随着孕周增加母体需要的血红蛋白增加，骨髓造血增加，患者因基因缺陷造成异常血红蛋白量增加，两者相互作用加重贫血，故地中海贫血孕期血红蛋白下降程度：中间型＞轻型＞静止型与正常孕妇，此为患者前次妊娠期间多次输血的原因。患者本次入院前有发热，降钙素原（PCT）增高、不排除感染，感染可诱发溶血加重贫血，急需输血治疗，多次输血后激活自生免疫系统导致免疫性溶血，贫血进行性加重，常规输血治疗出现严重溶血反应，血红蛋白呈进行性下降，检验报告反复出现危急值，患者病情危重。

地中海贫血部分患者存在继发性铁过载、高凝状态，易出现血栓、肺动脉高压。本患者检查发现肺动脉轻度高压与慢性溶血性贫血、低氧有关，因多项检查结果不提示凝血异常，因此考虑与血栓无关。有研究认为妊娠合并地中海贫血，血清铁蛋白（SF）＜ 30μg/L 时可补铁治疗，减少因贫血导致的不良妊娠结局发生[1, 2]。本例患者 SF 111.92μg/L，无铁过载，不合并缺铁性贫血，不需补铁治疗。地中海贫血长期慢性血管外溶血导致肝脾增大，脾脏等器官的髓外造血会加重肿大。需完善检查排除感染、淤血性疾病、浸润性脾大、脾囊肿、SLE 免疫性等其他疾病导致脾大。本患者心脏检查、肝胆超声、骨髓穿刺、自身抗体谱检查排除以上疾病；脾大原因考虑为地中海贫血自身疾病所致。脾大伴发的脾功能亢进导致红细胞破坏增多、加重溶血。该患者严重贫血，输血需求急剧增加；脾脏增大明显（脾脏下缘已达左锁骨中线肋下 10cm），有脾切除的指征；但因妊娠、重度贫血，暂不考虑立即行脾切除术，建议妊娠终止后专科再评估是否行脾切除术，以减轻因脾功能亢进导致的血细胞减少。

本例患者诊断为 α 地中海贫血中间型（HbH 病），该类患者可能发展为更严重的贫血，在红系造血应激（如感染、妊娠）期间需要反复输血以维持生命体征，病情进行加重、恶化至必须依赖输血，导致治疗困难，易出现危及生命的严重并发症[3]。该患者两次妊娠均需反复输血，增加自身抗体产生，本次妊娠合并免疫性溶血，与多次输血自身抗体增加相关，为地中海贫血重型患者反复输血严重并发症之一。因此，在本次妊娠终止后不建议再次妊娠。

中间型、重型地中海贫血患者在计划妊娠前应多学科进行病情评估，如超声心动图、心电图检查了解心脏结构与功能，有无与铁相关的心肌病和心律失常；检查 SF、肝脏铁浓度和心脏铁浓度测定评估该类患者铁负荷情况，如果存在铁过载，需在专科医生指导下祛铁治疗、减轻肝脏铁负荷，降低相关并发症发生的风险。中间型地中海贫血可根据基因型和既往先证者病情推测子代的预后，如为临床表现较轻的中间型地中海贫血，应做好充分知情告知；如临床表现为中、重度贫血的中间型地中海贫血，在征求夫妻双方意愿的基础上可考虑行产前诊断，必要时行胎儿宫内诊断，如：绒毛活检取样术、羊膜腔穿刺术、脐带血穿刺术进行有创胎儿产前基因诊断；因创伤相对较小、优选孕 16 ～ 22 周羊膜腔穿刺术。孕期监测胎儿超声软指标，如：胎儿颈项透明层厚度、胎儿心胸比、胎盘厚度和大脑中动脉峰值流速等排除胎儿发育异常，如胎儿为重型地中海贫血或血红蛋白 Bart's 水肿胎则需要终止妊娠。

甲状腺内或垂体铁沉积可导致甲状腺功能减退，该患者孕前诊断为甲状腺功能减退症，考虑是为 NTDT 继发，已给予相应治疗，并监测血清铁蛋白水平和甲状腺功能，内分泌科协同治疗。

中间型和重型地中海贫血患者在妊娠期间需定期复查血常规、铁蛋白，监测血糖、甲状腺功能和胎儿生长发育情况，评估孕妇心脏功能[1]。本例患者未行孕前检查，孕期管理不规范，导致病情迅速加重，虽无出血倾向，但血红蛋白呈进行性下降，肝功异常，发热，尿呈茶色。入我院后予输注 ABO 和 Rh（D）血型相同洗涤红细胞后病情无好转，血红蛋白反降，考虑自身免疫性溶血性贫血（autoimmune hemolytic anemia，AIHA），经免疫治疗后少量多次输血，血红蛋白明显上升。因此，NIDT 患者有多次输血史，体内产生不规则抗体，输血前应常规筛查不规则抗体，在确保临床用血安全及时有效，同时需关注溶血等严重并发症；经严格规范处理，输注洗涤红细胞仍出现溶血[4, 5]，需考虑其他原因，适时多学科会诊，启动免疫治疗，同时碱化利尿保护肾功能、维持电解质稳定[6]，否则将加重患者病情，甚至危及生命。

本病例在前期输注洗涤红细胞后出现严重不良反应，输血科再次会诊，核对输血报告单与患者血型信息，复查血型（ABO、Rh）及不规则抗体筛查，交叉配血同时行直接抗人球蛋白试验，尽可能降低洗涤红细胞中血浆蛋白及白细胞的含量，但仍出现输血后严重溶血反应。启动 MTD 团队会诊综合意见：一般输血前加用糖皮质激素已无法减轻该患者输血反应，因此考虑患者发生免疫性溶血。该患者为急性重型 AIHA，入院时发热，PCT 高，不完全排除感染，首选免疫球蛋白治疗。每日输洗涤红细胞 2U，输血前半小时静脉滴注甲强龙 160mg 冲击治疗，疗程 5 天。治疗后患者血红蛋白升至 76g/L。AIHA 治疗效果欠佳还可行血浆置换术，但血浆置换对 IgM 型冷抗体效果较好，但对其他吸附在红细胞上温抗体效果不佳，本例患者为温抗体型 AIHA，该患者为血浆置换相对禁忌，因此未实施该项治疗。

孕妇合并地中海贫血，应根据贫血程度和有无其他产科高危因素综合判断是否终止妊娠及终止时机。本患者为中间型地中海贫血孕妇，但妊娠导致重度贫血，且并发免疫性溶血，危及孕妇生命，不宜继续妊娠。就诊时孕 17[+] 周，期待获得早产儿病程非常长，经反复会诊建议终止妊娠。患者为瘢痕子宫再次妊娠引产为高危，引产前除常规行彩超检查，明确胎儿大小、胎方位、胎盘位置、羊水量以外，同时行超声下微泡造影测量剖宫产术后子宫前壁下段瘢痕处的肌层厚度，仔细观察胎盘附着位置与子宫瘢痕的关系，注意是否有胎盘前置或植入的情况（病例 10 图 5）。经与患者及家属充分沟通、知情同意后采用依沙吖啶羊膜腔内注射引产。

依沙吖啶引产术适用于妊娠 14 ~ 27 周要求终止妊娠者。在我国一般作为中期妊娠引产的首选[7]。子宫壁有手术瘢痕者慎用依沙吖啶。该患者行介入超声微泡造影提示子宫前壁下段瘢痕处缺损 < 1cm（病例 10 图 5），胎盘位于后壁，位置正常，胎儿纵产式，距离上次剖宫产 2 年，可经阴道引产。无使用依沙吖啶的绝对禁忌，充分告知患者及家属阴道引产的风险，签署同意书后遂行依沙吖啶羊膜腔内注射引产，加强产程监测，注意有无宫缩过频、持续性宫缩、子宫下段有无压痛、有无血尿，警惕子宫破裂风险。积极处理第三产程，预防性使用宫缩剂预防产后出血。

三、疾病介绍

1. 概述　地中海贫血是一组疾病，因珠蛋白基因缺陷（突变、缺失）导致的一种或多种 α 与 β 珠蛋白肽链合成障碍引起的遗传性溶血性贫血。患者有不同程度的贫血和髓外造血，进而导致骨骼变化、生长受损和铁过载。

2. 流行病学　地中海贫血好发于地中海沿岸、非洲和东南亚地区。在我国，长江以南为高发区，本例患者为四川大足县人，为高危人群之一。

3. 遗传学　编码人类珠蛋白多肽链的基因位于 2 个基因簇内。α 基因簇位于 16 号染色体短臂，β 基因簇位于 11 号染色体短臂末端（p15）。本例患者基因型 $--^{SEA}/-\alpha^{4.2}$，为地中海贫血中间型（HbH 病），家族中母亲、父亲、姐姐均有地中海贫血（具体基因型不详），建议行家系分析。

4. 病因及发病机制　地中海贫血的发病机制：根据不同类型的珠蛋白基因缺失或缺陷，将地中海贫血分为 α 地中海贫血、β 地中海贫血、δ 地中海贫血、γ 地中海贫血及少见的 δβ 地中海贫血，以前两种类型常见。本例患者地中海贫血基因 $--^{SEA}/-\alpha^{4.2}$，α 地中海贫血中间型（HbH 病）。

5. 临床表现　地中海贫血综合征的临床表现多种多样，可以是无症状的携带者状态，也可以是严重异常，包括重度贫血、髓外造血、骨骼和生长缺陷以及铁过载，若不积极治疗患者寿命会显著缩短。临床特征的严重程度与缺失的功能性珠蛋白链数量有关。

（1）贫血：贫血及严重程度与功能性珠蛋白链数量有关。

重度贫血（重型地中海贫血，输血依赖性地中海贫血）：血红蛋白水平显著降低提示胎儿水肿 /Hb Barts 或重型 β 地中海贫血。重型 β 地中海贫血比 HbH 病更常见严重贫血。

中度贫血（中间型地中海贫血）：多数 HbH 病患者属于 NTDT。这些患者在红系造血应激（如感染、妊娠）期间需要暂时输血，可能发展为更严重的贫血，并且可能会恶化至依赖输血。本例患者 12 岁发病，平素表现为中度贫血（血红蛋白 70 ~ 80g/L）伴脾大，不需输血治疗，本次妊娠后因免疫性溶血导致病情加重，重度贫血（血红蛋白 < 60g/L），需反复输血且效果差，经免疫治疗后血色素缓慢上升。

轻度贫血：血红蛋白通常＞100g/L，没有较大程度的持续溶血。

（2）黄疸和色素性胆结石：胆红素（色素性）胆结石和胆道炎症可能是慢性溶血性贫血的显著特征，特别是儿童和成人的重型β地中海贫血。本例患者黄疸原因为免疫性溶血。

（3）骨骼变化：发生率和严重程度与无效红细胞生成和髓外造血的程度有关。如面部畸形，体型改变、骨质减少/骨质疏松、骨肿块和疼痛。

（4）肝脾肿大：在轻型地中海贫血中，即使脾脏不可触及，但超声可显示脾脏异常增大。本例患者脾大（脾脏下缘达左锁骨中线肋下10cm），排除其他疾病，其原因为地中海贫血自身疾病所致。

6. 疾病类型/临床分型　根据珠蛋白基因缺陷累及珠蛋白链的类型，地中海贫血可分为α－、β－、γ－、δ－、δβ－等类别，最常见的α－地中海贫血和β－地中海贫血。2000年我国α－地中海贫血的检出率为2.95%，β－地中海贫血的检出率为0.67%。本例患者情况为α地中海贫血。

（1）α－地中海贫血：多数α－地中海贫血是由基因缺失引起的，少数由基因突变（包括单核苷酸替换或寡核苷酸缺失/插入）引起。本例患者为$--^SEA/-\alpha^{4.2}$。

（2）β－地中海贫血：多数β－地中海贫血是由基因突变引起，以点突变、小的缺失或插入为主。

7. 辅助检查

（1）血常规：表现为小细胞低色素性贫血，血红蛋白正常或不同程度下降、平均红细胞体积（MCV）＜82fl、平均红细胞血红蛋白含量（MCH）＜27pg提示地中海贫血筛查阳性，需要进一步检查确诊。

（2）血红蛋白电泳：正常值为血红蛋白A（HbA）≥96.5%；血红蛋白F（HbF）＜2.0%；血红蛋白A2（HbA2）2.50%～3.50%。结合血常规和HbA2的含量可初步判断是否为地中海贫血携带者以及携带的类型。

（3）血清铁蛋白：由于红系细胞快速更新，地中海贫血患者的SF往往会升高，甚至出现铁过载。

（4）地中海贫血基因检测：明确珠蛋白基因缺陷累及珠蛋白链的类型，这是地中海贫血诊断的金标准。

8. 鉴别诊断　主要需要与小细胞低色素性贫血鉴别。缺铁性贫血SF降低，而地中海贫血患者 SF 往往是增高的，甚至出现铁过载。慢性炎症性贫血，往往存在炎症、感染或恶性肿瘤等基础疾病，血清铁和转铁蛋白水平降低，SF 正常或升高，为正细胞性贫血。

9. 治疗　无贫血或轻度贫血的地中海贫血者一般不需治疗。重型地中海贫血依赖输血，建议定期输血。中间型患者具体取决于患者的年龄和特定的并发症，并权衡定期输血方案的负担（包括铁储备增加）。存在铁过载的患者需祛铁治疗，目前祛铁治疗常用的药物有去铁胺、去铁酮和地拉罗司。

10. 预后　地中海贫血的预后差异很大，轻型地中海贫血是一种无症状携带者状态，不影响生存。约 85% 未经治疗的重型 β 地中海贫血患者会在 5 岁之前死亡。中间型 α 地中海贫血和 β 地中海贫血患者具有独特的临床表型，预后不一，取决于贫血的严重程度、输血需求及铁螯合剂的使用。

四、病例点评

地中海贫血为遗传性溶血性贫血。本例患者本次妊娠出现严重贫血为地中海贫血和免疫性血管内溶血共同作用所致。普通输血治疗加重红细胞破坏致贫血进行性加重，危及患者生命，需在抗免疫治疗同时少量多次输血纠正贫血。孕前地中海贫血患者应完成家系分析，配偶需行地中海贫血基因筛查，评估胎儿患重度地中海贫血的风险并确定产前诊断的方式。孕前需检查血常规、铁蛋白、甲状腺功能、心脏彩超、监测血糖，并在孕期定期监测上述指标和胎儿生长发育情况。该患者因病情危重，反复出现严重并发症不适宜继续妊娠，需及时终止妊娠。重型地中海贫血患者不建议再次妊娠，应根据患者具体情况选择有效的长期避孕方式。分娩结束后产科随访，血液专科及相关专科随访治疗原发疾病及并发症。

（病例提供：株洲市三三一医院　肖秀娟　陆军军医大学第一附属医院　阎　萍）

（病例点评：陆军军医大学第一附属医院　常　青）

参考文献

［1］中华医学围产医学分会.地中海贫血妊娠期管理专家共识［J］.中华围产医学杂志，2020，23（9）：577-584.

［2］中华医学会血液分会.铁过载诊断与治疗的中国专家共识［J］.中华血液学杂志，2011，32（8）：572-574.

［3］中国医学会血液学分会红细胞疾病学组.非输血依赖型地中海贫血诊断与治疗中国专家共识［J］.中华血液学杂志，2018，39（9）：705-708.

［4］任伟，姚杰，林泽宇.反复输血患者体内产生不规则抗体的临床分析及解决策略［J］.中国输血杂志，2016，12（29）：1350-1352.

［5］上海市医学会输血专科分会.自身免疫性溶血性贫血患者输血前试验及临床输血专家共识［J］.中国输血杂志，2017，7（30）：663-665.

［6］中华医学会血液分会红细胞疾病学组.自身免疫性溶血性贫血诊断与治疗中国专家共识（2017版）［J］.中华血液学杂志，2017，4（38）：265-267.

［7］中华医学会计划生育学分会.剖宫产术后瘢痕子宫孕妇中期妊娠引产的专家共识［J］.中华妇产科杂志，2019，54（6）：381-383.

病例 11 中孕期剖宫产瘢痕妊娠、胎盘前置状态合并胎盘植入

一、病历摘要

基本信息： 患者，女，35岁，G_4P_1。主诉：停经15^{+4}周，阴道流液2天。

现病史：末次月经2019年5月4日，停经32天尿妊娠试验阳性。停经5^{+4}周超声提示宫腔下段内妊娠囊样回声，局部与剖宫产切口关系密切，不除外剖宫产瘢痕妊娠（病例11图1）。早孕期出现3次阴道流血，色鲜红，最多1次量如月经第1天，无腹痛，口服孕激素后症状缓解。多次与患者沟通可疑子宫瘢痕妊娠，交代远期预后与风险，患者要求继续妊娠。规律产检。停经11^{+4}周超声提示：子宫右前下壁局限性

胎盘植入可能性大，宫颈管闭合部分长度 0.5cm（病例 11 图 2）。2 天前无明显诱因自觉阴道流液，淡黄，内有少量粉红色分泌物，一片护垫量，无腹痛，无宫缩，外院超声提示：胎盘与子宫下段偏右前方肌层界限不清，羊膜囊突出。再次自觉阴道流液，就诊于急诊，超声提示胎盘与子宫下段偏右前壁肌层界限不清，子宫下段前壁肌层菲薄，部分显示不清，可显示厚度约 0.16cm，宫颈管扩张。以"停经 15⁺⁴周，剖宫产瘢痕妊娠？胎盘前置状态，胎盘植入？胎膜早破？"于 2019 年 8 月 21 日收入院。

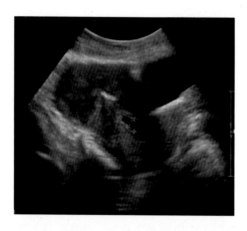

病例 11 图 1　超声：停经 5⁺⁴ 周超声宫腔下段妊娠囊

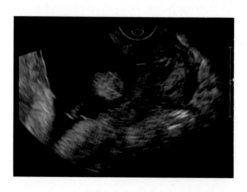

病例 11 图 2　超声：停经 11⁺⁴ 周宫颈管缩短

既往史：否药物过敏。否认高血压、冠心病等慢性病史，否认肝炎、结核等传染病史，否认外伤及输血史。

个人史：生于原籍，无外地久居史。否认疫区、疫水接触史，否认特殊化学品及放射性物质接触史。无吸烟、饮酒等不良嗜好。

月经史：13 岁月经初潮，平素月经规律，经期 5 天，周期 30 天，量中，末次月经 2019 年 5 月 4 日。

婚育史： 25 岁结婚，G_3P_1，2015 年剖宫产。2013 年及 2018 年各人工流产 1 次。

家族史： 否认家族性疾病病史。

体格检查： T 36.2℃，P 86 次/分，R 20 次/分，BP 90/60mmHg，SpO_2 100%。发育正常，营养良好，神志清晰，自主体位，安静面容，查体合作。胸部、背部及双上肢可见散在片状白斑，全身皮肤黏膜未见黄染、出血点、破溃。全身浅表淋巴结未触及肿大。头颅大小正常无畸形，无压痛、肿块、结节。眼睑无水肿、下垂，睑结膜无充血、出血、苍白、水肿，巩膜无黄染，双侧瞳孔等大正圆，对光反射灵敏。耳鼻无异常分泌物，乳突无压痛，鼻旁窦区无压痛，双耳听力正常。口唇红润，口腔黏膜无溃疡、白斑，咽无充血，双侧扁桃体无肿大，舌体无胖大，伸舌居中，无震颤。颈软无抵抗，颈静脉无怒张，气管居中，双侧甲状腺无肿大，双侧颈部未闻及血管性杂音。胸廓正常，双肺呼吸运动对称，双侧语颤对称，无胸膜摩擦感，双肺呼吸音清，未闻及干湿啰音及胸膜摩擦音。心前区无隆起及凹陷，心界正常，心率 86 次/分，心律齐，各瓣膜听诊区未闻及病理性杂音。周围血管征（-）。下腹部可见一长约 12cm 横行剖宫产手术瘢痕，腹软，无压痛、反跳痛，肠鸣音 3 次/分，肝脾肋下、剑下未及，麦氏点、双输尿管点无压痛，Murphy 征（-），移动性浊音（-）。脊柱无畸形、压痛，四肢关节活动自如，四肢无水肿，双足背动脉搏动正常。生理反射存在，病理反射未引出。

专科查体： 宫底位于脐耻之间，无宫缩。子宫张力低，胎心 145bpm。宫口闭，阴道见少量水样分泌物，含血迹。pH 试纸可疑变色。

辅助检查：

1. 超声检查　宫内胎儿双顶径 3.5cm，可见胎心搏动，羊水 3.5cm，胎盘前、宫底、后壁，胎盘与子宫下段偏右前壁肌层界限不清。子宫下段前壁肌层菲薄，部分显示不清，可显示厚度约 0.16cm。宫颈管扩张长度约 3.5cm，内口宽约 0.8cm。

2. 胎儿纤维连接蛋白（fFN）26ng/ml。

3. 全血细胞分析　白细胞 9.74×10^9/L，中性粒细胞百分比 68.8%，血红蛋白 107g/L。

诊断：

1. 宫内孕 15^{+4} 周，G_4P_1

2. 剖宫产瘢痕妊娠？

3. 胎盘前置状态伴植入

4. 胎膜早破？

5. 贫血（轻度）

诊疗经过：入院复查超声：胎盘后壁及右侧壁，下缘距离宫颈管上段约 3cm，子宫中下段右侧壁可见胎盘局部与肌层分界不清，羊膜囊膨出大小约 3.0cm×3.0cm，胎心规律。诊断意见：宫内中孕，羊膜囊突，胎盘下段右侧壁区域局灶性粘连或植入不除外。消毒后阴道窥器查看：阴道积存少量清亮液体，混有血迹，未见明显羊膜囊，pH 试纸未变色。留取阴拭子细菌培养（结果为阴性）。建议终止妊娠，患者及家属要求继续妊娠。遂卧床，阿奇霉素 0.25g 1 次 / 日。听胎心；监测体温、血常规、C- 反应蛋白、降钙素原（PCT）等感染指标。多次主诉有阴道分泌物，行 pH 试纸未变色。1 周后复查超声示羊水最深处 1.3cm，部分胎囊贴敷于胎儿表面，可疑胎膜早破，再次交代病情后要求引产。引产前行妇产科、超声科、介入科、输血科、麻醉科、药剂科多科会诊，决定先阴道分娩。于 16⁺⁵ 周行米非司酮联合米索前列腺醇药物引产，于 2019 年 9 月 1 日 9：00 娩出一死胎，胎儿娩出后阴道出血活跃，卵圆钳钳夹子宫下段后急诊行双侧子宫动脉栓塞术，因阴道出血仍活跃行急诊行剖腹探查术，术中见：子宫呈葫芦形，下段膨大，前壁右侧可见血管丰富（病例 11 图 3），切开前壁子宫下段，钳夹分次取出胎盘行后前壁右侧下段胎盘植入部位部分切除术，手术较困难，术中出血 1400ml，输血红细胞 6U⁺、血浆 400ml。术毕血红蛋白 81g/L。术后病理：胎盘可见绒毛组织与子宫肌壁粘连，伴肌层植入。恢复好，产后 3 天出院。出院诊断：剖宫产瘢痕妊娠；胎盘前置状态伴植入；胎膜早破；贫血（轻度）。

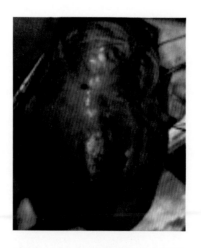

病例 11 图 3　剖腹探查术中所见

随访：患者术后 1 个月随诊，子宫恢复好，血红蛋白 100g/L。

二、病例分析

剖宫产术后子宫瘢痕妊娠（cesarean scar pregnancy，CSP）属于特殊类型的异位妊娠，发生在孕中期（>12 周）的 CSP 称为"中期 CSP"，多为不典型或者漏诊的早期 CSP 发展而来，剖宫产瘢痕部位通常血运不良，胎盘绒毛向肌层或瘢痕的深处生长扩大生长，形成胎盘前置状态、常伴有胎盘植入的发生。对于中孕期 CSP，需要充分评估母胎情况，了解继续妊娠对母胎的全面影响，在充分知情、并且有抢救能力（经验丰富的临床医生、足够血源、子宫动脉栓塞或剖腹探查条件）的情况下终止或继续妊娠。胎盘前置状态容易出现无痛性阴道出血，而出血增加阴道感染的机会。在继续妊娠的过程中随时可能需要终止妊娠。

该例患者早孕期（5 周）超声已经提示子宫下段妊娠，需要通过密切随诊，明确除外 CSP 才能继续妊娠，多次与患者沟通瘢痕妊娠远期预后与风险，但患者未进行密切随诊，自行继续妊娠，发展为中孕期 CSP、胎盘前置状态伴植入。该患者于孕 15[+4] 周可疑胎膜早破入院。早孕期阴道出血史、胎膜早破属于易感染因素；给予抗感染等对症支持治疗。确诊胎膜早破后决定终止妊娠，给予米非司酮联合米索前列腺素药物引产，药物引产胎儿娩出后出现阴道活跃出血，急诊子宫动脉栓塞术联合剖宫产术取出前置状态伴部分植入胎盘。

此例患者在剖宫产瘢痕妊娠的诊断方面：有宫腔手术史、剖宫产史，孕早期超声即提示宫腔下段内妊娠囊样回声，局部与剖宫产切口关系密切，不除外瘢痕妊娠。瘢痕妊娠作为一种特殊类型的异位妊娠，诊断原则是早诊断、早终止、早清除[1]。虽然该例患者早孕期超声已经提示剖宫产瘢痕妊娠可能，但是妊娠囊没有外凸，也没有种植在瘢痕内，由于该患者超声剖宫产瘢痕妊娠的表现不够典型，发展到中孕期。

此患者多次主诉阴道流液、多次阴道内液体 pH 试纸检查均未变色，入院 1 周复查超声提示羊水极少，最深处 1.3cm，部分胎囊贴敷于胎儿表面，最终羊水极少确诊，属于可成活前胎膜早破。可成活前胎膜早破的发生概率不足 1%，此患者有宫颈管长度缩短、扩张、分离是胎膜早破的危险因素。胎膜早破的确诊：避免直接指诊，消毒窥具检查主要确定：有无宫颈病变、有无期待脱垂、宫颈扩张及扩张长度，必要时进行阴拭子检查。可成活前胎膜早破的处理需要充分的患者咨询，期待治疗或引产。此患者先采取期待治疗，给予抗生素预防感染，定期评估，在明确胎膜早破后，患者及其家属要求终止妊娠。

中期妊娠引产常见方法：利凡诺羊膜腔内注射引产、米非司酮配伍前列腺素引产、必要时剖宫取子术。此患者宫内孕 16^{+5} 周，胎盘前置状态，合并胎膜早破，因此有阴道分娩可能；但是可疑胎盘植入，多次宫腔操作史，预估出血风险较大，配血。在充分知情同意、制定抢救预案（妇产科、放射介入科、麻醉科、血库、药剂科多科会诊）的情况下，使用米非司酮联合米索前列醇引产娩出一死婴，胎儿娩出后阴道出血活跃，急诊行双侧子宫动脉栓塞术联合剖腹探查术。术中见：子宫呈葫芦形，下段膨大，前壁右侧可见血管丰富，考虑部分胎盘植入，行剖宫产术，钳夹分次取出胎盘，前壁右侧下段胎盘植入部位部分切除术。术中诊断：剖宫产瘢痕妊娠，胎盘前置状态合并部分胎盘早剥。出血 1400ml。

三、疾病介绍

剖宫产术后子宫瘢痕妊娠（cesarean scar pregnancy，CSP）是指受精卵着床于前次剖宫产子宫切口瘢痕处的一种异位妊娠；发生率为 1 ∶ 2216 ~ 1 ∶ 1800，占有剖宫产史妇女的 1.15%，占有前次剖宫产史妇女异位妊娠的 6.1%[2-4]。目前，CSP 的发病机制尚不清楚，对 CSP 的诊断与治疗在国内外均无统一的标准和指南以及较好的循证医学证据，缺乏大样本量的随机对照研究。

CSP 早孕期无特异性的临床表现，或仅有类似先兆流产的表现，如阴道少量流血、轻微下腹痛等。

CSP 的诊断方法首选超声检查，特别是经阴道和经腹超声联合使用，不仅可以帮助定位妊娠囊，更有利于明确妊娠囊与子宫前壁下段肌层及膀胱的关系。典型的超声表现[5]为：①宫腔内、子宫颈管内空虚，未见妊娠囊；②妊娠囊着床于子宫前壁下段肌层（相当于前次剖宫产子宫切口部位），部分妊娠囊内可见胎芽或胎心搏动；③子宫前壁肌层连续性中断，妊娠囊与膀胱之间的子宫肌层明显变薄、甚至消失；④彩色多普勒血流显像（color doppler flow imaging，CDFI）显示妊娠囊周边高速低阻血流信号。当超声检查无法明确妊娠囊与子宫及其周围器官的关系时，可进行 MRI 检查。MRI 检查矢状面及横断面的 T_1、T_2 加权连续扫描均能清晰地显示子宫前壁下段内的妊娠囊与子宫及其周围器官的关系。但因为费用较昂贵，所以，MRI 检查不作为首选的诊断方法。

根据超声检查显示的着床于子宫前壁瘢痕处的妊娠囊的生长方向以及子宫前壁妊娠囊与膀胱间子宫肌层的厚度进行分型共分为 3 型。

鉴别诊断主要包括子宫颈妊娠、宫内妊娠难免流产、妊娠滋养细胞肿瘤。

中期引产的方法包括：经阴道引产以及剖宫取胎术；经阴道引产又包括药物和物理两种引产方式。目前常用的中期妊娠引产方法包括：依沙吖啶羊膜腔内注射引产、米非司酮配伍米索前列醇引产、水囊引产和剖宫取胎术等。剖宫取胎术不是剖宫产术后瘢痕子宫孕妇中期妊娠引产的首选方法，目前主要应用于不能耐受阴道分娩或其他引产方法，或在引产过程中出现先兆子宫破裂、大出血等严重并发症时，必须立即结束分娩者。

四、病例点评

1. 该例患者 35 岁，G_4P_1，宫腔多次手术史、剖宫产史，多次的宫腔操作属于胎盘异常状态发生的高危人群。

2. 本次妊娠孕 5 周、11 周的超声均提示剖宫产瘢痕妊娠，原则上建议尽早终止妊娠。分析可能由于没有外凸生长，而且胎盘种植部位偏移剖宫产切口部位，从而剖宫产瘢痕妊娠不典型从而更多的考虑胎盘前置状态，希望随着孕周增大，胎盘前置状态的程度会逐渐改善，而可疑胎盘植入没有足够重视。该患者在孕 5～11 周的 6 周内没有复查超声，导致剖宫产瘢痕妊娠发展到中孕期。因此，对于早孕期可疑剖宫产瘢痕妊娠者，尤其重视临近剖宫产瘢痕的胚胎要高度重视，建议至少每 2 周复查一次超声，必要时 MRI 协助，加强动态监测，明确诊断胎盘植入，早诊断，早终止。

3. 患者孕早期反复阴道出血属于易感因素，虽然口服药物预防感染，依然发生了可存活前胎膜早破，对于中孕期剖宫产瘢痕妊娠、胎盘前置状态、可疑胎盘植入的处理更是雪上加霜。因此，孕期加强个人卫生防护，预防感染，必要时定期阴拭子培养，及时发现生殖道感染，可能有助于预防胎膜早破。

4. 选择引产方式时，由于胎盘植入没有在术前明确诊断；胎膜早破的发生可以推断胎盘前置不是完全性前置，可以选择阴道试娩。孕周大于 16 周，因胎膜早破选择米非司酮联合米索前列腺素引产后胎儿娩出；但是，由于胎盘异常出现阴道活跃出血，急诊子宫动脉栓塞后行剖腹探查术，术中诊断胎盘前置状态、胎盘植入，取出胎盘＋部分植入胎盘切除术，可以看出，关键点还是在于没有做到胎盘植入的术前精确诊断，因此，提高胎盘植入的术前精确诊断是临床医生面临的重要挑战。

5. 中孕期剖宫产瘢痕妊娠，可疑胎盘植入患者，阴道分娩处理植入的胎盘存在困难，容易发生不易控制的阴道出血，因此建议剖宫产终止妊娠，备子宫动脉栓塞；或者子宫动脉栓塞后剖宫产终止妊娠，可以一定程度上减少大出血。

（病例提供：中国医学科学院北京协和医院　彭　萍　李　玲）

（病例点评：中国医学科学院北京协和医院　彭　萍）

参考文献

［1］中华医学会计划生育学分会 . 剖宫产瘢痕妊娠诊断与治疗共识［J］. 中华医学杂志，2012，92（25）：1731-1733.

［2］Li C，Yang P，Luo H.Prediction of Delivery Complications by First-Trimester Ultrasound Measurement of the Gestational Sac's Distance From a Previous Cesarean Section Scar［J］.J Ultrasound Med，2020，39（8）：1563-1571.

［3］Yyunzhou W，Ying L，Lin C，et al.Efficacy of contrast-enhanced ultrasound for diagnosis of cesarean scar pregnancy type［J］.Medicine（Baltimore），2019，98（44）：e17741.

［4］Huang Q，Zhang M，Zhai RY.The use of contrast-enhanced magnetic resonance imaging to diagnose cesarean scar pregnancies［J］.International Journal of Gynecology & Obstetrics，2014，127（2）：144-146.

［5］Cooke PS，Heine PA，Taylor JA，et al.The role of estrogen and estrogen receptor-alpha in male adipose tissue［J］.Molecular and Cellular Endocrinology，2001，178（1-2）：147-154.

病例 12　孕 15 周胎盘前置状态伴穿透性植入引产

一、病历摘要

基本信息：患者，女，30 岁，剖宫产术后 8^+ 年。主诉：停经 15^{+1} 周，彩超提示胎盘植入 1 天。

现病史：孕早期出现间断阴道流血，予口服黄体酮治疗，仍偶有阴道少许流血，无腹痛。孕 5^{+5} 周时当地医院超声提示宫内早孕，孕囊下缘紧邻原子宫切口处。孕 $6\sim7^+$ 周曾出现两次阴道流血，数分钟内浸湿一张卫生巾后出血自行停止，未予特殊处理。孕 8 周当地医院彩超提示早孕，孕囊下缘与原子宫切口关系密切，子宫瘢痕妊娠不除外，仍未予特殊处理。入院前 6 天患者无明显诱因下腹持续性胀痛，无阴道流血，当地医院彩超提示：胎盘植入？建议上级医院就诊。患者于我院彩超提示：①宫内单活胎（约 15 周孕大小）；②胎盘前置状态，胎盘植入。

患者要求终止妊娠，以"①胎盘植入；②胎盘前置状态；③妊娠合并子宫瘢痕（剖宫产术后）；④孕 15^{+1} 周，孕 2 产 1（剖 1）"收入院。孕期无其他特殊不适，大小便正常。

既往史：平素体健，2012 年 1 月于外院剖宫产一活婴（具体不详），否认"高血压、糖尿病、心脏病、哮喘、青光眼"等病史，否认肝炎、疟疾等传染病史，否认外伤、输血及血制品史，否认药物、食物过敏史，预防接种按计划进行。

个人史：生长于原籍，文化程度初中，无业。否认疫区居住史，无放射物、毒物接触史，无吸烟史、饮酒史，无冶游史。

月经史：13 岁月经初潮，经期 $4\sim5$ 天，周期 28 天，末次月经 2020 年 8 月 25 日，经量正常，无痛经，白带正常，周期规律。

婚育史：30 岁再婚，配偶健康状况良好，孕 2 产 1，2012 年外院剖宫产一活婴，现体健。

家族史：父母及弟弟健在，家族中无传染病及遗传病史。

体格检查：生命体征平稳，步入病房，查体合作。皮肤黏膜正常，下腹部可见长约 12cm 横行陈旧性手术瘢痕。双肺呼吸清晰对称，心率 87 次 / 分，心脏各瓣膜未闻及病理性杂音。腹部略膨隆，软无压痛，脊柱正常生理弯曲。未发现神经系统病理体征。专科情况：宫底位于耻骨联合上四横指，子宫无压痛，未扪及宫缩，胎心 155 次 / 分。无阴道流血、流液。未行阴道检查。

辅助检查：

1．2020 年 10 月 3 日外院超声　宫内早孕，盆腔积液；孕囊下缘紧临子宫前壁原切口处，该处未见血流信号。

2．2020 年 10 月 20 日外院超声　早孕，孕囊下缘与切口关系密切，分界不清，周围血流信号丰富，切口妊娠不除外。

3．2020 年 12 月 10 日本院彩超　胎儿双顶径 28mm，胎盘附着在子宫前壁，胎盘下缘完全覆盖宫颈内口。宫颈内口处胎盘厚约 12mm。子宫肌层局部变薄，前壁下段原瘢痕水平局部回声中断，以右前壁明显，上下径 37mm，该处胎盘稍向外凸；膀胱壁回声欠连续，膀胱子宫间隙消失，子宫前壁下段与膀胱壁分界不清，见较多血管回声。CDFI：胎盘与子宫前壁之间可见丰富血流信号（病例 12 图 1）。前置胎盘超声评分：13 分[1]，估测出血量 2500ml。诊断：①宫内单活胎；②胎盘前置状态，胎盘植入（穿透型？）；③宫底及后壁下段绒毛膜下积血。

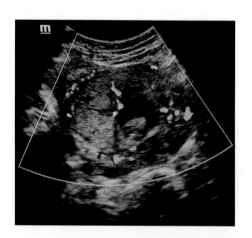

病例 12 图 1　胎盘与子宫前壁之间可见丰富血流信号

诊断：

1．胎盘前置状态伴植入（穿透型？）

2．妊娠合并子宫瘢痕（剖宫产术后）

3. 孕 15^{+1} 周，孕 2 产 1（剖 1 存 1）

诊疗经过： 入院后完善检查，多次超声检查评估，并反复与患者及家属沟通，告知继续妊娠可能发生出血、流产、早产，随时可能急诊手术挽救患者生命，子宫切除风险高等，患者及家属经过仔细考虑后要求终止妊娠。因 B 超提示胎盘主体部分完全覆盖宫颈内口、子宫前壁下段胎盘广泛植入伴穿透，评估经阴道分娩困难、大出血风险高，遂请血管外科会诊，拟子宫动脉栓塞后行剖宫取胎术。于入院后第 3 天局部麻醉下行子宫动脉造影＋子宫动脉栓塞术（病例 12 图 2）。血管栓塞术后超声再次评估预测出血量约 1500ml。

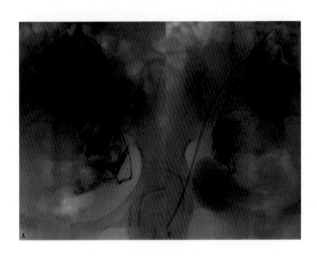

病例 12 图 2　子宫动脉栓塞术前子宫动脉造影

A：介入前左侧子宫血流；B：介入前右侧子宫血流。

介入术后第 3 天，超声提示胎盘血流明显减少，遂在腰硬联合麻醉下行剖宫取胎术＋盆腔粘连松解术＋手取胎盘术＋宫颈提拉式缝合术＋子宫排式缝合术＋左侧子宫动脉上行支结扎术＋子宫后壁补丁缝合术。术中见：大网膜、腹膜与子宫前壁粘连，膀胱与子宫前壁及子宫下段原剖宫产切口处部分致密粘连。子宫前壁下段两侧血管怒张，中间部分呈紫蓝色改变，左前壁见胎盘组织穿透子宫浆膜层，少许血凝块附着此处（病例 12 图 3），胎盘完全覆盖并致密粘连于子宫前后壁，并侵蚀于颈管内。手术顺利，术中出血 800ml。

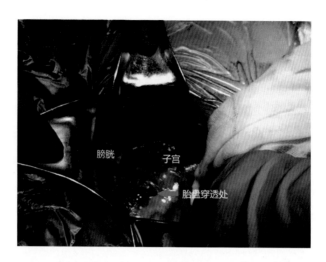

病例 12 图 3　腰硬联合麻醉下行剖宫取胎术：术中见部分胎盘已经穿透

术后给予预防感染、缩宫、维持水电解质平衡等治疗。于术后 3 天痊愈出院。

随访：术后 1 个月患者来院检查，血 β-HCG 正常，盆腔超声未见明显异常。现仍在随访中，月经基本正常，月经量略少。

二、病例分析

患者既往剖宫产一次，无流产史。孕早期即开始反复阴道出血，超声提示孕囊下缘紧临子宫前壁原切口处，提示切口妊娠，但未进一步检查处理。结合超声考虑 I 级瘢痕妊娠，应告知患者继续妊娠可能出现的风险，需密切随访。若患者有继续妊娠愿望，需制订进一步随访检查方案，及时调整诊断及治疗。但本例未按规范操作。

孕 14 周患者反复出现腹部持续性胀痛，结合超声诊断，提示有胎盘植入，继续妊娠子宫破裂、阴道大出血风险高，有终止妊娠指征。结合术中所见，胎盘已经穿透子宫肌壁，及时终止妊娠避免疾病进展出现严重并发症。

患者终止妊娠期前充分评估均提示胎盘植入（穿透型？），且估计出血约2500ml。术前血管外科会诊，行双侧子宫动脉栓塞术，术后超声再次评估，出血降为1500ml（病例 12 图 4）。结合多次超声分析：考虑阴道分娩困难，可能发生大出血，故介入治疗后选择剖宫取胎术。术中见子宫前壁下段胎盘已经穿透，胎盘主体部分附着于子宫下段、宫颈内口，术中出血 800ml。因此该类患者多学科（产科、超声科、血管外科、手术麻醉科等）联合诊治极为重要，能有效避免大出血、子宫切除等严重并发症发生概率，保障患者安全。

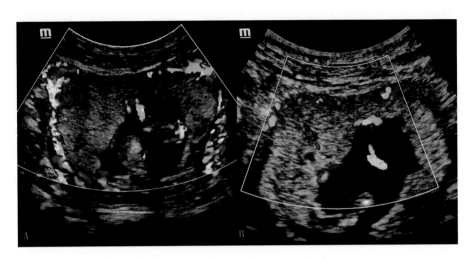

病例 12 图 4　双侧子宫动脉栓塞术后超声再次评估
A：介入后第 2 天；B：介入后第 3 天。

三、疾病介绍

1. 概述　剖宫产瘢痕妊娠（cesarean scar pregnancy，CSP）是指受精卵着床于前次剖宫产子宫切口瘢痕处的一种异位妊娠。仅限于早孕期（≤ 12 周），孕 12 周以后中孕期 CSP 则诊断为"宫内中孕，剖宫产术后子宫瘢痕妊娠，胎盘植入"，如并发有胎盘前置，则诊断为"宫内中孕，剖宫产术后子宫瘢痕妊娠，胎盘植入，胎盘前置状态"，孕中晚期为胎盘植入及前置胎盘，形成凶险性前置胎盘[2]。剖宫产瘢痕妊娠（CSP）根据分型，部分患者随妊娠期胎盘生长发育、疾病动态发展，孕期可能发生流产、早产、大出血、子宫破裂，甚至危及患者生命事件。因此重视瘢痕妊娠早期诊断、规范分型，密切随访、充分评估是否需及时终止妊娠，尤为重要。

2. 流行病学　发病率为 1∶2216 ~ 1∶1800，占剖宫产妇女的 1.15%，占有前次剖宫产史妇女异位妊娠的 6.1%[3-4]。

3. 病因及发病机制　剖宫产瘢痕妊娠至今病因不明，但大多认为剖宫产术后子宫瘢痕处蜕膜血管生长缺陷是导致发生 CSP 及胎盘植入的主要原因。当受精卵着床于此处时，因子宫肌层瘢痕化、子宫内膜间质蜕膜化不良，形成微小间隙，胎盘绒毛血供不良、滋养细胞侵入肌层，甚至穿透子宫肌壁全层侵犯膀胱，发生CSP及胎盘植入[5]。

4. 临床特点／临床表现　早孕期瘢痕妊娠与一般宫内早孕临床表现无明显区别，如先兆流产、阴道少量流血、下腹或耻骨上方轻微隐痛[6]。中晚孕期时可能反复、无痛性阴道流血等。本例患者孕早期出现反复阴道流血，伴腹痛，故应考虑瘢痕妊娠可能，需及时就诊，在经验丰富的医院明确诊断。

5. 疾病类型／临床分型

（1）早孕期剖宫产瘢痕妊娠分为3型[2]：Ⅰ型：妊娠囊部分着床于子宫瘢痕处，妊娠囊与膀胱间子宫肌层变薄，厚度＞3mm。Ⅱ型：妊娠囊部分着床于子宫瘢痕处，妊娠囊与膀胱间子宫肌层变薄，厚度≤3mm；Ⅲ型：妊娠囊完全着床于子宫瘢痕处肌层并向膀胱方向外凸；妊娠囊与膀胱之间子宫肌层明显变薄、甚或缺失，厚度≤3mm。该患者早期超声提示孕囊下缘达子宫前壁原切口处，考虑Ⅰ型CSP，但最终发展成穿透性胎盘植入，可能与超声医生未规范、准确检查有关，但疾病本身进一步发展为Ⅱ～Ⅲ型CSP不能除外，诊断CSP后需产科和超声医生严密动态观察。

（2）瘢痕妊娠中孕时可能出现胎盘植入，根据胎盘绒毛侵入子宫肌层深度分为胎盘粘连、胎盘植入及穿透性胎盘植入[7]。该患者15[+3]周时超声提示胎盘前置伴植入，可能穿透，手术证实系胎盘广泛粘连、植入伴穿透。

6. 辅助检查

（1）超声：剖宫产瘢痕妊娠最常用检查方法，其诊断准确率84.6%[8]。特别是经阴道和经腹超声联合使用；超声医生需系统培训，建议和产科医生联合随访。本例患者早期超声提示孕囊下缘紧临子宫前壁原切口处，需动态监测，或者转院至经验丰富的超声科、产科医生处随诊，必要时行MRI检查，明确诊断后尽早终止妊娠可能会避免大出血、子宫切除风险。

（2）MRI：能清晰地显示妊娠囊与子宫肌层及膀胱关系，对瘢痕妊娠诊断和分型，下一步治疗有指导意义。但MRI费用高、费时，故多在超声诊断有疑问时使用。因考虑到对胎儿影响，如可能保留胎儿、孕早中期一般不建议使用。

7. 诊断　瘢痕妊娠临床表现与一般早孕类似，需根据超声检查明确，必要时MRI辅助诊断。有剖宫产史孕妇妊娠后，建议早孕期行阴道超声明确孕囊与子宫瘢痕位置，尽早诊断，根据瘢痕妊娠不同分级，指导以后随访、处理。

8．鉴别诊断

（1）宫颈妊娠：有或无剖宫产手术史，可能出现停经后反复无痛性阴道流血。超声提示子宫前壁下段肌层完整，宫腔空虚，孕囊位于膨大的宫颈管内，宫颈血流信号丰富、探及滋养层血流信号。

（2）难免流产：有或无剖宫产手术史，临床表现为阴道流血量多，下腹坠痛明显。超声检查提示妊娠囊位于子宫下段近宫颈内口水平，瘢痕处肌层未见改变，加压探头妊娠囊可能有滑动征象，妊娠囊周围无血流信号，而 CPS 多显示团块周边血流信号丰富。

（3）妊娠滋养细胞肿瘤：多发生在正常妊娠、流产、葡萄胎术后，血 β-HCG 异常升高，双侧卵巢可见黄素化囊肿。超声显示子宫增大，肌层弥散回声不均，单个或多发"海绵样"或"蜂窝状"无回声区，其内呈五彩斑斓的低速低阻动脉血流。动态观察血 β-HCG 呈进行性异常升高[9]。Ⅲ型 CSP 超声表现为子宫前壁下段肌层内血流丰富团块影，容易误诊为妊娠滋养细胞肿瘤，但是病灶局限于子宫下段，其余肌层回声均匀，临床上无远处转移。

9．治疗

（1）早孕期 CSP 作为特殊类型的异位妊娠，诊治原则：早诊断、早终止、早清除[4]。但目前早期 CSP 治疗尚未达成一致诊疗规范，多主张个体化选择治疗方案。根据患者年龄、孕周大小、症状严重程度、临床类型、生育要求及诊疗经验技术等综合考虑[10]。

1）药物治疗：甲氨蝶呤（MTX）是常用药物，主要包括全身用药、局部囊内注射、局部与全身联合用药 3 种方案。药物治疗周期较长，治疗期间应密切监测超声、血 β-HCG 等，必要时需手术治疗。

2）手术治疗：①超声监视下清宫术：用于生命体征平稳，孕周＜8 周Ⅰ型 CSP。但Ⅰ型 CSP 清宫时仍有术中出血多可能，需做好子宫动脉栓塞介入治疗、手术治疗切除子宫准备；② CSP 妊娠物清除术及子宫瘢痕修补术：用于Ⅱ型和Ⅲ型 CSP，手术方式有开腹、腹腔镜、经阴道 3 种，适当选择；③双侧子宫动脉栓塞术（UAE）：无论药物保守治疗、CSP 手术前预处理或子宫大出血时急诊止血，均可运用，现更多的作为其他治疗措施的预处理方案，与其他方法联合治疗。

（2）中孕期剖宫产术后子宫瘢痕妊娠，胎盘植入，胎盘前置状态：充分告知孕妇及家属继续妊娠和终止妊娠利弊。需终止妊娠者，转诊到具备行开腹子宫切除术、子宫动脉栓塞术等，有救治产后大出血条件的医院[11]。终止妊娠方式包括剖宫取胎术＋子宫局部病灶切除及修补术，依沙吖啶羊膜腔内注射引产术、米非司酮配伍前列腺素引产术等，建议多学科协作、综合评估、充分医患沟通。

1）择期剖宫取胎术、子宫局部病灶切除及修补术：目前更多推荐该种处理方式。本例患者超声评估前置胎盘状态、出血量大，且有穿透可能，故未行药物引产直接选择手术。

2）阴道分娩：目前有少数阴道引产成功的报道，阴道引产所需时间较长，不确定因素多，风险增加，建议引产前综合评估胎盘前置状态的类型、胎盘植入面积、程度、位置等，结合本医疗机构实际情况和患者及家属意愿，慎重选择。

3）双侧子宫动脉栓塞（UAE）：预防性应用 UAE 减少分娩前后出血量，有较高的安全性[12]，孕中期终止妊娠时同样适用。本例患者术前实施 UAE，手术前后出血量明显减少。

4）子宫切除：积极尝试各种手术、药物等治疗方法后，仍存在大量出血，或子宫损伤严重修补困难，以及残留胎盘继发感染等危及孕产妇生命安全均应及时行子宫切除手术[11]。

（3）随访：无论何种治疗方式，治疗后仍需动态监测血 β-HCG 和超声评价治疗效果，必要时需结合临床、超声检查结果等以决定是否需要进一步干预。

四、病例点评

该患者早期就诊于当地医院未能明确瘢痕妊娠诊断、分型不明，未重视瘢痕妊娠继续发展可能出现的不良后果，失去早期诊断治疗时机。孕中期发展为"剖宫产术后子宫瘢痕妊娠，胎盘植入，胎盘前置状态"，治疗困难、创伤大。

患者入院后超声多次评估后，考虑继续妊娠有胎盘穿透引起大出血、严重危及母儿生命需急诊手术可能，急诊手术出血及手术难度明显增加，可能切除子宫，故术前综合评估后选择 UAE 后剖宫取胎术，患者出血明显减少，很快康复。

近 20 年因我国剖宫产率高，瘢痕子宫患者明显增加。故再次妊娠有胎盘植入高危因素者，早期行超声检查以评估孕囊与子宫切口瘢痕位置，瘢痕妊娠分型非常重要。诊断瘢痕妊娠需根据分级制订不同随访及处理方案。需关注孕囊抵达或靠近子宫瘢痕者，动态超声监测，及时发现子宫、胎盘变化，特别是合并胎盘植入者。若不能明确诊断时，建议转诊，必要时行 MRI 协助诊断。一旦诊断或高度怀疑胎盘植入、穿透，需及时转诊至有综合救治能力的医疗机构，由产科、超声科、介入科、麻醉科、输血科等多学科协同诊治。终止妊娠的方式需要结合超声、MRI 及患者实际情况综合评估，若高度怀疑胎盘穿透性植入时建议行择期剖宫取胎术、子宫局部病灶切除及修补术。术前先行双侧子宫动脉栓塞术（UAE），能有效减少术中出血及相关并发症。

无论何种治疗方式，都应以减少出血、减少严重损伤为出发点，但生命毋庸置疑是第一位，在各种保守治疗中因出血、感染出现危及患者生命安全时，均应及时果断行子宫切除术。

（病例提供：陆军军医大学第一附属医院　刘鹤莺）

（病例点评：陆军军医大学第一附属医院　常　青）

参考文献

［1］赵扬玉，种轶文 . 超声检查对胎盘植入类型与凶险程度的预测作用［J］. 中华妇产科杂志，2018，53（8）：573-576.

［2］中华医学会妇产科学分会计划生育学组 . 剖宫产术后子宫瘢痕妊娠诊治专家共识［J］. 中华妇产科杂志，2016，51（08）：568-572.

［3］Litwicka K，Greco E.Caesarean scar pregnancy：a review of management options［J］.Curr Opin Obstet Gynecol，2013，25（6）：456-461.

［4］Seow KM，Lin YH，Huang LW，et al.Caesarean scar pregnancy：issues in management［J］.Ultrasound Obstet Gynecol，2004，23（3）：247-253.

［5］种轶文，曾琳，赵扬玉 . 前次剖宫产时机与再次妊娠发生胎囊异常种植关系研究［J］. 中国实用妇科与产科志，2018，34（12）：1378-1381.

［6］金力，范光升，郎景和 . 剖宫产术后瘢痕妊娠的早期诊断与治疗［J］. 生殖与避孕，2005，25（10）：630-634.

［7］谢辛，孔北华，段涛，等 . 妇产科学（第9版）［M］. 北京：人民卫生出版社，2018.

［8］Rotas MA，Haberman S，Levgur M.Cesarean scar ectopic pregnan-cies：etiology，diagnosis，and management［J］.Obstet Gynecol，2006，107（6）：1373-1381.

［9］谭莉，姜玉新.子宫剖宫产切口处早期妊娠伴胎盘植入的超声诊断和介入治疗［J］.中华超声影像学杂志，2004，13（11）：828-830.

［10］向阳，李源.剖宫产瘢痕妊娠的现状及研究进展［J］.实用妇产科杂志，2014，30（4）：241-243.

［11］顾向应，黄丽丽，于晓兰，等.剖宫产后中期妊娠胎盘前置状态伴植入终止妊娠的专家共识［J］.中华妇产科杂志，2018，53（9）：585-589.

［12］王彩英，鲁会英，等.瘢痕妊娠中期胎盘前置患者预防性应用介入 UAE 引产的效果及安全性［J］.临床医学研究与实践，2020，5（28）：144-146.

病例 13　宫角妊娠（Ⅱ型）

一、病历摘要

基本信息：患者，女，40岁。主因"胎停育清宫术后42天，宫腔镜清宫术后16天，HCG 下降不满意"于 2019 年 5 月 16 日入院。

现病史：患者 42 天前（2019 年 4 月 4 日）因人工授精后，宫内孕 8 周，发现胎停育第一次入院行清宫术，手术顺利，术中清除孕囊直径 2cm，肉眼判断完整，大小与 B 超基本相符。28 天前（2019 年 4 月 18 日，术后 14 天）门诊复查，术后阴道一直少量出血，无腹痛，彩色超声提示"右宫角不均质回声团 3cm"，予口服活血化瘀中药治疗，效果不佳，遂于 16 天前（2019 年 4 月 30 日）第二次住院行宫腔镜下清宫术，术中见右宫角内可见胎囊样组织，超声引导下去除宫角处的残留物，宫腔镜下见右宫角较左侧宫角深，仍可见少许妊娠样组织，手术器械无法探及，考虑继续手术有宫角穿孔的可能，停止手术。手术病理回报"蜕膜及退变的绒毛组织"。术后给予口服米非司酮 25mg/d，共 10 天，密切随访 β-HCG 变化，β-HCG 从宫腔镜术前 2143U/L 下降至 128U/L（5 月 14 日），然后上升至 151U/L（5 月 16 日），B 超仍提示"右宫角不均质回声团 2 ~ 3cm"，考虑 HCG 下降不满意收入院治疗。停经以来一般情况好，饮食正常，精神食欲好，二便正常。

既往史： 体检发现乙型肝炎病毒携带 3 年，坚持服用抗病毒药物治疗 2 年，病毒载体量低。否认高血压、糖尿病、心脏病等，否认重大外伤手术史，否认输血史。

个人史： 生于浙江，久居北京。无疫区疫水接触史。

月经史： 月经规律，经期 3 天，周期 30 天，无痛经，末次月经 2019 年 2 月 8 日。

婚育史： 已婚，适龄结婚，爱人体健。G_4P_1，2005 年足月剖宫产分娩一体健孩子，健在，2013 年因宫外孕行开腹左输卵管切除术，孕 6 周胎停育两次。

家族史： 无特殊。否认家族遗传病史，否认家族恶性肿瘤病史及传染病史。

体格检查： 全身查体无特殊，下腹部可见一长约 10cm 手术瘢痕。妇科查体：外阴已婚未产型，阴道分泌物正常，宫颈光滑，子宫前位，饱满，活动可，无压痛，双附件区未及异常。

辅助检查：

1. 血 β-HCG　（2019 年 4 月 30 日）2143U/L，（2019 年 5 月 6 日）198U/L，（2019 年 5 月 14 日）128U/L，（2019 年 5 月 16 日）151U/L。

2. 阴道彩超

（1）2019 年 4 月 1 日彩超：子宫前位，增大，形态规则，肌壁回声均匀。宫腔内可探及孕囊样回声，大小约 9mm×9mm×18mm，囊内未探及胎芽，可探及卵黄囊，孕囊旁可见不规则中低回声区，26mm×16mm×14mm。双附件区未及异常回声。超声提示——宫内早孕、单胎胎停育，宫腔积血（病例 13 图 1）。

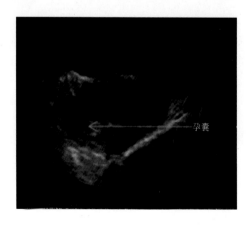

病例 13 图 1　2019 年 4 月 1 日彩超——宫内早孕、单胎胎停育，宫腔积血

（2）2019 年 4 月 28 日彩超：子宫前位，大小约 87mm×65mm×55mm，形态欠规则，肌壁回声不均，内膜厚约 7.7mm，右宫角处可探及不均质回声团，外凸，大小约 33mm×32mm×24mm，边界欠清，其外侧缘肌层较薄处约 2.8mm，其内及边缘可探及少许血流信号。超声提示——右宫角处不均质回声团（病例 13 图 2）。

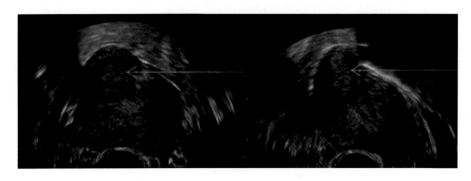

病例 13 图 2　2019 年 4 月 28 日彩超——右宫角处不均质回声团

（3）2019 年 5 月 16 日彩超："子宫前位，大小约 87mm×65mm×55mm，形态欠规则，肌壁回声不均，内膜厚约 7.7mm，右宫角处可探及不均质回声团，外凸，大小约 29mm×28mm×20mm，边界尚清，其外侧缘肌层较薄处约 1.8mm，其内侧缘可探及少许血流信号。双卵巢正常大小。超声提示——右宫角处不均质回声团"。

3. 2019 年 4 月 30 日宫腔镜手术照片（妊娠残留物位于右侧宫角），见病例 13 图 3、病例 13 图 4。

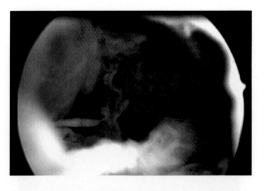

病例 13 图 3　宫腔镜手术照片——宫腔形态

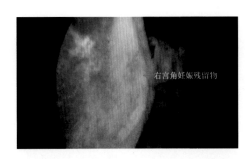

病例 13 图 4　宫腔镜手术照片——妊娠残留物位于右侧宫角

4. 宫腔镜病理报告（2019 年 4 月 30 日）　蜕膜及退变的绒毛组织。

诊断：

1. 右宫角妊娠Ⅱ型

2. 剖宫产史

3. 开腹左输卵管切除史

4. 乙肝病毒携带者

诊疗经过：入院后当天给予 MTX 80mg 肌内注射，1 周后随访 β-HCG 为 202U/L，复查 B 超（2019 年 5 月 23 日）无明显变化，患者无明显出血或腹痛症状，再次予 MTX 80mg 肌内注射，1 周后再次复查 β-HCG 为 241U/L，再次复查 B 超（2019 年 5 月 30 日）无明显变化，考虑药物治疗效果不满意，交代病情后再次行宫腔镜手术，术中备腹腔镜，一旦子宫穿孔则紧急腹腔镜手术。宫腔镜下（2019 年 6 月 3 日）见右宫角明显向腹腔凸起，深度达 12cm（左侧宫角深 8cm），宫腔镜进入右侧宫角，可见陈旧妊娠产物残留，约 3cm，直视下钝性分离残留物与子宫肌壁，妊娠物脱落入宫腔，钳夹取出，再次探查右侧宫角无明显组织残留，并可见输卵管开口。术后病理"蜕膜及退变的绒毛组织"，术后 3 天 β-HCG 下降至 24U/L，如期出院。

住院期间的手术照片及检查报告：

1. 2019 年 5 月 23 日彩超　子宫前位，大小约 85mm×65mm×49mm，形态欠规则，右侧宫角肌层内可探及一不均质回声团，大小约 33mm×33mm×27mm，呈明显外凸状，与内膜可见隐约相连，内可见不规则低回声，未探及明显血流信号。内膜厚约 3.7mm，双卵巢正常大小。超声提示——右宫角不均质回声（病例 13 图 5）。

2. 2019 年 5 月 30 日彩超　子宫前位，大小约 85mm×65mm×49mm，右侧宫角肌层内可探及一不均质回声团，大小约 34mm×29mm×22mm，呈明显外凸状，与内膜可见隐约相连，内可见不规则低回声，未探及明显血流信号。内膜厚约 4.5mm，未探及明显血流信号。左卵巢正常大小，右附件区可探及一无回声囊区，边界清，大小约 35mm×31mm×20mm，周边可探及卵巢组织样回声。超声提示——右宫角不均质回声，右卵巢囊肿。

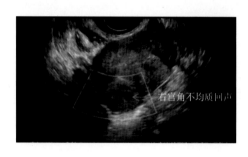

病例 13 图 5　2019 年 5 月 23 日彩超——右宫角处不均质回声

3. 最后一次宫腔镜病理（2019 年 6 月 3 日）　见蜕膜及退变的绒毛组织。

随访： 出院后两周 β-HCG 降至正常，并月经来潮，术后 1 个月电话随访月经正常。之后患者未来就诊，后期电话随访无法联系到患者。

二、病例分析

患者此次为人工授精后妊娠，从 3 次清宫手术病史看，这例特殊的宫角妊娠诊断比较曲折。

第一次手术前 B 超诊断胎停育并做了清宫手术，手术中清除较完整孕囊 2cm，与 B 超基本相符；术后 2 周仍有阴道淋漓出血，做 B 超提示"右宫角不均质回声团 3cm"，β-HCG 较高为 2143U/L，此时考虑为宫角妊娠残留。第 1 次手术前的 B 超并没有诊断宫角妊娠，可能和医师对宫角妊娠的认识不够有关。宫角妊娠 B 超图像特征为子宫体腔近中轴内孕囊不明确，孕囊位于宫角部，与宫腔相通，可见胚芽和原始心管搏动，孕囊外缘肌层完整，伴或不伴随一侧宫角膨隆。宫角妊娠的超声学变化大致呈现内生型和外生型两种生长方式[1]，内生型也称为 I 型，外生型称为 II 型。结合多次 B 超情况，此例宫角妊娠属于 I 型和 II 型之间，残留的妊娠组织进一步向宫角内生长，所以第二次住院行宫腔镜下清宫术，术前对残留组织的侵犯深度估计不足，没有事先备腹腔镜，为避免损伤而终止手术。直至第三次做了腹腔镜充分准备下的宫腔镜手术

（最终因为费用原因，没有直接腹腔镜监视，而是准备了腹腔镜）才得以完全去除病灶。两次宫腔镜手术病理回报均有"退变的绒毛组织"，所以诊断为宫角妊娠Ⅱ型。

三、疾病介绍

1. 概述　宫角妊娠是指胚胎种植在接近子宫与输卵管开口交界处的宫角部的子宫腔内妊娠。研究报道宫角妊娠占所有妊娠的1/76 000[2]，占异位妊娠的2%～3%[3]。

宫角妊娠有3种结局：第一种情况为胚胎发育不良，自然流产；第二种情况为孕囊向宫腔生长，妊娠或可延至晚期甚至自然分娩；而第三种情况则是孕囊向宫腔外扩展生长，使宫角膨胀外凸，宫角部肌层组织逐渐变薄，最终导致血运丰富的宫角部肌层破裂，发生致命的大出血，孕产妇病死率可以高达2%～2.5%[4]。

2. 病因　宫角妊娠发生的确切原因不清，可能受到多因素影响，目前研究发现流产史、盆腔手术史、剖宫产史、辅助生殖技术的开展，以及输卵管病理改变、子宫内膜异位症、黄体功能不足等均是相关危险因素[5, 6]。

3. 分类　宫角妊娠按照孕囊生长趋势可以分成两种类型[7, 8]：Ⅰ型：孕囊绝大部分在宫腔内生长，宫角部外凸不明显，子宫角部肌层破裂风险低，妊娠或可至中晚期。Ⅱ型：孕囊主要向宫角外生长，宫角部有明显外凸，子宫角部肌层破裂和大出血风险高。

4. 临床表现　宫角妊娠患者临床表现有停经、伴有或不伴有阴道流血，宫角破裂时可出现剧烈腹痛及休克症状。因其部位近宫腔，空间相对较大，肌层较厚，其妊娠可以维持较长时间，肌层破裂大出血时间较输卵管间质部妊娠晚[9]，对孕产妇生命威胁更大。输卵管间质部妊娠破裂平均时间为妊娠12～16周[3]，宫角妊娠破裂时间可达中孕晚期甚至孕晚期[10]。

5. 辅助检查及诊断　宫角妊娠诊断首选盆腔超声检查，经阴道超声较经腹部超声准确性高，必要时可行三维超声检查或磁共振成像检查（MRI）。Ⅰ型宫角妊娠典型的影像学表现为：①孕囊位于一侧宫角内，周围可见环绕血流；②孕囊大部分位于宫腔并有蜕膜包绕，小部分被宫角肌层包绕且宫角最薄处肌层厚度大于5mm[11, 12]。该侧宫角没有明显外凸；③可见正常输卵管间质部结构。Ⅱ型宫角妊娠典型的影像学表现为：①孕囊位于一侧宫角内，周围可见环绕血流；②孕囊小部分位于宫腔并有蜕膜包绕，大部分被宫角肌层包绕且宫角肌层厚度仍大于5mm[11, 12]。该侧宫角明显外凸，严重者患侧宫角向外膨隆极明显，似与宫体分离[6]；③输卵管间质部可见。

6. 鉴别诊断　宫角妊娠需要与宫内妊娠、输卵管间质部妊娠相鉴别[13]。①宫内妊娠：孕 5 周时阴道超声可以发现孕囊，孕囊直径通常为 2 ~ 3mm，全部孕囊被蜕膜包绕；②宫角妊娠：孕囊种植在子宫输卵管交界处及圆韧带内侧的宫角内，与宫腔相通。孕囊部分被蜕膜包绕，部分被肌层包绕，肌层厚度大于 5mm。间质线征阴性（病例 13 图 6）；③输卵管间质部妊娠：孕囊种植在子宫输卵管交界处及圆韧带外侧，与宫腔不相通。全部孕囊均无子宫内膜包绕；孕囊与宫腔之间可见 1 ~ 9mm 间质线[14]。孕囊靠近浆膜层且肌层不完整，厚度多小于 5mm。

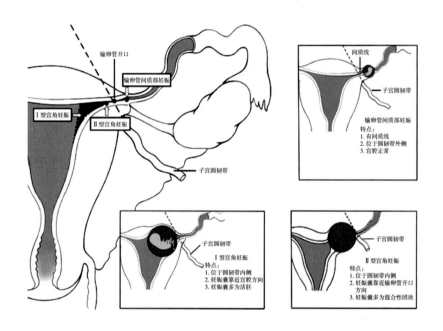

病例 13 图 6　宫角妊娠的诊断

引自中华医学会计划生育学分会《宫角妊娠诊治专家共识》[13]

如何鉴别Ⅱ型宫角妊娠与输卵管间质部妊娠仍然是一个让临床医生困惑的问题。三维超声和 MRI 可将子宫输卵管连接处、圆韧带、间质线征直观地呈现出来，Ⅱ型宫角妊娠时，孕囊仍有部分与宫腔相通，且种植在子宫输卵管交界处及圆韧带内侧的子宫宫角内；而输卵管间质部妊娠时孕囊完全与宫腔不相通，且种植在子宫输卵管交界处及圆韧带外侧[13]。

宫角妊娠最重要的 MRI 表现是宫角发现妊娠囊，宫角扩大、妊娠囊与宫腔相通、妊娠囊位于结合带内侧、妊娠囊周围宫内膜包绕、宫内膜蜕膜化是诊断宫角妊娠的重要征象。MRI 可清晰地显示病灶部位、形态、信号及侵犯周围结构情况，对诊断宫角妊娠有重要价值[15]。

有文献提出了"宫角合并间质部妊娠"这一概念，宫角合并间质部妊娠，即为妊娠囊一部分位于宫角处，一部分位于输卵管间质部，既有宫角妊娠向宫角外扩展形成的，也有间质部妊娠向宫内延伸形成的。并对彩超鉴别宫角妊娠、间质部妊娠、宫角合并间质部妊娠进行了阐述。①宫角妊娠：子宫不对称增大，一侧宫角稍膨隆或明显凸出，孕囊位于圆韧带内侧，纵切面时紧靠宫底部，横切面时孕囊与宫腔相通，妊娠囊为薄壁肌层包绕（通常＜5mm）；②间质部妊娠：子宫稍大，孕囊位于圆韧带外侧，纵切面时孕囊紧贴于宫底部外侧缘，横切时孕囊紧贴于宫角外侧，与宫腔不相通，常距宫腔最外侧界限＞1cm，其外侧缘均未见明显肌层声像；③宫角合并间质部妊娠：子宫不对称增大，一侧宫角部明显向外凸出，纵切面时孕囊凸出于宫底部，横切时部分截面可见孕囊与宫腔相通，其外侧缘多未见明显肌层声像，少数外侧缘见部分菲薄的肌层声像，距浆膜层最近距离 0.15 ~ 0.28cm[16]。

应用宫腔镜可以鉴别诊断宫角妊娠与间质部妊娠。若为宫角妊娠，左右侧宫角不对称，患侧宫角变深、膨大，妊娠物覆盖患侧输卵管开口，若宫腔镜下双侧宫角对称且宫角及输卵管开口清晰可见，宫腔内无妊娠物，排除完全流产，则考虑为输卵管间质部妊娠[17]。

7. 治疗　宫角妊娠治疗也是根据不同分型来选择。Ⅰ型宫角妊娠时，部分患者或可妊娠至足月并经阴道分娩，但部分患者仍有较高的流产风险和子宫角破裂的风险。Ⅰ型宫角妊娠的患者要求继续妊娠时，应详细告知患者及家属妊娠期间可能发生的风险，并严密监测孕囊生长趋势，注意宫角处肌层的厚度及宫角膨隆外凸的情况、是否存在胎盘植入或早剥等，必要时可尽早终止妊娠。Ⅰ型宫角妊娠的患者要求终止妊娠时，由于妊娠囊大部分在宫腔内，可以采用负压吸引术或药物流产。宫腔镜多用于Ⅰ型宫角妊娠清宫术后部分胚物残留或伴有部分胎盘植入时。Ⅱ型宫角妊娠时，只有少部分孕囊在宫腔内，而且Ⅱ型宫角妊娠时，常常伴有胎盘植入，子宫破裂大出血风险高，建议终止妊娠，绝大部分妊娠组织不能通过负压吸宫术清除，常常需宫腔镜或腹腔镜辅助。Ⅱ型宫角妊娠早期，孕囊较小时，可在超声或宫内可视系统监视下试行"定点清除式"负压吸宫术，必要时在腹腔镜监视下清宫[13]。

腹腔镜手术治疗宫角妊娠多见于以下情况：①妊娠囊造成宫角明显凸起，难以经阴道及宫腔内处理，可采用腹腔镜下宫角切开取胚术；但妊娠 12 周以上的宫角妊娠患者，因大出血风险大，建议行开腹手术；②腹腔镜监护下行负压吸宫术或宫腔镜手术，一旦术中出现宫角处穿孔，立即行手术修补[13]。

不论开腹手术或腹腔镜手术均要切开宫角，清除妊娠组织，再缝合修复宫角肌层，宫角部位瘢痕形成，可能出现输卵管间质部完全或不完全梗阻，造成再次异位妊娠甚至继发不孕。手术者可根据患者的病灶情况选择合适的手术途径。

宫角妊娠治疗后，患者有高于正常人群的再次异位妊娠风险[18]。建议无生育要求的妇女使用长效避孕方法。推荐使用宫内节育器、皮下埋植避孕剂等。建议有生育要求的妇女再次妊娠时，尽早行超声检查明确胚胎着床位置。宫角妊娠行宫角切开或切除的患者应严格避孕 2 年后再妊娠，行药物流产或负压吸宫的患者应避孕半年后再妊娠[13]。

四、病例点评

宫角妊娠是子宫特殊部位妊娠，是"异位妊娠"的一种，虽然发病率低，临床上也时常会遇到。由于宫角部位肌层组织较薄，加之子宫血管与卵巢动脉、卵巢静脉、输卵管血管在此处吻合，随着妊娠囊生长增大，流产和子宫破裂的风险也随之增加，可引起盆腔大出血，甚至危及患者的生命。

宫角妊娠早期诊断依靠超声，首选盆腔超声检查，经阴道超声较经腹部超声准确性高。B 超检查存在漏诊和误诊可能，该病例第一次超声存在一定漏诊，未能在手术前准确诊断宫角处妊娠。三维超声能准确地显示胚胎着床部位与宫腔的关系，判断两者是否相通及孕囊周围肌壁情况，诊断准确率 91.7%[19]。该病例属于早期宫角妊娠，此例宫角妊娠属于Ⅰ型和Ⅱ型之间，后期残留组织进一步向宫角内生长，导致宫角外凸，增加手术难度。

早期的Ⅰ型、Ⅱ型宫角妊娠都可以采用负压吸宫术。Ⅱ型宫角妊娠残留胚物通常位于宫角近输卵管开口处，如患者无明显腹痛且阴道流血不多，病情稳定，超声未提示有明显的腹腔内出血，残留胚物肿块平均直径不超过 30mm，血清 β-HCG 水平＜1000 ~ 2000U/L[20]，在患者知情同意的情况下，可按照输卵管异位妊娠进行保守治疗。该患者第二次手术后 β-HCG 从宫腔镜术前 2143U/L 下降至 128U/L，然后上升 151U/L，此时住院按照输卵管异位妊娠给予间隔一周的两次 MTX 80mg 肌内注射保守治疗，HCG 仍缓慢上升，保守治疗失败，最终选择了腹腔镜准备下的宫腔镜手术治疗。

宫腔镜在诊治宫角妊娠胚物残留中具有较大优势，可在超声监护下或腹腔镜监护下行宫腔镜下胚物去除术。该病例选择了腹腔镜准备下的宫腔镜手术方式，成功去除了病灶。宫腔镜手术损伤小，能最大限度保留正常宫角解剖组织。由于宫角处肌层较薄，易发生穿孔，手术操作应由高年资医师完成。

宫腔镜手术建议在患者 β-HCG 下降至正常或接近正常后进行，可降低对子宫的损伤并明显减少术中及术后并发症的发生。该患者第三次手术（宫腔镜手术）前 β-HCG 水平较低，241U/L，所以术中组织较易剥离并出血少，宫腔镜视野清晰，保证了手术的彻底性，术后 HCG 得以很快下降。

（病例提供：北京大学第一医院　于晓兰　吴文湘）

（病例点评：北京大学第一医院　吴文湘　于晓兰）

参考文献

［1］王雅琴，赵庆红，徐望明，等.早期宫角妊娠的临床转归与治疗［J］.中华生殖与避孕杂志，2018，38（7）：583-587.

［2］Nahum GG.Rudimentary uterine horn pregnancy.The 20th-century worldwide experience of 588 cases［J］.Reprod Med，2002，47（2）：151-163.

［3］曹泽毅.中华妇产科学（第3版）［M］.北京：人民卫生出版社，2014.

［4］Klemm P，Koehler C，Eichhorn KH，et al.Sonographic monitoring of systemic and local methotrexate（MTX）therapy in patients with intact interstitial pregnancies［J］. Perinat Med，2006，34（2）：149-157.

［5］Ankum WM，Mol BW，Van der Veen F，et al.Risk factors for ectopic pregnancy：a meta-analysis［J］.Fertil Steril，1996，65（6）：1093-1099.

［6］Elson CJ，Salim R，Potdar N，et al.Diagnosis and management of etopic pregnancy［J］.BJOG，2016，DOI：10.1111/1471-0528.14189.

［7］中华医学会妇产科分会计划生育学组.剖宫产术后子宫瘢痕妊娠诊治专家共

识（2016）［J］.全科医学临床与教育，2017，15（1）：5-9.

［8］石一复，郝敏，于冰.子宫体疾病［M］.北京：人民军医出版社，2011：126-127.

［9］王海波，逯彩虹，李秀娟，等.腹腔镜治疗未破裂型宫角妊娠18例临床分析［J］.中国计划生育学杂志，2010，18（9）：549-550.

［10］Walid MS，Heaton RL.Diagnosis and laparoscopic treatment of cornual ectopic pregnancy［J］.GMS Ger Med Sci，2010，8：Doc16.DOI：10.3205/000105，URN：urn：nbn：de：0183-0001050.

［11］Chandrasekhar C.Report of two cases of uterus didelphys rare ectopic（corneal and cervical）pregnancies［J］.Clin Imaging，2007，31（1）：57-61.

［12］罗奕伦，熊奕，王慧芳，等.经阴道彩超对输卵管间质部妊娠诊断的临床价值［J］.中国超声诊断杂志，2013，6（2）：115-117.

［13］中华医学会计划生育学分会.宫角妊娠诊治专家共识［J］.中国实用妇科与产科杂志，2020，36（4）：329-332.

［14］鲁红，徐佩莲，宋伊丽.妇科超声检查［M］.北京：人民军医出版社，2010：227.

［15］孔俊沣，王怀武，曾文兵，等.MRI对宫角妊娠的诊断价值［J］.中国医学影像学杂志，2020，28（9）：700-703.

［16］蒋晓玲.宫角妊娠、宫角合并间质部妊娠与间质部妊娠的早期经阴道彩色多普勒超声的诊断及鉴别［J］.中国医师杂志，2014，16（2）：272-275.

［17］钟晓英，Salma U，钟婷婷，等.宫腔镜在鉴别宫角妊娠和间质部妊娠中的应用价值［J］.中国内镜杂志，2011，17（04）：68-71.

［18］Barnhart KT，Sammel MD，Gracia CR，et al.Risk factors for ectopic pregnancy in women with symptomatic first-trimester pregnancies［J］.Fertil Steril，2006，86（1）：36-43.

［19］Mohamed M，Morntaz MD，Alan N，et al.Three-dimensional ultrasonography in the evaluation of the uterine cavity［J］.MEFSJ，2007，12（1）：41-46.

［20］中国优生科学协会肿瘤生殖学分会.输卵管妊娠诊治的中国专家共识［J］.中国实用妇科与产科杂志，2019，35（7）：780-782.

病例 14 中期妊娠引产胎盘前置状态伴胎盘植入

一、病历摘要

基本信息： 患者，女，31 岁。主诉：因"停经 23^{+5} 周，阴道流血 1 周，发现胎儿异常 1 天"入院。

现病史：平素月经规律，末次月经 2019 年 9 月 13 日，预产期（EDC）2020 年 6 月 19 日，此次妊娠为自然受孕。停经 30^+ 天自测尿 HCG（+），停经 6^+ 周在当地医院经 B 超确诊宫内早孕。孕早期有轻微恶心、呕吐等早孕反应，停经 12 周后自行缓解。停经 12^{+3} 周于当地医院建档产检，自诉胎儿 NT、早期唐氏筛查及中期唐氏筛查均无异常（未见报告）。停经近 5 个月起自感胎动至今。孕期无头昏、头痛、眼花、耳鸣、心慌、气促、皮肤瘙痒等症状，无有毒、有害物质接触史，无服药史。入院前 1 周无明显诱因出现少量阴道流血，呈暗红色，不伴腹痛、腹胀，无发热、畏寒，无阴道流液，自感胎动如常，于当地医院住院治疗（具体用药不详）后流血停止。1 天前无明显诱因再次出现少量暗红色阴道流血，伴腰部酸胀不适，自感胎动如常，无腹痛，无发热、头晕等不适，患者为求进一步诊治到我院门诊就诊，行彩超检查提示"胎儿先天性复杂型心脏病？胎盘前置状态（边缘性），胎盘植入可能"，门诊拟以"G_3P_1 23^{+5} 周孕先兆流产、胎盘前置状态伴植入、胎儿先天性心脏病？"收入我科进一步诊治。目前食欲睡眠可，大小便正常，孕期体重增加约 4kg。

既往史：患者平素健康状况良好。2012 年因"社会因素"行剖宫产术。否认高血压、糖尿病、冠心病病史。否认乙肝、结核等传染病史。否认药物、食物过敏史。否认外伤、输血史。按规定预防接种。

个人史：无烟酒嗜好，否认疫水接触史、疫区久居史，否认冶游史，无化学毒物及放射性物质接触史。否认曾到过新型冠状病毒肺炎中高风险地区，否认新型冠状病毒肺炎患者或新冠病毒携带者接触史。

月经史：12 岁月经初潮，经期 3 天，周期 25 天，末次月经 2019 年 9 月 13 日。无痛经，经期规则，经量中等。

婚育史：23 岁初婚，丈夫体健，从事职员工作。1-0-1-1，2012 年 7 月因"社会因素"在当地医院行子宫下段剖宫产术分娩一活男婴，体健，术中术后情况无特殊。2015 年因计划外妊娠于孕 6 周行人工流产一次。

家族史：父母体健。否认家族遗传病或传染病史。

体格检查：T 36.7℃，P 91 次 / 分，R 20 次 / 分，BP 132/75mmHg，身高 158cm，体重 58kg，皮肤、巩膜无黄染，全身皮肤、黏膜未见瘀斑、瘀点，心肺未发现明显异常，腹部膨隆与孕周相符，下腹部可见一陈旧性横行手术瘢痕，长约 12cm，全腹无压痛、反跳痛、肌紧张，可扪及胎体胎肢，双下肢无水肿。

产科检查：宫高 23cm，腹围 86cm，胎儿呈纵产式，先露扪不清，胎心率（FHR）150bpm，律齐，未扪及宫缩，宫体无压痛，子宫下段前次剖宫产瘢痕处无压痛。

辅助检查：

1. 入院后查血常规、凝血常规、尿液分析、肝功能、肾功能、电解质、空腹血糖等未见明显异常。

2. 彩色多普勒超声 检查见"单活胎，头位，脐动脉血流正常，胎盘位于子宫后壁，胎盘下缘达宫颈内口，厚 30mm。胎盘后低回声带：局部中断；膀胱线：连续；胎盘隐窝：有；胎盘基底部血流：血流增多、成团；宫颈血窦：无；宫颈形态：完整。胎盘植入超声评分：6 分。提示：胎盘前置状态（边缘性），胎盘植入可能"（病例 14 图 1）。

3. 胎儿系统超声 检查提示"胎儿先天性复杂型心脏病：①完全性房间隔缺损；②右室双出口；③左心室发育不良；④主动脉狭窄。"

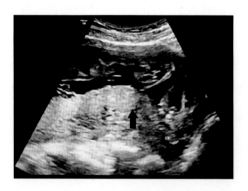

病例 14 图 1　B 超：胎盘前置状态（边缘性）伴胎盘植入

注：箭头标示处胎盘后低回声带中断，考虑存在胎盘植入。

诊断：

1. 晚期先兆流产（胎盘前置状态）

2. 胎盘植入伴出血

3. 妊娠合并子宫瘢痕

4. 胎儿先天性心脏病

5. 孕 23 周 $^{+5}$ 天

6. 孕 3 次，产 1 次

诊疗经过：患者及家属决定放弃胎儿，要求引产终止妊娠。该患者为中期妊娠，超声提示为胎盘前置状态（边缘性）伴胎盘植入，临床常用的终止妊娠方式包括剖宫取胎术和利凡诺羊膜腔内注射引产术，与患者沟通后选择后者终止妊娠，为降低引产过程中大出血的风险，拟于引产前先行双侧子宫动脉栓塞术（uterine artery embolization，UAE）。2020 年 3 月 2 日 13：20 至 14：10 在我院介入中心成功实施双侧子宫动脉造影术及 UAE 治疗，2020 年 3 月 3 日 16：00 在 B 超引导下行利凡诺羊膜腔内注射引产，顺利向羊膜腔内注入利凡诺 100mg。

注射利凡诺后 36 小时患者出现规律腹痛，立即建立静脉通道、交叉合血，密切观察产程进展，2020 年 3 月 5 日 6：15 阴道流血约 350ml，阴道检查宫口开大 1$^+$cm，立即将患者送入产房，给予持续心电监测、低流量吸氧、静脉补液等处理，密切关注产程进展。患者宫缩规律，强度中等，有间断阴道流血，9：38 阴道检查宫口开大 4cm，称重法估计近 3 小时出血量约 300ml，立即建立第二条静脉通道，加快补液速度，联系输血科做好输血准备。10：29 娩出死胎，排胎后依次给予缩宫素 10U 静脉滴注、马来酸麦角新碱 200μg 肌内注射加强子宫收缩，10：39 阴道流血约 200ml，胎盘未自行娩出，探查宫腔发现胎盘部分剥离，立即行徒手剥离胎盘，检查胎盘欠完整，剥离面毛糙，手取胎盘后仍有活动性阴道流血，行急诊床旁彩超检查见子宫下段后壁少许组织物残留可能，宫腔内其余部位无明显异常回声。10：45 行清宫术，卵圆钳钳夹时感觉局部组织与子宫后壁粘连紧密，轻柔操作，钳夹出残留胎盘组织约 20g，胎儿胎盘共重 970g。清宫后子宫质软，轮廓欠清，阴道流血仍较多，立即给予卡前列素氨丁三醇 250μg 深部肌内注射，子宫收缩好转，阴道流血减少，检查软产道无裂伤。手取胎盘至清宫后 20 分钟出血约 650ml，合计出血 1500ml，患者诉心慌、乏力，HR 121bpm，BP 90/62mmHg，考虑失血性休克早期，给予输血、导尿并保留尿管、记出入量等对症处理，输血前急查血常规、凝血常规报告：红细胞 3.25×10^{12}/L，血红蛋白 106g/L，白细胞 20.88×10^9/L，中性粒细胞百分比 85.2%，血小板 200×10^9/L；凝血酶原活性度 90%，凝血酶原时间 14.0 秒，部分活化凝血活酶时间 35.6 秒。11：05 查体子宫收缩尚可，仍有间断阴道流血，行阴道 – 腹部双合诊持续压迫子宫，同时做好宫腔球囊填塞准备，于 11：15 完成宫腔球囊填塞，未见明显阴道流血。

引产排胎过程中总计出血约 1600ml，输血 800ml（包括红细胞悬液 600ml、新鲜冰冻血浆 200ml），排胎后 2 小时患者未诉特殊不适，HR 89bpm，BP 114/68mmHg，子宫收缩可，阴道流血少，安返病房。复查血常规：红细胞 3.05×10^{12}/L，血红蛋白 98g/L，白细胞 19.06×10^9/L，中性粒细胞百分比 85.0%，血小板 186×10^9/L；凝血常规未见异常。给予预防感染、加强子宫收缩、纠正贫血等治疗。2020 年 3 月 6 日 11：30 取出宫腔球囊，同时拔除尿管，未见明显阴道流血，患者自解小便通畅，复查血常规提示中度贫血（血红蛋白 87g/L），白细胞总数及中性粒细胞百分比偏高，血小板计数、凝血常规、血浆 D– 二聚体等未见明显异常，患者一般情况较好，生命体征正常，子宫收缩可，阴道流血少，继续给予预防感染、纠正贫血等对症治疗，于排胎后第 3 天顺利出院。

随访：引产排胎后 1 周门诊复查彩超提示：子宫增大，余未见明显异常。排胎后 2 周阴道流血停止，排胎后 42 天复诊，妇科彩超未见明显异常，血常规提示轻度贫血（血红蛋白 106g/L），血 β –HCG < 5U/L。

二、病例分析

1. 该患者为已婚育龄期妇女，既往有剖宫产史一次，此次因"停经 23^{+5} 周，阴道流血 1 周，发现胎儿异常 1 天"入院，病程短。

2. 中期妊娠阴道流血应考虑的鉴别诊断包括以下 3 个方面（中期妊娠是指第 14 ~ 第 27^{+6} 周）：

（1）产科并发症：如晚期先兆流产、胎盘早剥、胎盘前置 / 低置状态、宫颈功能不全等，前两者常伴有不同程度的腹痛或腰痛，后两者通常无明显腹痛，临床上可以此作为鉴别要点，再结合 B 超检查结果，了解胎儿情况、胎盘位置、有无胎盘后血肿、宫颈管长度等，多可做出初步诊断。

（2）妇科合并症：如阴道炎、宫颈炎、宫颈息肉、宫颈肿瘤等，通过询问既往妇科病史及体检结果，行阴道窥诊、阴道分泌物检查及培养、宫颈细胞学检查等查体及辅助检查可进行鉴别诊断。

（3）全身疾病：任何引起自发性出血倾向的疾病均可能引起阴道流血，如特发性血小板减少性紫癜（ITP）、血栓性血小板减少性紫癜（TTP），这两个疾病都会引起血小板减少，当血小板 $< 50 \times 10^9/L$ 甚至更低时可出现消化道、生殖道、视网膜及颅内出血。两者的鉴别要点是：ITP 患者表现为可发生在任何部位的皮肤出血点与黏膜出血，严重者可有内脏出血等，实验室检查发现除血小板减少外，抗血小板抗体(＋)，骨髓中成熟型血小板减少；TTP 患者符合微血管病性溶血的表现，以贫血、肾脏损害、发热、精神异常和血小板减少为特点。

3. 该患者临床表现为中期妊娠发生的无痛性阴道流血，入院后彩超检查明确提示胎盘前置状态（边缘性），询问既往史否认血液系统疾病史，此次孕期规律产检未发现血小板减少、凝血功能异常，入院后查血常规、凝血常规均无异常，故可排除全身疾病所致阴道流血，考虑为胎盘位置异常所致阴道流血，尚需与生殖道炎症、肿瘤等疾病进行鉴别诊断。

4. 中期妊娠胎盘前置状态伴出血的治疗原则是抑制宫缩、预防或纠正贫血、预防感染和必要时终止妊娠，孕 24 周后有流产或早产风险时还应给予促胎肺成熟治疗。

胎盘前置状态的孕妇在中期妊娠时较少发生阴道流血，且出血量通常不大，经上述保胎治疗后多可继续妊娠延长孕周至胎儿有机会存活，但若出现以下情况应考虑终止妊娠：①出血量大甚至休克，为挽救孕妇生命，无须考虑胎儿情况，应立即终止妊娠；②出现胎儿窘迫等情况评估胎儿预后差，甚至发生胎死宫内，应尽快终止妊娠；③反复出血或大量出血继发绒毛膜羊膜炎甚至全身感染，造成胎儿宫内感染、宫缩不可抑制甚至危及孕妇安全时应及时终止妊娠。

5. 本病例患者孕期阴道流血并不多，我院产科彩超提示：胎盘前置状态（边缘性），胎盘植入可能（胎盘植入超声评分：6 分）。系统彩超提示胎儿先天性复杂型心脏病，已告知患者及家属胎儿心脏畸形出生后有手术治疗的机会，与患者及其家属沟通后，其考虑已育有一健康后代，决定放弃胎儿，要求终止妊娠。该患者为高危妊娠，终止妊娠的方式包括利凡诺羊膜腔内注射引产术和直接剖宫取胎术。利凡诺引产过程中发生排胎前胎盘剥离或排胎后胎盘剥离不全引起大出血的风险较高，为降低出血风险，可在羊膜腔注药前先行双侧 UAE；也可在充分备血的前提下直接行剖宫取胎术，可于术前先行双侧 UAE 以减少术中出血。将两种引产方案的利弊告知患者及其家属，其选择 UAE ＋利凡诺羊膜腔内注射引产术。

三、疾病介绍

1. 概述　终止中期妊娠主要用于因医学原因不宜继续妊娠和非意愿妊娠的情况。由于近 20 年剖宫产率较高，加上近年来我国生育政策变化，剖宫产术后再次妊娠及高龄孕妇的比例明显上升，前置胎盘以及胎盘植入的发生率不断增高。胎盘植入是指胎盘绒毛侵入子宫肌层，主要风险为致命性产后出血及高子宫切除率，严重者甚至导致孕产妇死亡[1]。

孕中期需终止妊娠的患者若存在胎盘前置状态伴胎盘植入，由于胎盘不能自行剥离或仅部分剥离，可导致大出血、感染、子宫破裂、失血性休克等严重并发症，甚至危及患者生命。

2. 高危因素[2]

（1）剖宫产史：有剖宫产史的妇女再次妊娠时前置胎盘（孕中期即为胎盘前置状态）的发生率较无剖宫产史者升高；有剖宫产史的前置胎盘患者中，发生胎盘植入的比例也高于无剖宫产史者，且胎盘植入的发生风险与剖宫产次数呈正比，1 次剖宫产史者发生胎盘植入的风险为 24%，3 次剖宫产史者可高达 67%。

（2）孕妇年龄≥ 35 岁。

（3）人工流产（包括刮宫术）≥ 2 次。

（4）分娩次数≥ 2 次。

（5）既往有胎盘粘连病史。

（6）（除剖宫产外的）子宫切开手术史：如既往因子宫肌瘤或子宫腺肌病子宫切开手术累及子宫内膜者。

（7）宫腔感染病史。

3. 临床表现

（1）常无明显的临床症状，部分患者可反复发生无痛性阴道流血。

（2）穿透型胎盘植入合并子宫破裂者可有腹痛、休克、胎心消失等表现。

（3）引产时胎儿娩出后 30 分钟胎盘不能自行剥离，徒手取胎盘时发现剥离困难或胎盘与子宫肌壁紧密粘连，或胎盘部分剥离时发生大出血。

（4）引产后出现异常腹痛或阴道大量流血。

4. 辅助检查　超声及 MRI 是重要的辅助检查手段。

（1）超声检查：是胎盘前置状态及胎盘植入的首选检查，具有经济、简便、高效的优点，联合灰阶和彩超多普勒能够将超声成像的灵敏度提高至约 90%，阴性预测值达 95% ~ 98%[3]。推荐使用经阴道超声（TVS）来鉴别宫颈管、宫颈内口，以及胎盘边缘与宫颈内口的关系；TVS 可更好地对子宫下段和膀胱界面进行评估。必要时还可补充能量多普勒超声以提高检查结果的特异度。

（2）MRI：具有良好的软组织对比度，能多方位成像，可更好地评估胎盘与剖宫产术后子宫切口的位置关系以及胎盘植入深度，但 MRI 费用较高，仅作为超声检查难以明确时的辅助检查[3]。若遇胎盘附着于子宫后壁、胎儿先露部遮挡胎盘、肥胖等干扰超声成像的情况，在超声检查的基础上补充盆腔 MRI 检查可提高前置胎盘（妊娠 28 周前称为胎盘前置状态）及胎盘植入的检出率，并可分辨胎盘与周围器官的关系。此外，MRI 对于预测穿透型胎盘植入的准确性高于超声检查。

（3）膀胱镜检查：若患者有血尿，怀疑胎盘植入膀胱时，可行膀胱镜检查，以确定植入的胎盘是否侵及膀胱黏膜及侵及范围[4]。

5. 诊断依据　胎盘前置状态伴胎盘植入若无明显临床症状，易造成漏诊，往往在引产中、引产排胎后大出血或胎盘不剥离时才发现。因此，在终止妊娠前明确诊断胎盘前置状态和胎盘植入是减少患者发生不良结局的重要环节，超声及 MRI 是重要的辅助检查手段。

临床诊断主要依据：

（1）病史：详细询问患者是否具有发生胎盘前置状态及胎盘植入的高危因素。

（2）临床症状：孕中期无痛性阴道流血；引产后胎盘无法自行剥离或胎盘剥离时发生大出血。

（3）辅助检查

1）胎盘前置状态的超声征象：发现覆盖或接近宫颈内口的胎盘组织，其下缘距宫颈内口 < 2cm。

2）胎盘植入的超声影像图特征为：①胎盘附着于子宫下段或覆盖原剖宫产术子

宫切口部位，胎盘不随孕周增加而向上移行；②胎盘增厚；③胎盘内有多个大小不等形态不规则的无回声区，即胎盘内静脉池，有时可探及动脉血流，表现为血流紊乱、湍急，呈翻滚的"沸水征"，常称为"胎盘陷窝"或"胎盘漩涡"；④胎盘后方子宫壁肌层低回声带变薄或消失，有时仅见浆膜层的线状高回声，胎盘后间隙消失；⑤胎盘穿透子宫肌层达浆膜层，紧邻膀胱后方，与子宫相邻的膀胱浆膜层高回声带消失，且有不规则的无回声结构突向膀胱，膀胱后壁与子宫浆膜层交界面血管丛增多[5]。

3）胎盘植入的 MRI 表现：子宫胎盘附着处凸向膀胱或直肠，胎盘与子宫肌层密切相连，胎盘组织呈"三角形"或"蘑菇状"侵入子宫肌层，造成子宫结合带变薄或中断等[6]。

确诊有赖手术所见及组织病理学检查结果。剖宫取胎术中发现子宫前、后壁下段膨隆、子宫肌层变薄甚至消失、局部血管异常充盈怒张，术后病检在子宫肌纤维之间发现胎盘绒毛，可以明确诊断胎盘植入[7, 8]。若术中见胎盘与子宫肌层分界不清，无法剥离，即使术后病检未提示胎盘植入，也可根据临床所见做出诊断。

6. 终止妊娠的方式　包括剖宫取胎术、子宫局部病灶切除及修补术、依沙吖啶（又名利凡诺）羊膜腔内注射引产术、米非司酮配伍前列腺素引产术。目前剖宫取胎术和子宫局部病灶切除及修补术报道的病例数相对较多。有专家建议术前先行双侧子宫动脉栓塞术（UAE），能有效减少术中出血。

本例患者有生育要求，为尽可能减少手术对患者子宫的损伤，降低下次妊娠时发生瘢痕妊娠、前置胎盘、胎盘植入、子宫破裂等并发症的风险，我们采取利凡诺羊膜腔内注射引产术，为减少排胎过程中的出血，羊膜腔注药前一天先行双侧 UAE，这样即使后续出现较多出血，仍有机会通过药物加强子宫收缩、腹部 – 阴道联合压迫子宫、宫腔球囊填塞止血等保守治疗有效止血。

7. 并发症的处理　中孕期胎盘前置状态伴植入终止妊娠的并发症主要有大出血、器官损伤、胎盘残留和感染。

（1）大出血的处理步骤：①开通静脉通路，补液输血；②止血：宫腔填塞，包括纱布填塞和球囊压迫，都应预防性使用抗生素；双侧 UAE；开腹止血，可行双侧子宫动脉结扎、髂内动脉结扎或子宫局部病灶切除及修补术等；子宫切除术。

（2）胎盘残留的处理：无活动性出血时，残留的胎盘有多种处理方法[9-12]。①甲氨蝶呤（MTX）50mg/m² 单次肌内注射，必要时追加用药；②双侧 UAE 多用于残留胎盘血供丰富者；对胎盘原位保留者可行药物辅助治疗，密切随访至植入部位子宫肌层增厚、局部血供不丰富时，再行超声引导下病灶钳夹清除术或宫腔镜下病灶切除术[13]；③腹腔镜下或经腹子宫局部病灶切除及修补术。

（3）感染的预防和处理：感染是终止妊娠后造成子宫切除的主要原因之一[11]。术前严格把握手术禁忌证，排除全身感染或生殖道感染。按抗生素使用原则预防性应用抗生素。胎盘残留随访期间，大部分患者会有间断少量阴道流血，必要时应行阴道分泌物培养，发现感染及时处理[11, 14]。

（4）切除子宫：手术指征包括大出血需挽救患者生命时、残留胎盘感染危及产妇生命安全且无法经阴道取出时、子宫发生严重损伤难以修补时等。子宫切除术是治疗胎盘植入的重要方法之一，但是否选择切除子宫应当根据具体条件及患者的生育意愿谨慎决定，这一决策的制定与当地经济状况、医疗护理水平以及是否能够及时获取所需的血液制品密切相关[15]。

（5）器官损伤的预防和处理：穿透型胎盘植入者，可能发生胎盘侵及膀胱后壁甚至穿透膀胱，加之子宫下段创面糟脆，层次不清，行剖宫取胎术时，膀胱损伤的机会极大，且损伤可能难以分辨；由于胎盘前置状态和胎盘植入，子宫下段明显增宽，术中行缝扎止血、双侧子宫动脉结扎或子宫切除时，可能发生输尿管损伤。手术应由经验丰富的医师主刀，考虑腹腔严重粘连者宜选择腹部纵切口，方便腹腔探查及手术操作。必要时请泌尿外科医师协助手术，术前行膀胱镜检查，酌情放置输尿管导管或支架管[16]；怀疑发生膀胱损伤时，可经尿管注入300～400ml含有亚甲蓝的生理盐水，使膀胱充盈，仔细检查是否有亚甲蓝液漏出，发现损伤，及时修补。出血控制或子宫切除后，应仔细检查双侧输尿管蠕动情况，发现异常时，请泌尿外科医师协助处理。

四、病例点评

1. 概述发病原因、病程特点　该患者为已婚育龄期女性，起病急，病程短。既往有一次剖宫产手术史和一次人工流产史，均为胎盘前置状态和（或）胎盘植入的高危因素。

2. 讨论该患者的病史特点及治疗方案的选择　该患者有胎盘前置状态的典型临床表现，即孕中期无痛性阴道流血，且为瘢痕子宫，产科彩超提示胎盘前置状态（边缘性）伴植入，终止胎盘前置状态伴植入的中期妊娠过程中，由于胎盘不能自行剥离或者只能部分剥离，可导致大出血、感染、子宫破裂，甚至危及生命。此种情况是产科医生最不愿面对的临床难题之一，要求我们必须在启动引产前制定好应对大出血以及胎盘残留的预防和处理方案。该患者此次为计划妊娠，因胎儿患先天性复杂型心脏病要求终止妊娠，将来仍有生育要求，故终止妊娠的方式应选择对子宫损伤较小的方式，且尽可能避免发生因大出血而需切除子宫的情况出现，权衡利弊，双侧 UAE ＋利凡诺羊膜腔内注射引产术更符合该患者的要求。

3. 分析该患者的特殊情况及处理方案　在利凡诺羊膜腔内注射引产术前先行双侧 UAE 可在一定程度上减少引产过程中的出血量，但不同患者对利凡诺引产的反应各不相同，排胎时间差异较大，甚至可能利凡诺引产失败，需换用其他引产方式，故此方案可控性较差，在排胎过程中仍有大出血风险，且经阴道分娩使预防和处理胎盘残留成为一个棘手的问题。这些弊端在该患者身上也有体现，该患者即使先行了双侧 UAE，临产后仍发生大出血，排胎后也发生了胎盘残留，所幸其产程进展较快，通过加强子宫收缩、补液、输血、清宫、宫腔填塞等对症支持治疗及时止住了出血，纠正了失血性休克，患者预后较好，并保留了生育功能。

根据现有的少量报道和我科自身经验，双侧 UAE 联合利凡诺羊膜腔内注射引产术在胎盘前置状态伴胎盘植入的患者中仍然是一种可行的中孕引产方法，一旦引产过程中发生大出血应立即行阴道 - 腹部双合诊持续压迫子宫、尽快采取 Bakri 球囊宫腔填塞等止血手段，同时积极给予输血、补液、加强宫缩、预防感染等支持治疗，若上述方案仍无法有效止血，则应及时中转开腹行子宫局部病灶切除及修补术，必要时甚至需行子宫切除术。若想尽可能避免发生大出血及胎盘残留问题，胎儿较大则可考虑直接行经腹剖宫取胎术，这种方式尤其适用于没有生育要求、经济条件较差的患者，若术中发现为穿透型胎盘植入或植入面积较大，可原位保留胎盘行子宫切除术，此方案将最大限度减少出血；若胎儿较小且孕妇无再生育需求，可考虑直接行子宫切除术（原位保留胎儿及胎盘）。若患者仍有生育要求，术前行双侧 UAE 可有效减少术中出血，为彻底清除胎盘组织、保留子宫创造了机会。

4. 分析子宫收缩剂的临床运用　子宫收缩剂是第一线的治疗子宫收缩乏力出血的基本措施，故排胎后应立即给予预防性使用子宫收缩剂。推荐对所有阴道分娩或剖宫产者使用缩宫素（10U，肌内注射或静脉输注给药），10U 是基点，并非一成不变，必要的持续静脉输注给药仍然是基本处理措施。马来酸麦角新碱也被推荐用于预防产后出血（200μg，肌内给药），通常情况下在胎盘娩出后再使用，但考虑到该患者有胎盘前置状态伴植入这一高危因素，且排胎过程中已有较多出血，为避免因大出血需切除子宫，可在排胎后立即肌内注射马来酸麦角新碱加强子宫收缩，必要时可2～4小时重复注射一次，最多5次。若用药后发生子宫强直收缩，宫颈口回缩，胎盘嵌留宫腔内，可予哌替啶100mg肌内注射，待宫口松弛后再行手取胎盘。

（病例提供：重庆医科大学附属第二医院 欧文君 董晓静）

（病例点评：重庆医科大学附属第二医院 董晓静）

参考文献

［1］Silver RM，Branch DW.Placenta accreta spectrum［J］.N Engl J Med，2018，378（16）：1529-1536.

［2］中华医学会计划生育学分会.剖宫产后中期妊娠胎盘前置状态伴植入终止妊娠的专家共识［J］.中华妇产科杂志，2018，53（9）：585-589.

［3］Jauniaux E，Bhide A，Kennedy A，et al.FIGO consensus guidelines on placenta accreta spectrum disorders：prenatal diagnosis and screening［J］.Int J Gynaecol Obstet，2018，140（3）：274-280.

［4］陈倩.重视胎盘植入问题改善妊娠结局［J］.中华产科急救电子杂志，2014，3（1）：1-3.

［5］种轶文，张爱青，王妍，等.超声评分系统预测胎盘植入凶险程度的价值［J］.中华围产医学杂志，2016，19（9）：705-709.

［6］Berkley EM，Abuhamad AZ.Prenatal diagnosis of placenta accrete：is sonography all we need？［J］.J Ultrasound Med，2013，32（8）：1345-1350.

［7］陈敦金，苏春宏.胎盘植入［M］.长沙：湖南科技出版社，2013：2.

［8］Wortman AC，Alexander JM.Placenta accrete，increta，and percreta［J］.Obstet Gynecol Clin North Am，2013，40（1）：137-154.

［9］Committee on Obstetric Practice.Committee opinion no.529：placenta accrete［J］.

Obstet Gynecol，2012，120（1）：207-211.

［10］Silver RM，Fox KA，Barton JR，et al.Center of excellence for placenta accrete ［J］.Am J Obstet Gynecol，2015，212（5）：561-568.

［11］Wong VV，Burke G.Planned conservative management of placenta percreta［J］. J Obstet Gynaecol，2012，32（5）：447-452.

［12］Lorenz RP.What is new in placenta accrete？：best articles from the past year ［J］.Obstet Gynecol，2013，121（2 Pt 1）：375-376.

［13］Wang JH，Xu KH，Lin J，et al.Methotrexate therapy for cesarean section scar pregnancy with and without suction curettage［J］.Fertil Steril，2009，92（4）：1208-1213.

［14］中华医学会妇产科学分会感染性疾病协作组.妇产科抗生素使用指南［J］. 中华妇产科杂志，2011，46（3）：230-233.

［15］Allen L，Jauniaux E，Hobson S，et al.FIGO consensus guidelines on placenta accreta spectrum disorders：nonconservative surgical management［J］.Int J Gynaecol Obstet，2018，140（3）：281-290.

［16］赵扬玉，王妍，陈练.胎盘植入的围手术期管理［J］.中华妇产科杂志，2018，53（11）：787-789.

病例 15 瘢痕妊娠－凶险前置胎盘－治疗性早产－产时大出血

一、病历摘要

基本信息：患者，女，41 岁，孕 5 产 1（剖 1），剖宫产术后 12 年。主诉：停经 33^{+1} 周，超声提示胎盘位置异常 1$^+$ 个月。

现病史：患者末次月经为 2019 年 12 月 31 日，孕 8^{+3} 周外院彩超提示孕囊似覆盖原子宫切口（病例 15 图 1，图片质量欠佳），未进一步诊断。孕 14^{+2} 周彩超提示胎盘实质覆盖宫颈内口，子宫前壁下段肌层与膀胱分界不清，并可见较丰富血流信号。曾在外院因高龄行羊水穿刺，核型正常。孕 23 周外院彩超提示胎盘下缘覆盖宫颈内口，覆盖子宫前壁瘢痕处，两者分界不清。遂到我院就诊，2020 年 6 月 9 日系统超声检查提示：①宫内单活胎（约 24^{+4} 周）；②凶险性前置胎盘状态，胎盘植入？。OGTT 检查正常。入院前 2 个月出现阴道褐色分泌物，无腹痛及阴道流液。完成地塞米松促胎肺成熟治疗，以"①凶险性前置胎盘；②孕 33^{+1} 周，孕 5 产 1（剖 1），LOA，待产；③胎盘植入；④瘢痕子宫"收入院。孕期未见其他异常，孕期体重增加 10kg。

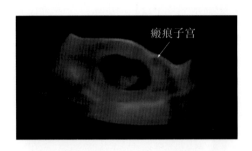

病例 15 图 1　孕 8^{+3} 周彩超

既往史：既往体健，2008 年外院无指征行剖宫产术。否认外伤史，否认食物及药物过敏史。

个人史：生长重庆市，中专文化，无吸烟、饮酒及毒品接触史，无冶游史。

月经史：13 岁月经初潮，经期 3 ~ 4 天，周期 23 天，末次月经 2019 年 12 月 31 日，经量正常，无痛经，白带正常。

婚育史：已婚，孕 5 产 1（剖 1），2013 年行人工流产 1 次，2017 年及 2018 年分别自然流产 1 次，清宫 1 次。

家族史：父母健在，家族中无传染病及遗传病史，无类似患者。

体格检查：

专科检查：T 36.8℃，P 95 次 / 分，R 20 次 / 分，BP 118/73mmHg，身高 158cm，体重 68kg。发育正常，营养良好，晚孕体型，步入病房，自动体位，双侧乳房外观、扣诊无异常。心肺体检未见异常。耻骨联合上方 2cm 处可见一横行长约 10cm 瘢痕。全腹无肌紧、压痛。

产科检查：宫高 28cm，腹围 95cm，先露头，未入盆，LOA，胎心音 142 次 / 分，未行阴道检查。其他：腹部未扣及宫缩，阴道无流血、流液。

辅助检查：

1．2020 年 6 月 9 日某医院系统超声　检查示胎盘覆盖宫颈内口，胎盘内可见多个血窦，胎盘与子宫前壁下段分界欠清，考虑胎盘植入。

2．2020 年 7 月 22 日（停经 29^{+1} 周）某医院 MRI　①宫内单活胎（约 29^{+1} 周），瘢痕子宫；②子宫前壁下段肌层变薄，中下段胎盘稍偏右局部鼓胀，可见数个跨界血管。胎盘信号重度不均质，胎盘突出宫颈内口。膀胱壁欠光整，周围脂肪间隙欠清。提示中央型前置胎盘（胎盘粘连＋植入＋可疑穿透，病例 15 图 2）。

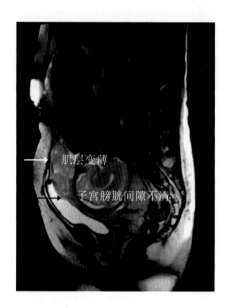

病例 15 图 2　孕 30 周胎盘 MRI

3．2020 年 8 月 18 日（停经 33 周）某医院彩超　①宫内单活胎（约 33 周），瘢痕子宫；②子宫前壁下段肌层变薄，中下段胎盘稍偏右局部鼓胀，可见数个跨界血管。胎盘信号重度不均，见密集不规则液性暗区伴沸水征，以右侧壁明显。子宫右前壁肌层回声连续性中断，与腹壁回声分界欠清。膀胱壁回声可见多处不连续。提示凶险性前置胎盘，胎盘植入（病例 15 图 3）。

诊断：

1．凶险性前置胎盘，胎盘植入（穿透型）

2．孕 33^{+1} 周，孕 5 产 1（剖 1），LOA

3．妊娠合并子宫瘢痕（剖宫产术后）

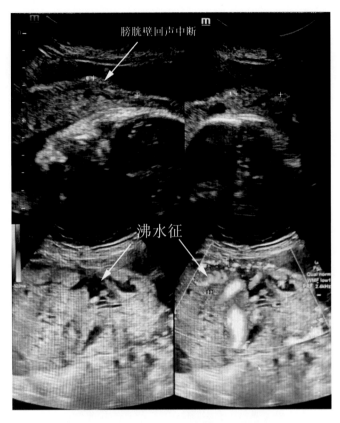

病例 15 图 3　孕 33^{+6} 周彩超评估胎盘

诊疗经过：入院后拟行剖宫产术，术前放射介入科经股动脉置管，肾动脉水平以下预置腹主动脉球囊，球囊安置成功后进入手术室。开腹后术中见：子宫前壁及下段两侧血管怒张；膀胱与子宫前壁及下段原切口致密粘连。充分分离子宫下段粘连，下推膀胱（病例 15 图 4），经子宫下段扎紧血浆管，临时阻断子宫供血，切开子宫、迅速娩出胎儿，台下介入科医生经股动脉插管迅速充盈腹主动脉球囊，临时阻断全盆腔供血。因胎盘大面积植入伴穿透，迅速人工剥离胎盘同时行子宫前壁穿透部位肌壁切除（约 10cm×7cm），术中虽腹主动脉球囊部分阻断盆腔供血，但宫颈内口出血仍汹涌，迅速行宫颈提拉式缝合术＋子宫排式缝合术＋子宫动脉上、下行支结扎术＋子宫切口缝合术；多种强促宫缩药物（马来酸麦角新碱、卡前列素氨丁三醇、长效缩宫素等），腹主动脉球囊充盈后创面出血明显减少，再次缝合子宫创面，检查无活动性出血后，行子宫腔 COOK 球囊放置术（120ml）。术中出血 3100ml，输同型红细胞悬液 1200ml，血浆 970ml，术前血红蛋白 118g/L，术毕血气血红蛋白 92g/L。新生儿 Apgar

评分 10-10-10，台上转儿科治疗。术后返回产科加护病房，予促宫缩、抗感染、对症治疗，术后 5 天出院。

随访： 术后恶露 1+ 个月干净。术后 3 个月复查子宫彩超：子宫大小正常，肌层回声不均质，宫内膜居中，厚 4mm，子宫下段宫腔内可见范围 24mm×8mm×30mm 的絮状减弱回声，边界清，CDFI：未见明显血流信号。血常规血红蛋白 132g/L。出院后随访彩超子宫附件未见明显异常；现已停哺乳，月经复潮，未见异常。

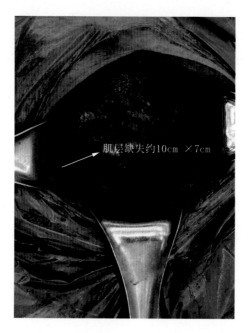

病例 15 图 4　孕 33+6 周剖宫产术中下推膀胱后显示的子宫下段

二、病例分析

该孕妇高龄，既往有一次剖宫产手术史，多次流产史。孕早期彩超提示妊娠囊似位于剖宫产瘢痕处，怀疑瘢痕妊娠。此时应告知患者继续妊娠可能出现的风险，进一步按要求严格评估、分级。若患者有强烈的生育要求，需严密随访，随时调整诊断，必要时终止妊娠。但本例患者未规范评估继续妊娠风险。孕 14+2 周 NF 彩超提示胎盘位于前后壁，覆盖面广泛，胎盘覆盖宫颈内口，子宫前壁下段肌层与膀胱分界不清，并可见较丰富血流信号，怀疑胎盘植入，继续妊娠风险大，但此时基层医院医护人员仍未规范评估，未合理预判以后妊娠结局，未实施充分知情告知。患者孕期动态多次彩超监测胎盘情况，发现胎盘与子宫前壁肌层连续性中断及膀胱侵犯的程度逐渐加重，疑诊胎盘穿透，随孕周增大，可能有子宫破裂、严重危及母儿生命安全事件发生，遂完成地塞米松促胎肺成熟后于孕 33[+6] 周选择手术终止妊娠。术前经多学科评估、讨论，预测出血 3000ml 以上，极易引起快速失血导致的低体温、凝血异常、多脏器功能障碍，因此采用术前预置腹主动脉球囊。胎儿娩出后通过腹主动脉球囊压迫迅速阻断盆腔供血。术中见膀胱与子宫前壁及下段原切口致密粘连，子宫前壁及下段两侧血管怒张，充分分离膀胱粘连后显示子宫前壁下段膨隆，肌层变薄伴局部缺失（病例 15 图 4）。实施多种缝合手术后，术中仍出血为 3100ml。该手术难度大，目前仍是三甲综合教学医院产科最高级别的 4 级手术。该患者术中多学科协作（介入科、麻醉科、输血科、检验科、NICU）等，产科经验丰富教授团队手术，出血仍极为凶险，因短时间快速大量失血，虽经颈静脉置管等建立多血管通道液体灌注，但术中患者在使用全身麻醉呼吸机辅助下仍需去甲肾上腺素维持血压，因大量、快速失血极易引起低体温、凝血病、多脏器功能障碍等，因此，临床上需高度重视瘢痕妊娠系统管理。

随着生育政策的调整，瘢痕子宫再次妊娠比率大大升高，如何评估该类人群再妊娠风险，评判能否继续妊娠、终止妊娠时机及妊娠期间的风险，及时有效转诊，是妇产科医护人员目前面临重点难题之一，直接关系到母婴安全。

瘢痕子宫再次妊娠孕前应行彩超检查评估子宫瘢痕愈合情况，尤其是瘢痕子宫有多次宫腔操作史的患者，应在妊娠早期、中期和晚期进行风险评估。

1. 孕早期（≤孕 11[+6] 周） 一旦确定宫内妊娠，彩超明确孕囊位置，如孕囊位置接近子宫瘢痕则联合阴道彩超明确妊娠囊与子宫前壁下段肌层及膀胱的关系，如受精卵着床于前次剖宫产子宫切口瘢痕处，则为剖宫产术后子宫瘢痕妊娠（cesarean scar pregnancy，CSP）。如彩超显示孕囊完全着床于子宫瘢痕处，子宫前壁肌层连续性中断，妊娠囊与膀胱之间的子宫肌层明显变薄、甚至消失，甚至孕囊向膀胱方向外凸，则提示 CSP 伴绒毛植入，建议终止妊娠[1]。该病例孕早期彩超怀疑妊娠囊似位于剖宫产瘢痕处，怀疑瘢痕妊娠，但未进一步评估孕囊与瘢痕处子宫肌层的关系，加之患者有再生育要求，遂继续妊娠。因此，妇产科和超声科医生对剖宫产术后瘢痕子宫再次妊娠者应提高重视，在早孕期（孕 6 周左右）尽早彩超明确孕囊与子宫瘢痕的关系，排除瘢痕妊娠；一旦确诊为Ⅱ型或Ⅲ型 CSP，应尽早终止妊娠。同时应加强科普宣教，告知无指征剖宫产、人工流产尤其是多次人工流产及其他涉及宫腔手术的危害，宣传阴道分娩的优点，减少宫腔手术操作的次数。

2. 中孕期（孕 12 ~ 27⁺⁶ 周） 彩超一旦明确胎盘位于子宫前壁下段，则需进一步评估胎盘与子宫瘢痕的关系，包括胎盘主要附着部位、胎盘有无粘连或植入及植入面积和深度、有无侵犯临近脏器。如中孕期彩超提示胎盘主要附着于子宫前壁下段，伴胎盘与子宫肌层分界不清，甚至子宫肌层连续性中断与膀胱分界不清，则继续妊娠子宫破裂的风险极大，原则上是否继续妊娠需严格评估，建议转诊至经验丰富的三甲医院明确诊断后根据患者具体情况综合分析、处理。该例患者孕中期彩超提示子宫前壁下段肌层与膀胱分界不清，并可见较丰富血流信号，考虑胎盘植入，提示患者早期应为 Ⅱ ~ Ⅲ 型 CSP，原则上孕 13 周以后除非患者出现先兆子宫破裂或大出血临床征象，不再常规建议终止妊娠，因为即使此时终止妊娠亦不能降低引产过程中大出血、剖宫取胎、甚至子宫切除的风险，但患者继续妊娠，母儿风险进一步增大，因此需综合具体情况综合评估，在保证母儿安全的前提下，尽量延长孕周。

3. 晚孕期（≥ 28 周） 此时往往已明确诊断为凶险性前置胎盘，因晚孕期子宫破裂、大出血危险风险高，胎儿存活可能性大，需根据母儿情况，确定终止妊娠时机。因 MRI 评估胎盘瘢痕内植入面积、深度和膀胱受累程度优于彩超，建议孕 28 ~ 32 周，在膀胱充盈（300ml 尿液）下进一步 MRI 量化评估子宫破裂及出血的风险[2]。孕晚期应在彩色多普勒血流显像的基础上动态评估病情变化[3]，综合评估胎儿成熟度和继续妊娠风险，选择合适的时机终止妊娠，以保障母婴安全。该例患者于孕 28 周开始，我院产科由专人每 2 周评估胎盘、胎儿变化，妊娠 33 周彩超提示：胎盘植入程度加重，膀胱壁回声可见多处不连续，考虑膀胱受累（病例 15 图 4），继续妊娠可能出现子宫破裂、大出血风险增大，遂在完成促胎肺成熟后于孕 33⁺⁶ 周手术终止妊娠。

三、疾病介绍

1. 概述 剖宫产术后子宫瘢痕妊娠（cesarean scar pregnancy，CSP）是指受精卵着床在前次剖宫产瘢痕处，其胎盘绒毛向肌层或瘢痕的深处生长，可能发生子宫破裂、大出血，甚至孕产妇死亡等严重后果[4]。CSP 属于一种特殊类型的异位妊娠，该定义有时限，仅限于早孕期（≤ 12 周）。根据手术中情况，本例患者诊断凶险性前置胎盘（pernicious placenta previa，PPP）明确，结合病史回顾既往诊断应为 Ⅱ ~ Ⅲ 型 CSP，一经诊断应终止妊娠。

2. 流行病学　CSP 的发生率为 1∶2216～1∶1800，占有剖宫产史女性的 1.15%，占有前次剖宫产史女性异位妊娠的 6.1%[5]。目前我国尚无 CSP 发生率的统计数据，但是我国是全世界剖宫产率最高的国家之一，2011 年剖宫产率高达 46.2%。随着国家生育政策调整，累积生育需求集中释放，剖宫产后瘢痕子宫妊娠病例剧增。因此，需要高度重视瘢痕子宫再妊娠的孕期管理。

3. 发病机制及高危因素　目前尚不清楚 CSP 的发病机制，存在多种学说：①剖宫产手术造成子宫下段内膜基底层损伤，导致妊娠时底蜕膜发育不良或缺如，绒毛直接植入子宫肌层；②剖宫产术损伤子宫肌层导致连续性中断，形成通向宫腔的裂隙或窦道，再次妊娠时，受精卵种植于该裂隙或窦道处；③剖宫产术后切口愈合不良：剖宫产切口处血供不足，导致瘢痕修复不全，形成子宫憩室，再次妊娠时，受精卵种植于该憩室。

高危因素包括：人工流产术、过度刮宫、子宫黏膜下肌瘤剔除术、人工剥离胎盘术、子宫内膜切除术、子宫内膜炎、子宫腺肌病、双角子宫、高龄、IVF 等[6, 7]。

本例患者剖宫产一次、人工流产一次、自然流产清宫两次是导致其发生凶险性前置胎盘的原因。因此，减少人工流产及其他宫腔手术操作。一旦剖宫产瘢痕子宫再次妊娠，应尽早（孕 6 周）彩超评估孕囊与瘢痕及瘢痕肌层的关系，一旦明确诊断为Ⅱ型、Ⅲ型 CSP，应尽早终止妊娠。但如本例患者未遵医嘱强烈要求继续妊娠或孕早期未规范诊断，或早期为Ⅰ型，孕中期、晚期动态评估为Ⅱ型、Ⅲ型应根据患者具体情况评估，决定终止妊娠的时机。

4. 临床特点/临床表现　CSP 早孕期无特异性的临床表现，或仅有类似先兆流产的表现，如阴道少量流血、轻微下腹痛等，1/3 的患者没有任何症状[8]。本例患者孕早期无腹痛、阴道流血等不适，仅于孕 25 周开始出现阴道咖啡色分泌物。前置胎盘患者孕期无明显阴道流血，更需要提高警惕有无胎盘植入。本例患者术中见证实胎盘大面积穿透植入提示：瘢痕妊娠转归为凶险前置胎盘伴胎盘植入孕期临床症状无明显异常，容易误诊，因此医护人员应该加强孕期管理，缩短胎盘植入或穿透评估的间隔，随时根据评估情况决定手术终止妊娠的时机。

5. 辅助检查及诊断　超声检查：彩超是 CSP 的首要诊断方法，超声诊断 CSP 的灵敏度可达 86.4%[9]。超声可以定位妊娠囊，经阴道和经腹超声联合使用更有利于明确妊娠囊与子宫前壁下段肌层及膀胱的关系。典型的超声表现[10]为：宫腔内、子宫颈管内空虚；妊娠囊着床于剖宫产瘢痕处，部分妊娠囊内可见胎芽或胎心搏动；子宫前壁肌层连续性中断，妊娠囊与膀胱之间的子宫肌壁明显变薄甚至中断；彩色多普勒血流显像（color doppler flow imaging，CDFI）显示妊娠囊周边高速低阻血流信号。

彩超根据妊娠囊的生长方向以及子宫前壁妊娠囊与膀胱间子宫肌层的厚度对 CSP 进行分型[11, 12]。此分型方法有利于临床的实际操作。

Ⅰ型：①妊娠囊部分着床于子宫瘢痕处，部分或大部分位于宫腔内，少数甚或达宫底部宫腔；②妊娠囊明显变形、拉长、下端成锐角；③妊娠囊与膀胱间子宫肌层变薄，厚度＞3mm；④CDFI：瘢痕处见滋养层血流信号（低阻血流）。

Ⅱ型：①妊娠囊部分着床于子宫瘢痕处，部分或大部分位于宫腔内，少数甚或达宫底部宫腔；②妊娠囊明显变形、拉长、下端成锐角；③妊娠囊与膀胱间子宫肌层变薄，厚度≤3mm；④CDFI：瘢痕处见滋养层血流信号（低阻血流）。

Ⅲ型：①妊娠囊完全着床于子宫瘢痕处肌层并向膀胱方向外凸；②宫腔及子宫颈管内空虚；③妊娠囊与膀胱之间子宫肌层明显变薄、甚至缺失，厚度≤3mm；④CDFI：瘢痕处见滋养层血流信号（低阻血流）。

如继续妊娠，随着孕周增大，子宫下段拉伸肌层变薄，胎盘侵袭下段肌层的程度可能加重，甚至穿透子宫，导致分型级别的升高。从本患者外院孕早期 B 超报告照片分析为Ⅱ～Ⅲ型 CSP。但由于该例患者在孕早期彩超提示但未进一步评估孕囊与瘢痕处子宫肌层的关系，未明确瘢痕妊娠的诊断，错过终止妊娠的最佳时机。目前国内超声往往缺乏对瘢痕子宫再次妊娠的规范评估，导致 CSP 的漏诊。对于疑难或不能确诊的早期 CSP 病例，必要时可进一步行磁共振成像（magnetic resonance imaging，MRI）对瘢痕内植入程度和膀胱受累程度进行评估[13, 14]。如果妊娠持续到中孕，建议期待到 28～32 周行 MRI 检查评估胎盘植入或穿透的情况，可疑胎盘植入面积大或胎盘穿透者建议 32～34 周终止妊娠，提高早产儿的存活率。该例患者于 29 周进行 MRI 评估提示胎盘植入，可疑胎盘穿透，彩超动态评估病情变化，孕 33+ 周彩超提示胎盘植入程度加重，继续妊娠子宫破裂、大出血风险大，及时手术终止妊娠；患者如能在孕早期明确诊断、及时处理可能更为安全。

6. 治疗　早孕期 CSP 作为一种特殊类型的异位妊娠，治疗原则是早诊断、分级诊治。早诊断是指对有剖宫史的妇女再次妊娠时应尽早行超声检查排除 CSP。一旦诊断为 CSP 应给出终止妊娠的医学建议，并尽早清除妊娠物。对于要求继续妊娠的患者，应与患者和家属充分交代继续妊娠可能发生的风险和并发症后仍确定继续妊娠意愿者需签署知情同意书，完善记录并按高危妊娠管理。该类患者不建议在基层医院产检，一经诊断需尽早并转诊至经验丰富、有多学科团队的三甲医院继续产检，同时孕期严密动态监测病情变化，权衡母婴安全和获益程度，适时终止妊娠[15]。

目前尚不清楚剖宫产瘢痕妊娠的最佳治疗方案，治疗应根据患者的具体情况确定。在决定治疗方案时，应考虑患者将来生育的意愿、妊娠的大小及孕龄、血流动力学的稳定性。终止妊娠时应尽可能遵循和选择早孕终止的基本原则和方法，以减小损伤，尽可能保留患者的生育能力。治疗方法有药物治疗、手术治疗或两者的联合。必要时可先行子宫动脉栓塞术（uterine artery embolization，UAE）再联合药物治疗或手术治疗处理 CSP。

四、病例点评

1. 引起剖宫产术后子宫瘢痕妊娠的高危因素包括人工流产术、过度刮宫、子宫肌瘤挖除术等宫腔操作史。本例患者剖宫产一次、人工流产一次、自然流产清宫两次是导致其发生 CSP 的原因。因此，要严格掌握剖宫产指征，避免无指征剖宫产，并做好计划生育，减少人工流产及其他宫腔手术操作的次数。

2. 彩超是诊断 CSP 的首选方法，特别是经阴道和经腹超声联合使用，不仅可以帮助定位妊娠囊，更有利于明确妊娠囊与子宫前壁下段肌层及膀胱的关系。当超声检查无法明确妊娠囊与子宫及其周围器官的关系时，可进行 MRI 检查。该例患者孕早期彩超提示妊娠囊似位于剖宫产瘢痕处，怀疑瘢痕妊娠，理应建议终止妊娠，但由于未能进一步按要求严格评估、分级，错过终止妊娠的最佳时机。

3. CSP 分为Ⅰ型、Ⅱ型和Ⅲ型，Ⅰ型往往至中、晚期发生前置胎盘合并胎盘植入，发生子宫自发破裂或产后大出血等严重并发症风险大。Ⅱ型和Ⅲ型孕早期即可发生大出血甚至子宫破裂。因此，Ⅰ型 CSP 除非胎儿珍贵，不建议继续妊娠。CSP 一经诊断建议立即终止妊娠，必要时可先行 UAE 再联合药物治疗或手术治疗。该例患者为Ⅱ～Ⅲ型 CSP，在告知继续妊娠风险后患者及家属仍要求继续妊娠，于 30 周 MRI 评估提示胎盘植入，可疑胎盘穿透，孕 33 周彩超提示胎盘植入程度加重，胎盘穿透可能性大。

继续妊娠子宫破裂、大出血风险大，及时手术终止妊娠，术前预置腹主动脉球囊，术中多学科协作，产科经验丰富教授团队手术，虽保留了生育功能，但出血仍极为凶险，达 3100ml。因此 CSP 继续妊娠风险大，一般不建议继续妊娠。

综上所述，随着生育政策的调整，瘢痕子宫再次妊娠的比率升高，CSP 为剖宫产术后再次妊娠的一种特殊类型异位妊娠。因此临床上需严格掌握剖宫产指征，避免无指征剖宫产，同时做好计划生育，尽量减少宫腔操作的次数，并高度重视瘢痕妊娠系统管理。对于瘢痕子宫再妊娠的患者，应在停经后首次彩超（孕 6 周）明确孕囊位置，如孕囊接近子宫瘢痕则联合阴道彩超明确妊娠囊与子宫前壁下段肌层及膀胱的关系。由于 CSP 继续妊娠，发生大出血甚至子宫破裂等严重并发症的风险大大升高，因此一旦诊断为 CSP，不建议继续妊娠，应给出终止妊娠的医学建议，并尽早清除妊娠物。

因目前国内外指南均无关于凶险性前置胎盘诊疗流程图共识，因此本文暂未添加相关内容。

（病例提供：陆军军医大学第一附属医院　阎　萍）

（病例点评：陆军军医大学第一附属医院　常　青）

参考文献

［1］董晓静，顾向应，刘欣燕，等.妊娠早期胎盘绒毛植入诊治专家指导意见［J］.中国计划生育学杂志，2020，28（6）：790-793.

［2］阎萍，严小丽，刘鹤莺，等.MRI 评分系统术前评估凶险性前置胎盘手术风险一例［J］.中国妇产科临床杂志，2017，18（5）：463-464.

［3］常青，王丹.凶险性前置胎盘保留子宫的评估及手术方法［J］.实用妇产科杂志，2017，33（09）：649-652.

［4］Rotas MA，Haberman S，Levgur M.Cesarean scar ectopic pregnancies：etiology，diagnosis，and management［J］.Obstet Gynecol，2006，107（6）：1373-1381.

［5］Litwicka K，Greco E.Caesarean scar pregnancy：a review of management options［J］.Curr Opin Obstet Gynecol，2013，25（6）：456-461.

［6］Sentilhes L，Goffinet F，Kayem G.Management of placenta accrete［J］.Acta Obstet Gynecol Scand，2013，92（10）：1125-1134.

［7］Thurn L，Lindqvist PG，Jakobsson M，et al.Abnormally invasive placenta prevalence，risk factor and antenatal suspicion：results grom a large population-based pregnancy cohort study in the Nordic countries［J］.BLOG，2016，123（8）：1348-1355.

［8］Rheinboldt M，Osborn D，Delproposto Z.Cesarean scar pregnancy：a 10-year experience［J］.Aust N Z J Obatet Gynaecol，2015，55（1）：64-69.

［9］Ash A，Smith A，Maxwell D.Cesarean scar pregnancy［J］.BLOG，2007，114（3）：253-263.

［10］Fylstra DL.Ectopic pregnancy within a cesarean scar：a review［J］.Obstet Gynecol Surv，2002，7（8）：537-543.

［11］袁岩，戴晴，蔡胜，等.超声在剖宫产瘢痕妊娠诊断的诊断价值［J］.中华超声影像学杂志，2010，19（4）：321-324.

［12］中华医学会妇产科学分会计划生育学组.剖宫产术后子宫瘢痕妊娠诊治专家共识（2016）［J］.中华妇产科杂志，2016，51（8）：568-572.

［13］Peng KW，Lei Z，Xiao TH，et al.First trimester cesarean scar ectopic pregnancy evaluation using MRI［J］.Clin Radiol，2014，69（2）：123-129.

［14］Huang Q，Zhang M，Zhai RY.The use of contrast-enhanced manetic resonance imaging to diagnose cesarean scar pregnancy［J］.Int J Gynecol Obstet，2014，127（2）：144-146.

［15］中华医学会妇产科学分产科学组.前置胎盘的诊断与处理指南（2020）［J］.中华妇产科杂志，2020，55（1）：3-8.

第六章

宫内节育器具

病例 16　宫内节育器子宫外异位（盆腹腔内）

一、病历摘要

基本信息：患者，女，34 岁。主诉：发现宫内节育器异位 1 年。

现病史：患者 7 年前外院放置宫内节育器（具体不详），放置宫内节育器后月经规律，周期 23～27 天，经期 7 天，无痛经，经量中，2 年前因有生育要求外院取器，未取出节育器，超声提示：宫内未见节育器，自认为节育器已脱落，未进一步检查。1 年前无明显诱因出现左下腹疼痛，为持续性，可忍受，无放射性疼痛，无发热、血便、血尿等。外院检查，CT：节育器异位至腹腔（未见报告单），因腹痛持续 6 小时后自行缓解，未重视、未取节育器。2019 年 10 月 18 日来我院就诊要求取器，CT 提示：子宫肌层强化欠均匀，宫内膜钙化点；左下腹降结肠前方高密度影，异物？患病以来，精神、饮食睡眠如常，大小便正常，体重无明显变化。

既往史：平素体健，无高血压、糖尿病、冠心病等病史，2007 年及 2010 年剖宫产，自诉手术顺利，无输血史，无药物及食物过敏史。

个人史：生于原籍，文化程度中专，无疫区居住史，无放射物毒物接触史，无吸烟、饮酒史，无冶游史。

月经史：13 岁月经初潮，经期 7 天，周期 23～27 天，无痛经，经量中，末次月经 2019 年 10 月 20 日。

婚育史：已婚，结婚年龄 19 岁，配偶健康状况良好，孕 2 产 2，剖宫产 2 次，育 1 子 1 女，现子女均体健。

家族史：父亲因意外去世，母亲患高血压，子女健康状况良好，否认家族中传染病及遗传病史。

体格检查：

1. 全身查体 T 36.2℃，P 78 次 / 分，R 18 次 / 分，BP 114/78mmHg，身高 152cm，体重 43kg。发育正常，营养良好，皮肤黏膜未见异常。下腹部耻骨联合上约 4cm 见一长约 10cm 横形陈旧性手术瘢痕，愈合好。心肺体检未见异常，腹部软，无压痛，肝脾肋下未扪及，肾区无叩击痛，肠鸣音 4 ~ 5 次 / 分。肛门外观未见异常。未发现异常神经反射。

2. 专科检查

（1）外阴：已婚未产型，未见明显异常。

（2）阴道：通畅，黏膜及分泌物无异常。

（3）宫颈：正常大小，柱状上皮外移Ⅰ度，无触血，无举痛。

（4）宫体：前位，正常大小，活动度好，无压痛。

（5）附件：未扪及明显包块，无压痛。

（6）三合诊：直肠壁光滑，子宫直肠陷窝未扪及结节，指套无血染。

辅助检查：

1. 妇科阴道超声提示 宫内膜上点状强回声，考虑钙化灶，宫内未见异常回声，盆腔内因肠气干扰，部分切面显示不清（2019 年 10 月 4 日，病例 16 图 1）。

2. 腹壁平片 节育器位于左侧髂骨内下缘，提示：节育器异位可能（2019 年 10 月 4 日，病例 16 图 2）。

3. 盆腔 CT 平扫＋增强提示 子宫肌层强化欠均匀，右侧宫内膜钙化点可能；左下腹降结肠前方多发高密度影，异物？（2019 年 10 月 7 日，病例 16 图 3）。

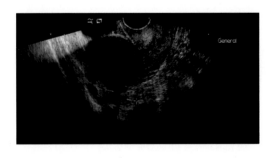

病例 16 图 1 B 超：宫内节育器子宫外异位？

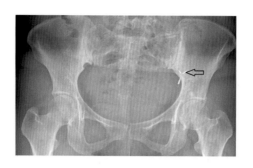

病例 16 图 2　腹部平片：盆腔内节育器

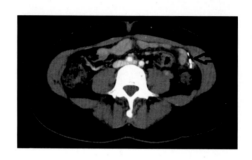

病例 16 图 3　盆腔 CT：宫内节育器子宫外异位

诊断：

1. 宫内节育器子宫外异位？

2. 剖宫产术后

诊疗经过： 2019 年 10 月 30 日收治入院，完善各项检查，2019 年 11 月 1 日行腹腔镜下异位节育器取出术，术中提示：子宫前位，子宫前后壁表面光滑，双侧输卵管及双侧卵巢外观形态未见明显异常，左侧腹大网膜下移包裹，分离包裹的大网膜可见节育器包裹其内。肝、膈、胃、肠管未见明显异常。分离包裹的部分大网膜，完整取出节育器（γ型）手术顺利，术中出血少，术后预防感染治疗，3 天出院。

随访： 术后 1 个月复查，无腹痛、发热等不适，月经正常。

二、病例分析

1. 病例特点

（1）基本情况：已婚育龄期女性，34 岁。

（2）病史特点：患者 7 年前外院放置宫内节育器（具体不详），2 年前因有生育要求外院取器，未取出节育器，超声提示：宫内未见节育器，自认为节育器已脱落，未进一步检查。1年前无明显诱因出现左下腹疼痛，为持续性，可忍受，无放射性疼痛，无发热、血便、血尿等。外院检查，CT：节育器异位至腹腔（未见报告单），因腹痛持续6小时后自行缓解，未重视、未取器。2019年10月18日来我院就诊要求取器，CT提示：子宫肌层强化欠均匀，宫内膜钙化点；左下腹降结肠前方高密度影，异物？

（3）辅助检查：妇科阴道超声提示：宫内膜上点状强回声，考虑钙化灶，宫内未见异常回声，盆腔内因肠气干扰，部分切面显示不清。腹壁平片：节育器位于左侧髂骨内下缘，提示：节育器异位可能。盆腔CT平扫+增强提示：子宫肌层强化欠均匀，右侧宫内膜钙化点可能；左下腹降结肠前方多发高密度影，异物？

（4）本例诊断明确：宫内节育器子宫外异位（盆腹腔内）。

2. 诊断思路

（1）本例有关病史、体征及辅助检查如下：①患者7年前外院放置宫内节育器；②既往有腹痛病史，外院CT：节育器异位至腹腔（未见报告单）；③我院超声提示：宫内未见节育器回声；④腹部平片：节育器位于左侧髂骨内下缘，提示：节育器异位可能；⑤盆腔CT提示：子宫肌层欠均匀，右侧宫内膜钙化；左下腹降结肠前方高密度影，异物？诊断为宫内节育器异位。

（2）异位节育器可能引起严重并发症，无论有否症状，均建议尽早取出。根据异位部位不同，可以采取不同的取器方法。本例患者术前经检查考虑宫内节育器异位到腹腔可能性大，但不能确诊节育器是否穿透子宫浆膜层或损伤邻近脏器，如：膀胱、输尿管、直肠等；术前积极行肠道及阴道准备后，首选行腹腔镜下探查术，术中证实节育器异位至腹腔，行腹腔镜下节育器取出术。对一些节育器穿透子宫浆膜层，需联合使用宫腔镜和腹腔镜取出节育器。若节育器已穿入肠管内或膀胱内，请普通外科或泌尿外科医师协助处理，必要时需行异位节育器取出+损伤脏器修补手术，因此术前详细评估，必要时多学科会诊极为重要。

（3）本例患者行腹腔镜探查术，术中见：子宫前位，子宫前后壁表面光滑，双侧输卵管及双侧卵巢外观形态未见明显异常，左下腹、子宫后方左侧腹大网膜下移包裹，分离包裹的大网膜，见节育器包裹其内。肝、膈、胃、肠管未见明显异常。故行腹腔镜下取器，手术顺利，术中出血少，术后预防感染治疗。1个月后随访无不适。

三、疾病介绍

1. 概述　宫内节育器异位是指宫内节育器部分或完全嵌入肌层，或异位于子宫外及盆腹腔内、阔韧带内者。宫内节育器部分嵌顿于子宫肌层称为部分异位；全部嵌顿于肌层称为完全异位；已在子宫外，处在盆、腹腔中、腹膜外、膀胱、肠管内膜等称为子宫外异位。有报道[1-4]，宫内节育器异位的发生率约 0.4‰，各种宫内节育器异位所致的子宫穿孔发生率为 0.2‰ ~ 3.6‰[1]，其中，宫内节育器异位于子宫外是放置宫内节育器后严重并发症之一[1, 6, 7]。宫内节育器异位于子宫外，可伤及肠管、膀胱等组织并造成粘连[1, 4-5]，粘连形成后可能导致不孕、慢性疼痛和肠梗阻，少数患者甚至发生危及生命的严重并发症。因此，宫内节育器异位于子宫外，无论有否症状，均建议及早取出[6]。

2. 宫内节育器异位的原因众多，常见原因有：①子宫穿孔：操作不当将宫内节育器放到宫腔外；②节育器与宫腔不相容：哺乳期、瘢痕子宫或子宫壁薄而软，子宫异常收缩造成节育器异位至宫腔外；③子宫形态异常、子宫增大（合并肌瘤、妊娠）等。

3. 临床表现　宫内节育器异位一般无症状，多数在随访或取器时或带器妊娠时才发现。部分患者有不规则阴道流血、经期延长、经量增多、血尿、腰骶部酸痛和下腹胀坠不适等临床症状，但均无特异性，因此易延误诊断或误诊。如果异位于腹腔，可能伤及肠管、膀胱等组织并造成粘连，个别病例甚至穿入邻近脏器，可引起相应的症状和体征。本例患者节育器穿出子宫进入盆腔，曾出现腹痛症状。

4. 妇科检查

（1）窥视：如有尾丝的宫内节育器，发现宫颈口未见尾丝需考虑宫内节育器异位可能，或当尾丝明显增长时，应考虑到宫内节育器下移，必要时 B 超检查进一步明确诊断。

（2）妇科双合诊：检查盆腔有无包块，直肠子宫陷凹、前后穹窿处有无压痛及异物感，子宫大小、形态、有无压痛等。必要时行三合诊检查，但检查无异常不能排除节育器异位。

5. 辅助检查　为了提高异位节育器取出手术成功率，减少相关并发症发生。术前建议行超声，有条件建议行三维超声；X 线平片、CT 等检查，非金属节育器必要时可行 MRI 检查，明确异位节育器在宫腔或腹腔的位置，有无嵌顿、与周围组织有无粘连等，避免手术中再次脏器损伤。

（1）B超检查：是较好的宫内节育器定位方法，因无创、可以反复操作，建议作为首选方法。膀胱适度充盈下B超可直观动态地显示宫内节育器在宫腔的位置、宫内节育器形状、有无断裂、与子宫的关系、嵌入深度及部位、宫腔内外有无妊娠等。近年来研究发现经阴道三维超声能快速准确定位节育器形态及位置，提供更多节育器与宫内膜、子宫肌壁关系的重要信息[8-11]（病例16图4），三维超声对宫内节育器异位临床诊断有重要价值。

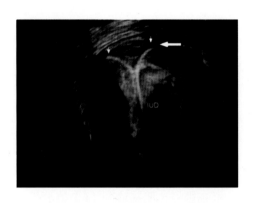

病例 16 图 4　节育器嵌顿三维超声

（2）放射线检查：X线直接透视或摄片：远离下腹中心的宫内节育器可诊断为节育器子宫外异位。X线透视下双合诊检查：医护人员经阴道移动子宫而宫内节育器影未随之移动，提示宫内节育器可能异位子宫外[6]。X线透视下用子宫探针、定位器置入子宫腔，如不能和宫内节育器重叠，说明节育器异位[6]。用40%碘化油注射液行子宫输卵管造影或盆腔气腹双重造影：可定位宫内节育器所在部位，目前常用水剂替代。螺旋CT在宫内节育器部分、完全异位及残留定位上，准确性均高于B超，尤其是对宫内节育器完全异位者[2]，对宫内节育器的形态及位置判断准确。放置有金属宫内节育器是 MRI 检查的相对禁忌证，故临床上节育器异位一般不采用 MRI 检查。

（3）宫、腹腔镜检查：能直接观察宫内节育器宫内嵌顿和子宫外异位的状态，明确与周围组织结构关系，手术视野范围大，创伤小、时间短、恢复快、并发症少（病例16图5）。适应证：①宫内节育器异位不能通过常规方式取出或取出失败；②辅助检查提示：宫内节育器异位；③宫内节育器异位导致疼痛、不规则阴道流血等临床症状。

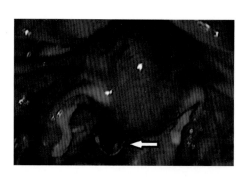

病例 16 图 5　腹腔镜下节育器异位图

综上所述，以上方法对宫内节育器异位的诊断及定位均有一定限制，单一检查手段只能提供有限的信息，联合检查对手术方式选择有重要参考价值。因此通常建议使用超声检查为初筛方式，在诊断困难时可联合腹部 X 线、CT 等辅助检查方式。在临床实践中：①二维超声提示节育器异位于子宫肌层，三维超声（三维重建获得子宫三维立体解剖图像，清晰显示宫腔三角形内膜以及宫内节育器的类型）诊断宫内节育器子宫肌层异位直观清晰、简便、定位准确、无创伤、重复性好；②二维超声提示宫内未见节育器，对于基层医院可选 X 线检查（查找节育器是否异位于盆腹腔），如果 X 线疑诊节育器异位，行 CT 检查进一步明确诊断（CT 较少受盆腔气体及肠蠕动的影响，可清晰显示盆腔脏器的解剖结构，对宫内节育器的形态及位置判断准确）。

6. 治疗原则　凡宫内节育器异位，无论有否症状，均应及早取出。若部分宫内节育器残留于子宫肌壁内而无临床症状，可充分告知、经知情同意后选择随访、定期复查。根据异位部位不同，可以采取以下取器方法。

（1）经阴道、宫颈取出：宫内节育器变形、宫内节育器下移易发生带器妊娠，一旦发现应及时经宫颈取出。宫内节育器嵌入肌层较浅，用刮匙轻轻刮去内膜、用取器钩或取器钳将宫内节育器通过宫颈从阴道内取出。嵌入肌层稍深的金属宫内节育器，可钩住宫内节育器下缘轻拉至宫口，拉直环丝见到连接处剪断后抽出，注意在节育器连接处剪断，减少残留，术后复查腹部平片或腹部平片联合超声检查是否节育器残留。对于取出困难者，切勿盲目用力牵拉，可在超声监视下进行。宫内节育器大部分嵌入肌层不能松动者，不宜经阴道、宫颈取器，必要时需宫腔镜或宫腹腔镜联合操作下取器。若取出节育器断裂，建议术后复查腹部平片或腹部平片、联合超声检查，检查是否有节育器残留。

（2）经阴道后穹隆切开取出：宫内节育器异位于直肠子宫陷凹时，CT 检查评估无周围粘连，可切开后穹隆取出，因容易损伤邻近脏器、取器失败，目前临床很少使用此法。

（3）宫腔镜下取出：困难取器时，如三维超声发现宫内节育器部分残留宫腔，或宫内节育器断裂或合并部分嵌顿，宜在超声导视下宫腔镜下取出。

（4）腹腔镜下取出宫内节育器：异位于腹腔内，对于无粘连或粘连较轻的腹腔异位宫内节育器，可在腹腔镜直视下取出。腹腔镜取器前可以采用 CT 进行准确定位，若术中未找到异位的节育器，可以在手术中辅以床旁 X 线定位寻找。

（5）开腹探查：宫内节育器经定位后，腹腔镜检查发现粘连广泛且严重者或合并有脏器损害应开腹取器。如穿孔部位有严重感染，或年龄较大伴有其他妇科疾患（如子宫肌瘤、宫腔粘连等），可考虑子宫切除术。如宫内节育器已穿入肠管内或膀胱内，应请普通外科或泌尿外科医师协助处理。

四、病例点评

1. 宫内节育器是育龄期女性常用的一种可逆长效避孕工具。宫内节育器异位尤其位于子宫外是放置宫内节育器后严重并发症之一。本例患者有节育器放置史，未取出节育器。经超声检查提示：宫内未见节育器回声；腹部平片：节育器位于左侧髂骨内下缘，提示：节育器异位可能；盆腔 CT 提示：左下腹降结肠前方多发高密度影，异物？考虑诊断为宫内节育器异位。

2. 曾有节育器放置史的妇女，而超声检查提示：宫内未见明显节育器。应详细询问病史，警惕可能宫内节育器异位。本例患者在基层医院检查宫内未发现节育器，甚至 CT 提示：节育器异位，患者均未引起重视，接诊医师应该详细交代可能节育器异位且异位节育器对身体可能致危害，从而引起患者重视并行进一步检查，尽早取器。临床上若超声检查宫腔内未见节育器者，需进一步行腹部平片、CT 等检查，以明确是否有节育器异位，以免漏诊。

3. 宫内节育器放置时应注意：①选择适宜放置宫内节育器的人群；②选择合适的节育器；③规范操作、术中应轻柔；④选择合适安置宫内节育器时间。宫内节育器放置后应定期随访，术后第一年 1 月、3 月、6 月、12 月进行随访，以后每年随访 1

次直至停用。随访内容主要是宫内节育器在宫腔内位置及相关不良反应等。本例患者术后未定期随访，发现宫内节育器异位未及时取出。针对放置宫内节育器女性应充分告知宫内节育器放置后定期随访重要性，发现节育器异位需充分评估，制订合理治疗方案，及时取出。

4. 本例患者宫内节育器异位于腹腔，经腹采用腹腔镜下取出是最佳的取器方法。如果该患者无生育要求，建议术后采取合适的避孕措施。

（病例提供：陆军军医大学第一附属医院　蔡惠芬）

（病例点评：陆军军医大学第一附属医院　常　青）

参考文献

［1］Huang X，Zhong R，Zeng L，et al.Chronic nodules of sigmoid perforation caused by incarcerated intrauterine contraception device［J］.Medicine，2019，98（4）：e14117.

［2］伍欣.宫内节育器异位80例临床分析［D］.吉林大学，2012.

［3］Janina K，Satu S，Mika G，et al.Intrauterine contraception：incidence and factors associatedwith uterine perforation——a population-based study［J］.Human Reproduction，2012，27（9）：2658-2663.

［4］Atileh LIA，Mourad MA，Haj-Yasin D，et al.Intrauterine Contraceptive Device Perforating the Cecum，a Pregnancy Complication？［J］.Gynecology and Minimally Invasive Therapy，2019，8（2）：83.

［5］Chai W，Zhang W，Jia G，et al.Vesical transmigration of an intrauterine contraceptive device［J］.Medicine，2017，96（40）：e8236.

［6］中华医学会计化生育学会.临床诊疗指南与技术操作-规范计划生育分册［M］.北京：人民卫生出版社，2017.

［7］谢幸，孔北华，段涛，等.妇产科学（第9版）［M］.北京：人民卫生出版社，2018.

［8］吕丽华，刘效群，张亦心，等.三维超声用于宫内节育器检查的研究进展［J］.中国计划生育学杂志，2011，3（19）：186-188.

［9］汪许红，张盛敏，薛念余，等.经阴道三维超声自由解剖成像技术对宫内节育器异位的诊断价值［J］.中国超声医学杂志，2017，33（009）：853-855.

［10］孙晓菲，戴姝艳.应用宫腔镜、腹腔镜治疗宫内节育器异位46例临床分析［J］.生物医学工程与临床，2016，020（002）：179-183.

［11］Nowitzki KM，Hoimes ML，Chen B，et al.Ultrasonography of intrauterine devices［J］.Ultrasonography，2015，34（3）：183-194.

病例 17　宫内节育器子宫外异位（膀胱、输尿管、肠管）

一、病历摘要

例 1：宫内节育器异位膀胱

基本信息： 患者，女，36 岁。主诉：发现宫内节育器异位 3 周。

现病史： 患者 2005 年因避孕在当地医院放置宫内节育器一枚（具体形状及型号不详），自诉术后无异常。2010 年 B 超检查提示宫内节育器下移（具体不详），未进一步处理。2014 年 3 月当地医院 B 超提示宫内妊娠 6 周，节育器嵌顿于子宫肌层，因患者要求继续妊娠，未特殊处理。2014 年 8 月我院孕 30^+ 周顺产一男活婴。2015 年 4 月（产后 8 个月）我院 B 超检查提示宫内节育器嵌顿，穿透浆膜层。患者自发病以来，精神佳、饮食、睡眠等一般情况良好，大小便正常，体力、体重无明显改变。

既往史： 既往体健，否认其他系统急慢性疾病史。否认传染病史。否认重大手术、外伤、输血史。否认药物或其他过敏史。

个人史： 原籍出生，长大。否认有疫水、毒物及放射性物质接触史，否认曾于传染病及地方流行病区居住史，无烟酒不良嗜好。

月经史： 13 岁月经初潮，经期 5～6 天，周期 30 天，末次月经 2015 年 4 月 20 日，色暗红，经量中等，无痛经。

婚育史： 已婚，23 岁结婚，丈夫体健，性生活正常，$G_2P_2A_0$（剖宫产 1 次，顺产 1 次），2005 年放置宫内节育器。

家族史： 无特殊。否认家族遗传病史。

体格检查：心肺腹未见明显异常。

辅助检查：

1. 阴道 B 超（病例 17 图 1） 子宫内膜厚 11mm，节育器上极距宫底 47mm，嵌顿于子宫峡部前壁，似见突破浆膜层。

2. 膀胱 B 超（病例 17 图 2） 膀胱后壁与宫颈相邻处见一大小约 8mm×8mm 强回声团向膀胱内突入，考虑节育器异位膀胱内。

诊断：子宫内节育器异位（膀胱）。

诊疗经过：2015 年 4 月 30 日宫腔镜手术（病例 17 图 3）：宫腔容积正常，宫腔内见一节育器，嵌顿于子宫前壁肌层。膀胱镜检查（病例 17 图 4）：见节育器嵌顿膀胱壁内，穿透黏膜约 0.5cm。宫腔镜下电切切开部分子宫肌层，取出一完整"爱母环"，再次膀胱镜检查未见异常。术后留置尿管两周，拔除尿管后无异常，痊愈出院。

随访：术后 1 个月、3 个月、半年随访，患者一般情况可，无不适，大小便无异常。

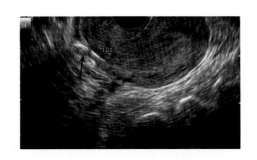

病例 17 图 1 阴道 B 超

节育器上极距宫底 47mm，嵌顿于子宫峡部前壁，似见突破浆膜层（箭头处为异位节育器影像）。

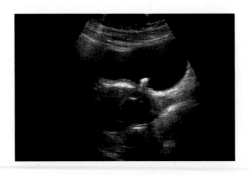

病例 17 图 2 膀胱 B 超

膀胱后壁与宫颈相邻处可见一个强回声团向膀胱内突入，大小约 8mm×8mm（箭头处为异位节育器影像）。

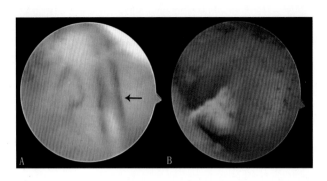

病例 17 图 3　宫腔镜检查宫腔内见节育器嵌顿子宫肌层

A：宫腔内见节育器嵌顿子宫前壁肌层；B：宫腔后壁及两侧壁未见节育器影（箭头处为嵌顿节育器）。

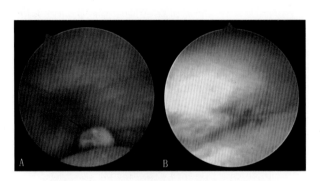

病例 17 图 4　膀胱镜检查膀胱内见异位节育器

A：膀胱后壁见异位节育器，其表面被灰白色结石样物包裹；B：余膀胱壁未见异常（箭头处为嵌顿节育器）。

例2：宫内节育器异位输尿管

基本信息：患者，女，42 岁。主诉：发现宫内节育器异位并右肾积液 1 个月。

现病史：患者 20 年前（1997 年）因避孕在当地医院放置宫内节育器一枚（具体形状及型号不详），2017 年 2 月 B 超检查宫腔内未见节育器，腹部平片发现盆腔内偏右侧见一"O"形金属节育环，泌尿系 B 超检查提示右肾积液。4 天前（2017 年 3 月 18 日）在当地医院行腹腔镜手术，发现节育器异位右侧阔韧带内，手术仅取出部分节育器，仍有部分节育器残余，不排除异位于输尿管可能，转入我院。患者自发病以来，精神佳、饮食、睡眠等一般情况良好，大小便正常，体力、体重无明显改变。

既往史：既往体健，否认其他系统急慢性疾病史。否认传染病史。否认重大手术、外伤、输血史。否认药物或其他过敏史。

个人史：原籍出生，长大。否认有疫水、毒物及放射性物质接触史，否认曾于传染病及地方流行病区居住史，无烟酒不良嗜好。

月经史：13岁月经初潮，经期5天，周期26～30天，末次月经2017年3月11日，色暗红，经量中等，无痛经。

婚育史：已婚，21岁结婚，丈夫体健，性生活正常，$G_3P_1A_2$（顺产1次，人工流产2次），1997年（产后半年哺乳期）当地医院行宫内节育器放置术。

家族史：无特殊。否认家族遗传病史。

体格检查：心肺腹未见明显异常。

辅助检查：

1. 盆腔B超（病例17图5）　子宫右旁可见一弧形强回声，与右侧宫角关系密切，部分节育器残留（2017年3月23日，我院）。

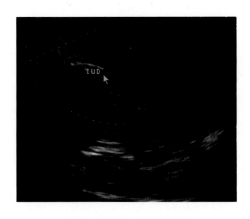

病例17图5　阴道B超

子宫右旁可见一弧形强回声，与右侧宫角关系密切，部分节育器残留？（箭头处为残留节育器声像）。

2. 泌尿系B超（病例17图6）　右肾大小102mm×52mm，右侧输尿管上段扩张，内径约7mm，右肾积液声像。右侧输尿管梗阻性扩张，不除外与节育器相关（2017年3月23日，我院）。

3. 腹部平片（病例17图7）　盆腔内见一个金属节育环残部，于耻骨联合上方3.7cm（2017年3月23日）。

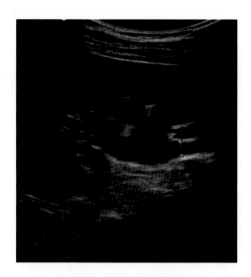

病例 17 图 6　双肾 B 超

右肾大小 102mm×52mm，右肾积液。

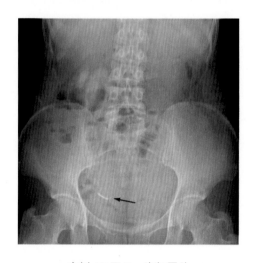

病例 17 图 7　腹部平片

盆腔内见一个金属节育器残部，于耻骨联合上方 3.7cm（箭头处为残留节育器）。

诊断：

1. 子宫内节育器异位（右侧输尿管）

2. 子宫内节育器残留

3. 右肾积水

诊疗经过： 2017 年 3 月 24 日腹腔镜手术（病例 17 图 8）：子宫大小正常，右侧圆韧带近右宫角处可见手术缝线。右侧阔韧带后叶见局部瘢痕隆起，触之有金属物感，于隆起处切开阔韧带后叶，可见残留金属节育器，并紧贴右侧输尿管，抓钳固定节育器，延长切口，完整取出残留节育器。考虑右侧输尿管扩张，右肾积液，术中留置右侧输尿管双 J 管。术后（2017 年 3 月 25 日）复查腹部平片：盆腔内金属节育器影已消失，痊愈出院。2017 年 5 月 6 日我院门诊膀胱镜下顺利取出右侧输尿管支架。

随访： 术后 3 个月随访，患者无不适，复查 B 超子宫附件无异常。

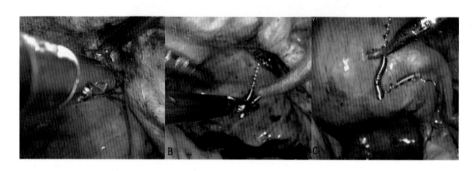

病例 17 图 8　腹腔镜手术

A：右侧阔韧带后叶局部见瘢痕隆起，触之有金属感；B：抓钳固定节育器，延长切口，取出残留节育器；C：完整取出残留节育器。

例 3：宫内节育器异位肠管

基本信息： 患者，女，40 岁。主诉：B 超发现宫内节育器异位 3 天。

现病史： 2^+ 个月前（2020 年 6 月 3 日）患者因带环妊娠在当地医院行人工流产术，术中取器失败。2020 年 8 月 17 日我院 B 超提示"宫内节育器异位肠管"。患者自发病以来，精神佳、饮食、睡眠等一般情况良好，大小便正常，体力、体重无明显改变。

既往史： 既往体健，否认其他系统急慢性疾病史。否认传染病史。否认重大手术、外伤、输血史。否认药物或其他过敏史。

个人史： 原籍出生，长大。否认有疫水、毒物及放射性物质接触史，否认曾于传染病及地方流行病区居住史，无烟酒不良嗜好。

月经史： 14 岁月经初潮，经期 4 ~ 5 天，周期 30 天，末次月经 2020 年 8 月 10 日，色暗红，经量中等，无痛经。

婚育史： 已婚，21 岁结婚，$G_6P_4A_2$（2006 年、2007 年、2011 年及 2015 年分别顺产单活婴）。2017 年外院人工流产术，术中同时放置宫内节育器。2020 年 6 月 3 日外院行人工流产手术，术中取器失败。

家族史：无特殊。否认家族遗传病史。

体格检查：心肺腹未见明显异常。

辅助检查：

1. B超（病例17图9）　子宫内膜厚11mm，可见节育器回声穿透右侧宫底肌层，并穿入邻近肠腔内约6.8mm。

2. 腹部平片（病例17图10）　盆腔内见一金属节育环影，位于耻骨联合上方约11cm。

3. 盆腔CT（病例17图11）　子宫底壁肌层内见一"V"金属节育器影，节育器穿破浆膜层。

诊断：

1. 子宫内节育器异位（肠管）

2. 肠穿孔

诊疗经过：入院肠道准备后2020年8月26日行宫、腹腔镜手术。宫腔镜检查（病例17图12）：宫腔大小及形态基本正常，宫腔内未见节育器。腹腔镜手术（病例17图13）：直肠与乙状结肠交界处约4cm长的肠管与子宫后壁致密粘连，分离粘连后，见一节育器从子宫后壁肌层穿出，其两端分别插入结肠肠腔，取出一完整V型爱母环，缝合修补穿孔肠管，痊愈出院。

随访：术后1个月、3个月随访患者，无不适，大小便正常。

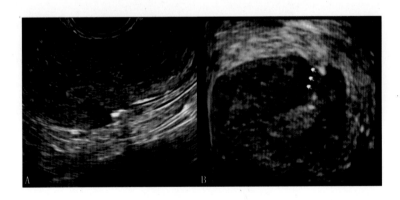

病例17图9　B超检查

宫腔内膜厚11mm，见节育器回声穿透右侧宫底肌层，并穿入邻近肠腔内（箭头处为异位节育器声像）。A：宫腔内未见节育环影像；B：节育器穿透右侧子宫宫底肌层。

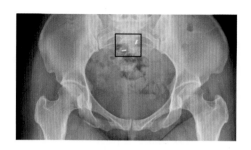

病例 17 图 10 　盆部正侧位

盆腔内见一金属节育环影（方框内标注），位于耻骨联合上方约 11cm。

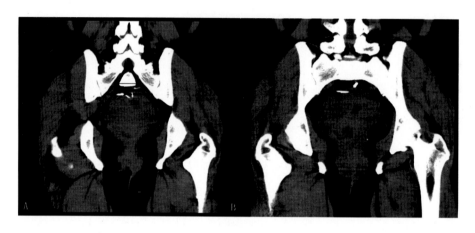

病例 17 图 11 　盆腔 CT

A、B 子宫底壁肌层内见一"V"金属节育器影（方框内标注），节育器穿破子宫浆膜层。

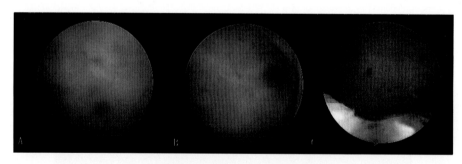

病例 17 图 12 　宫腔镜检查

宫腔大小及形态基本正常，宫腔内未见节育器。

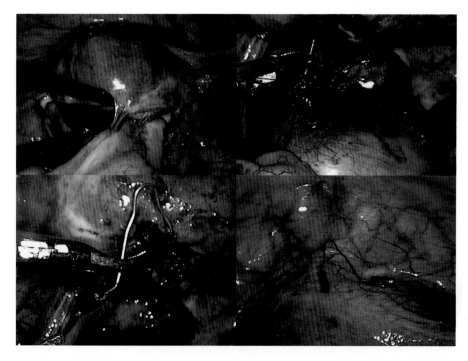

病例 17 图 13　腹腔镜手术所见

节育器穿过子宫后壁，异位穿入结肠内，腹腔镜下取出异位节育器。A：肠管与子宫后壁致密粘连；B：分离粘连，取出穿入结肠内的部分节育器；C：取出嵌顿子宫肌层内的部分节育器；D：完整取出异位节育器。

二、病例分析

例1：该病例患者放置宫内节育器15年，最初IUD位置正常，随着时间延长，IUD逐渐向子宫肌层嵌顿，最后部分IUD穿透子宫浆膜层，向膀胱壁内异位并嵌顿。发生异位的原因可能是随着放置宫内节育器年限延长，IUD压迫子宫内膜，出血坏死，逐渐嵌顿肌层并异位到邻近的膀胱内。B超检查可以发现异位IUD，采用IUD避孕的女性每年应行超声检查，一旦发现IUD异位，应及时取出，避免其对周围脏器的损害。

例2：本病例患者放置宫内节育器20年后在当地医院取器，发现宫内节育器异位于盆腔，行腹腔镜取器时发现异位节育器紧靠输尿管，手术中仅取出部分节育器，仍有部分节育器残留。转入我院行腹腔镜手术，证实残留节育器异位并压迫右侧输尿管，术中完整取出残留节育器并留置右侧输尿管双J管，患者痊愈出院，术后1$^+$个月取出右侧输尿管双J管，无并发症。

回顾分析本病例患者放置宫内节育器时间是产后半年哺乳期间，可能因子宫质地软，导致术中已发生子宫穿孔、IUD 异位，也可能在术后逐渐发生 IUD 异位，最终异位于右侧阔韧带内邻近右侧输尿管，并压迫右侧输尿管下段导致梗阻，进而发生输尿管上段扩张、右肾积液。所幸本次腹腔镜手术完整取出异位节育器，解除了右侧输尿管梗阻，并放置输尿管支架预防术后输尿管狭窄或梗阻、右肾衰竭的发生。

例 3：本病例患者 2017 年人工流产术中同时放置宫内节育器，可能由于术中操作不当导致子宫穿孔，节育器异位入盆腔，嵌入肠管内，因肠管与子宫粘连包裹，未发生肠瘘，因结肠管径较粗，也未发生梗阻，故患者无不适。但若异位节育器长期存在，仍可能发生侵蚀、炎症、肠穿孔风险。

人工流产术中同时放置宫内节育器可以在终止意外妊娠的同时，为患者提供高效长期可逆避孕措施，避免重复流产发生，但因妊娠子宫较软，手术医生若操作不当，可能发生子宫穿孔、节育器异位等不良事件，手术操作应谨慎。同时对于采取宫内节育器避孕的女性，应定期进行 B 超检查，如宫内节育器发生异位，应尽早发现并取出，避免严重不良事件的发生。

三、疾病介绍

1. 概述及流行病学 宫内节育器（intrauterine device，IUD）是一种相对安全、高效、简便、经济的长效可逆避孕方法，全球有超过 1 亿的妇女使用 IUD 避孕，我国所占比例＞60%[1]。IUD 是我国女性实施避孕的重要工具，但也存在出血、感染、疼痛、异位等风险。IUD 异位指 IUD 离开子宫腔正常位置，部分或全部嵌入子宫肌层或穿破子宫壁，异位于子宫肌壁间、盆腔、腹腔、膀胱、肠管、阔韧带甚至腹膜外，极易引发组织粘连、脏器损伤等，其发生率 0.3‰~ 2.6‰[2]。IUD 发生异位若不及时诊断治疗或处理不当，则会造成严重后果。正如本文介绍的 3 个病例：一例异位到膀胱，一例异位到输尿管导致肾积水，若未采取有效措施，可能发生肾脏衰竭，还有一例异位到肠管，若发生穿孔形成瘘管，则后果严重。

2. 病因 IUD 逸出子宫发生异位主要有两条途径：常见为 IUD 穿破子宫进入盆腹腔，罕见为 IUD 从输卵管逃逸到盆腹腔。造成 IUD 异位的主要原因包括：手术者未能正确掌握子宫的位置、大小和方向导致术中操作不当；放置 IUD 时用力过猛，造成子宫损伤。

发生 IUD 异位的重要影响因素包括：放置 IUD 的时机（比如哺乳期时子宫肌层薄软，若手术操作不当，容易发生子宫穿孔）、是否发生腹痛（手术时腹痛子宫肌层收缩，促进 IUD 进入盆腹腔），以及放置 IUD 的时限（放置时间过久，特别是绝经后子宫萎缩，节育器嵌顿子宫肌层，发生 IUD 异位的风险增加[3-6]）。

另有研究报道，IUD 异位的发生与节育器的种类相关。申素琪等[7]通过分析 90 例异位 IUD，发现异位 IUD 主要为爱母型 IUD、T 型 IUD、含铜宫腔型 IUD、活性金属 "O" 型 IUD 等。Longfei Liu 等[8]认为 MCu 系列 IUD 容易发生异位。

3. 临床表现　IUD 异位无特异性临床表现，部分患者表现为下腹痛、腰骶部酸胀不适、月经异常、痛经、尿频、肛门坠胀等，主要与 IUD 异位的位置，以及对周围脏器的影响相关。但部分患者亦可无任何不适，随着时间推移，若 IUD 异位并影响重要器官功能，则可能出现相应的临床表现。

4. 诊断　影像学检查是诊断 IUD 异位的主要手段。其中，B 超检查无创、廉价、方便，是临床诊断 IUD 异位的主要方法，但二维超声无法显示整个 IUD 的形状，且受体位影响，对非含铜的 IUD 分辨率低，容易出现漏诊。CT 对密度高的组织显像清晰，可以重建矢状面、冠状面图像，清晰显示 IUD 的形状和位置，以及异位 IUD 与周围组织及邻近器官的关系，且不受体位及肠管蠕动的影响，更直观展示异位 IUD 在盆腔内的情况。有研究显示 CT 对正常位置的 IUD 误诊率高，可能导致过度治疗或手术升级，且 CT 相对昂贵，故不推荐作为初筛方法，可以作为进一步诊断的手段[9-10]。

5. 治疗　选用 IUD 作为避孕方式的女性，应定期 B 超检查监测 IUD 位置是否正常，一旦诊断 IUD 异位，建议尽早手术取出。若 IUD 嵌顿子宫肌层可经宫腔镜手术取出，若 IUD 异位于盆腹腔，应选择腹腔镜或开腹手术取出。

6. 预后　IUD 异位是严重的不良事件，一旦异位到重要位置，影响重要器官如膀胱、输尿管、肠管等功能，则可能发生严重并发症。然而由于 IUD 材质的特殊性，影像图像清晰可见，一旦异位，较易发现和早期诊断，若采取有效方法，尽早取出异位 IUD，解除危害，预后良好。

四、病例点评

1. IUD 是我国女性的主要避孕方式，放置 IUD 是一项侵入性手术，尽管手术并发症无法完全避免，但应尽量避免发生 IUD 异位这类严重并发症。明确放置宫内节育器的适应证和禁忌证、知晓各类 IUD 的特性和时效、娴熟掌握放置宫内节育器、取出宫内节育器的基本手术操作及注意事项等，尽量避免发生子宫穿孔、IUD 异位等严重并发症，尤其是在产后、哺乳期、人工流产术中同时放置宫内节育器操作等高风险人群时。

2. 采取 IUD 避孕的女性需定期检查 IUD 的位置，一旦发现 IUD 嵌顿或异位可能时，应及时处理。如果超声或宫腔镜检查时发现宫腔内未见 IUD 时，不可简单认为 IUD 已脱落，应进一步检查，以免漏诊 IUD 异位。

3. 无论女性有无生育要求，一旦诊断 IUD 异位，建议尽早手术取出，避免异位 IUD 长期存在或进一步发生异位，导致更严重不良事件发生。

（病例提供：广东省妇幼保健院　曾俐琴　李智敏）

（病例点评：广东省妇幼保健院　曾俐琴）

参考文献

［1］Mosley FR，Navneel S，Kurer MA.Elective surgical removal of migrated intrauterine contraceptive devices from within the peritoneal cavity：A comparison between open and laparoscopic removal［J］.Journal of the Society of Laparoendoscopic Surgeons，2012，16（2）：236-241.

［2］Heinemann K，Moehner S，Reed S，et al.Risk of uterine perforation with levonorgestrel-releasing and copper intrauterine devices in the European Active Surveillance Study on Intrauterine Devices［J］.Contraception，2015，91（4）：274-279.

［3］殷丽丽，杨清，王玉 . 宫内节育器类型及置器年限与女性生殖道感染关系研究［J］. 中国实用妇科与产科杂志，2015，31（6）：559-562.

［4］陈绣瑛，郭庆云，余娟，等.三维超声及 CT 在宫内节育器异位中的诊断价值［J］.生殖与避孕，2015，35（1）：67-70.

［5］郑安桔，汪赛萍，闫丽燕，等.宫、腹腔镜在困难取环术中的应用体会［J］.中国内镜杂志，2013，19（1）：102-104.

［6］冯桂梅，肖丽，黄薇，等.宫腔镜下子宫中隔切除术后放置宫内节育器及应用激素补充治疗对术后妊娠结局的影响［J］.实用妇产科杂志，2013，29（10）：769-772.

［7］申素琪，李瑛.90 例宫内节育器异位不良事件报告分析［J］.中国计划生育学杂志，2010，18（2）：111-113.

［8］Liu X，Zhang Z，Zhang F.Intravesical migration of a Chinese intrauterine device and secondary stone formation：diagnostic investigation and laparoscopic management［J］.International Urogynecology Journal，2015，26（11）：1715-1716.

［9］李涛，胡东梅.CT 三维重建技术联合腹腔镜手术诊治宫内节育器异位分析［J］.中国计划生育学杂志，2018，26（9）：862-864.

［10］钱翠凤，田晓梅，任芸芸，等.B 超和 CT 用于宫内节育器异位诊治的效果分析［J］.中国计划生育学杂志，2020，28（5）：763-766.

第七章

女用甾体激素避孕药具

病例 18　使用复方口服避孕药期间出现静脉血栓栓塞症

一、病历摘要

基本信息： 患者，女，27 岁。主诉：婚后未避孕 1 年未孕，首次就诊时间：2017 年 12 月 25 日。

现病史：婚后未避孕 1 年未孕，夫妻同居，性生活正常。患者平素月经不规则，周期 40～60 天，经期 5～6 天，量中，无痛经，末次月经 2017 年 12 月 20 日，为黄体酮撤血后的月经。自诉男方精液检查正常，女方在当地医院行子宫输卵管造影提示双侧输卵管通畅。现因生育诉求就诊。患者精神、食欲正常，体力、体重无改变，睡眠可，大小便正常。

既往史：否认"糖尿病、高血压、冠心病"等慢性病病史，否认"肝炎、肺结核"等慢性传染病病史，否认手术、外伤、输血史，否认药物、食物过敏史。

个人史：出生于河南，当地长大，工人，无毒物放射性物质接触史，否认冶游史，否认抽烟、饮酒史。

月经史：14 岁月经初潮，经期 5～6 天，月经周期 40～60 天，末次月经 2017 年 12 月 20 日。

婚育史：已婚，$G_0P_0A_0$，丈夫体健。

家族史：父母均健在，否认家族中有类似病患者，否认血栓家族史。

体格检查： BP 132/76mmHg，身高 158cm，体重 78kg，BMI 31.2。痤疮：中度 Ⅱ 级；mFG 评分：8 分；黑棘皮症（-）。专科检查：无异常。

辅助检查：

1. 白带常规　Ⅱ度；宫颈分泌物培养未发现支原体、衣原体感染（2017年10月外院）。

2. 子宫输卵管造影　双侧输卵管通畅。

3. 我院性激素六项结果　卵泡雌激素（FSH）4.04U/L，黄体生成素（LH）9.93U/L，雌激素（E2）122pmol/L，催乳素（PRL）338mIU/L，孕酮（P）0.3nmol/L，睾酮（T）2.12nmol/L↑；17α–羟孕酮0.54ng/ml（2017年12月25日）。

4. 阴道超声结果　子宫内膜4mm，双侧卵巢多囊样改变。

诊断：

1. 原发性不孕

2. 多囊卵巢综合征（PCOS）

3. 肥胖症

诊疗经过：

1. 我院妇科门诊诊疗经过　考虑患者不孕因素为女方PCOS所致排卵障碍，给予"炔雌醇醋酸环丙孕酮片（达英–35）"连续口服3个月治疗，并嘱患者改善生活方式，控制饮食及加强运动减轻体重，拟适时促排卵治疗。

2. 某医院心血管内科诊疗经过

（1）第一次住院情况

现病史：患者在服用第3盒复方口服避孕药（COC）期间出现反复呼吸困难、胸闷等症状，多于劳累后出现，休息后可缓解，每次出现约持续两分钟，无伴胸痛、咳嗽、咳痰等。2018年3月20日出现左胸部疼痛，呈持续性，无间断，伴有呼吸不顺畅，就诊于某医院心血管内科，以"反复呼吸困难2周"收入院。

查体：T 36.9℃，P 77次/分，R 17次/分，BP 120/88mmHg。心肺腹无阳性体征，双下肢无水肿，双足背动脉搏动正常。

辅助检查：

胸部CTA提示双肺动脉及分支广泛栓塞；腹部CT提示：右侧髂外静脉–髂总静脉–下腔静脉血栓形成；双下肢静脉超声：双下肢深静脉血流通畅，未见明显血栓形成。

血常规：白细胞5.44×10^{9}/L，红细胞4.47×10^{12}/L，血红蛋白103g/L↓，血小板220×10^{9}/L。

凝血功能：凝血酶原时间 13 秒，部分活化凝血活酶时间 29.6 秒，凝血酶原活动度（PT%）105%，凝血酶原标准化比值 0.97，纤维蛋白原 4.21g/L↑，凝血酶时间 14.8 秒。

肝肾功能：谷丙转氨酶 23U/L，谷草转氨酶 19U/L，尿素氮 3.48mmol/L，肌酐 68μmol/L，尿酸 415.3μmol/L。

血脂：甘油三酯 2.31mmol/L↑，胆固醇 3.5mmol/L，高密度脂蛋白 0.91mmol/L，低密度脂蛋白 1.91mmol/L↓。

空腹血糖 5.1mmol/L。

抗磷脂综合征三项：狼疮抗凝物质 47U/ml↑，抗心磷脂抗体（-），抗 β_2 糖蛋白抗体（-）。

抗"O"（-）；类风湿因子（-）；抗核抗体（-）；抗 ds-DNA（-）。

入院诊断：①肺栓塞；②深静脉血栓形成（右侧髂外静脉、髂总静脉、下腔静脉）。

治疗经过：入院后停用 COC，给予低分子肝素抗凝一周后，于 2018 年 3 月 27 日行下腔静脉滤器植入术，术后给予"低分子肝素"及"华法林"抗凝治疗，当华法林达治疗浓度后（INR 2.9），停用低分子肝素，患者于 2018 年 4 月 12 日出院，出院时无胸痛、胸闷、呼吸困难等不适，出院后继续口服华法林抗凝治疗。

（2）第二次住院情况：患者于 2018 年 5 月 28 日至 5 月 31 日再次入院检查，无主诉不适。复查凝血功能：PT% 63%↓，INR 1.34，余正常；胸部 CTA 提示：双肺动脉主干及其部分分支栓塞，较前明显吸收、好转；全腹 CT 提示：①下腔静脉滤器置入术后改变，右侧髂外静脉-髂总静脉-下腔静脉血栓形成，范围较前缩小；②重度弥漫性脂肪肝。出院后予直接凝血酶抑制药"达比加群酯胶囊（泰毕全）"口服调节凝血功能。

（3）第三次住院情况：患者于 2018 年 6 月 26 日至 6 月 29 日第三次住院，无主诉不适。2018 年 6 月 26 日胸部 CTA 提示：双肺动脉主干及其部分分支血栓，较前稍吸收、减少；全腹 CT 提示：①下腔静脉滤器置入术后改变，右侧髂外静脉-髂总静脉-下腔静脉血栓形成，下腔静脉近髂静脉分叉处血栓范围较前缩小，右肾水平血栓较前稍增多；②重度弥漫性脂肪肝。于 2018 年 6 月 28 日行"下腔静脉滤器取出术"，2018 年 6 月 29 日出院，出院后将抗凝药"泰毕全"逐步改为"华法林"，继续抗凝治疗，定期复查凝血功能。

随访：患者规范抗凝治疗1年后停药，复查深静脉血栓较前缩小、机化，无何不适。

二、病例分析

分析该患者的病例特点：①年轻女性患者，因不孕症求诊；②患者初潮后一直有月经稀发，存在多毛、痤疮的高雄激素体征，同时合并肥胖；③性激素检查提示生化高雄；超声检查符合多囊卵巢改变；输卵管检查及男方检查无异常。该患者诊断为原发性不孕和PCOS，诊断明确，不孕的因素为PCOS所致排卵障碍。

该患者为肥胖型PCOS，BMI > 30，生活方式干预为首选的基础治疗，包括饮食控制、运动和行为干预，减轻体重后再行促排卵治疗[1]。患者存在月经紊乱及高雄激素表现，在生活方式干预的同时可以使用COC调整月经周期及抗雄，而COC也是治疗高雄的一线药物。本病例依据2008年中国《多囊卵巢综合征的诊断和治疗专家共识》[2]，COC选用了抗雄作用较强的含醋酸环丙孕酮的"达英-35"，然而，2018年PCOS国际循证指南[3]已明确提出，含炔雌醇35μg的醋酸环丙孕酮片不作为治疗PCOS的首选，因其可能存在更高的静脉血栓风险，指南推荐使用含炔雌醇20 ~ 30μg的COC治疗PCOS。

在使用COC前需要评估使用COC的禁忌证，特别是PCOS相关的高危因素，如高BMI、高脂血症和高血压。该患者BMI > 30，合并有高脂血症，存在静脉血栓的高危因素，建议孕激素后半周期治疗，同时加安体舒通（螺内酯）40 ~ 60mg/d抗雄治疗。待体重减轻后再考虑使用炔雌醇含量更低的COC。另外，对于本病例，超重或肥胖的PCOS患者，建议在第一时间进行血脂、血糖、糖耐量的检测，更加全面的评估患者的代谢状态以及存在的风险，如果存在糖耐量异常或糖尿病，也可以加用二甲双胍辅助治疗。

本病例在服用COC的过程中出现严重的静脉血栓栓塞症，COC应该是诱发静脉血栓的主要原因。患者在后期检查中发现狼疮抗体阳性，不排除患有抗磷脂综合征，但由于狼疮抗体未再复查，无法确诊。另外，此患者存在其他多种血栓的高危因素：肥胖和高脂血症。因此，在使用COC前需要充分评估可能引起静脉血栓的各种危险因素。

三、疾病介绍

1. 概述 深静脉血栓形成（deep venous thrombosis，DVT）是血液在深静脉内不正常凝结引起的静脉回流障碍性疾病，常发生于下肢。血栓脱落可引起肺动脉栓塞（pulmonary embolism，PE），DVT 与 PE 统称为静脉血栓栓塞症（venous thromboembolism，VTE），是同种疾病在不同阶段的表现形式[4]。

2. 流行病学[5-6] 由于临床表现不明显，VTE 精确的年发病率很难获得，国外文献报道其发病率 1‰ ~ 2‰。在美国，流行病学研究报道有症状的静脉血栓的年发病率为 0.71‰ ~ 1.17‰；我国目前无大规模的针对社区人群 VTE 的发病率报道。对于女性来说，VTE 的发病率为 1/ 万 ~ 5/ 万妇女年，而妊娠、产后以及使用 COC 均会增加 VTE 的风险，孕妇 VTE 的发病率为 5/ 万 ~ 20/ 万妇女年，产妇 VTE 的发病率为 40/ 万 ~ 65/ 万妇女年，使用 COC 后 VTE 的发病率为 3/ 万 ~ 15/ 万妇女年。

3. 病因和危险因素 1845 年，Virchow 提出经典静脉血栓形成三大要素：静脉壁损伤、血流缓慢和血液高凝状态[7]。危险因素包括原发性因素和继发性因素，原发性因素（易栓症）主要是遗传性抗凝血因子、凝血因子、纤溶蛋白缺陷或代谢障碍，而继发性因素主要是后天获得性的相关因素。根据血栓形成的三大原因总结 VTE 的相关危险因素，见病例 18 表 1。

病例 18 表 1　根据血栓形成的三大原因总结 VTE 的相关危险因素[8]

血液缓慢	高龄	血栓病史	妊娠或产后	大手术或严重创伤后	长时间乘坐交通工具	长期制动	肥胖、高脂血症
血管壁损伤	高龄	血栓病史	吸烟	高血压	糖尿病	肥胖、高脂血症	
高凝状态	雌激素、COC	妊娠	抗磷脂综合征、高同型半胱氨酸血症、异常纤维蛋白原血症、骨髓增殖性疾病	恶性肿瘤	蛋白 C、蛋白 S 或抗凝血酶缺陷	前凝血因子（F Ⅱ，F Ⅷ，FIX，FXI，FX）水平升高	FV Leiden 突变、凝血酶原 2021 0A 基因变异

4．临床特点　急性下肢 DVT 主要表现为患肢的突然肿胀、疼痛等。体检患肢呈凹陷性水肿、软组织张力增高、皮肤温度增高，在小腿后侧和（或）大腿内侧、股三角区及患侧腘窝有压痛。严重的下肢 DVT，患者可出现股青肿，是下肢 DVT 中最严重的情况。静脉血栓一旦脱落，可随血流漂移、堵塞肺动脉主干或分支，根据肺循环障碍的不同程度引起相应 PE 的临床表现。

5．辅助检查

（1）血浆 D- 二聚体检测：下肢 DVT 时，血液中 D- 二聚体的浓度升高，但临床的其他一些情况如手术后、孕妇、危重及恶性肿瘤时，D- 二聚体也会升高，因此，D- 二聚体检查的敏感性较高、特异性差。

（2）彩色多普勒超声检查：敏感性、准确性均较高，临床应用广泛，是 DVT 诊断的首选方法，适用于筛查和监测。

（3）CT 静脉成像：主要用于下肢主干静脉或下腔静脉血栓的诊断，准确性高，联合应用 CTV 及 CT 肺动脉造影检查，可增加 VTE 的确诊率。

（4）磁共振静脉成像：能准确显示髂、股、腘静脉血栓，但不能很好地显示小腿静脉血栓。

（5）静脉造影：准确率高，可以有效判断有无血栓、血栓部位、范围、形成时间和侧支循环情况，目前仍是诊断下肢 DVT 的金标准。缺点是有创、造影剂过敏、肾毒性，以及造影剂本身对血管壁的损伤等。目前，临床上已逐步用超声检查来部分代替静脉造影。

6．诊断　对于血栓发病因素明显、症状体征典型的患者，结合超声、造影或CTV 等影像学检查即可诊断。

7．治疗原则　抗凝治疗和溶栓治疗是主要疗法，其中抗凝治疗是基本治疗，抗凝药物主要有普通肝素、低分子肝素、维生素 K 拮抗药（如华法林）、直接 Xa 因子抑制药（如利伐沙班）、直接 II a 因子抑制药（如阿加曲班）、直接凝血酶抑制药（如达比加群酯）等。传统取栓手术少用。放置下腔静脉滤网可预防致命性的肺栓塞。慢性期治疗时，患者需改善生活方式，避免长久站立或坐立不动，建议适当运动，必要时可穿医用弹力袜，长期卧床者可采用间歇性腿部充气压迫按摩，伴有血栓高危因素患者应在专科医师指导下口服抗凝药物，部分患者需长期抗凝治疗。

8．预后　在诊断为下肢 DVT 的最初 2 年内，即使经过规范的抗凝治疗，仍有

20% ～ 55% 的患者发展为血栓后综合征，表现为慢性下肢静脉功能不全的临床表现，包括患肢的沉重、胀痛、静脉曲张、皮肤瘙痒、色素沉着、湿疹等；其中 5% ～ 10% 的患者发展为严重的血栓后综合征，表现为下肢的高度肿胀、脂性硬皮病、经久不愈的溃疡，从而严重影响患者的生活质量。

COC 使用建议：在使用 COC 前需评估患者是否存在其他 VTE 的高危因素，见病例 18 表 2。

病例 18 表 2　WHO《避孕方法选用的医学标准（第 5 版）》
关于 COC 针对血栓高危因素的使用指引

类别	使用建议	备注
年龄：		随着年龄的增长，心血管疾病发生会升高，如果没有不良的临床情况，COC 可用至绝经
＜ 40 岁	1	
≥ 40 岁	2	
抽烟：		COC 使用者抽烟会增加心血管疾病的风险，特别是心肌梗死的风险。每日抽烟的支数越多，心肌梗死的风险越大
＜ 35 岁＋抽烟	2	
≥ 35 岁＋抽烟＜ 15 支／天	3	
≥ 35 岁＋抽烟≥ 15 支／天	4	
肥胖：		肥胖者使用 COC 其 VET 的风险较不使用 COC 者要高。2018 年国际 PCOS 循证指南将 BMI ≥ 30 作为 DVT 的危险因素
BMI ≥ 30	2	
产后：		VET 的高危因素：不动、产时输血、BMI ＞ 30、产后出血、剖宫产、先兆子痫、吸烟
产后＜ 21 天（伴或不伴 VET 高危因素）	3 或 4	
21 天≤产后＜ 42 天，伴有 VET 高危因素	3	
21 天≤产后＜ 42 天，不伴有 VET 高危因素	2	
产后＞ 42 天	1	
心血管疾病：		
冠状动脉疾病多风险因素，如：老龄、吸烟、糖尿病、高血压及血脂异常	3 或 4	
高血压（充分控制的可评估的）	3	
高血压（140 ～ 159/90 ～ 99mmHg）	3	
高血压（≥ 160/100mmHg）	4	

续表

类别	使用建议	备注
高血压伴有血管病变	4	
妊娠期血压升高病史但现在血压正常	2	服用 COC 者中，有妊娠期血压升高病史者，其心肌梗死和 VET 的风险较无该病史者高，但人群中的绝对风险低
DVT 或 PE（DVT 或 PE 病史，急性 DVT 或 PE，DVT 或 PE 并且已经抗凝治疗）	4	
长期制动的大手术	4	长期服用 COC 者建议术前停药 1 个月
不需长期制动的大手术	2	
不需制动的小手术	1	
DVT 或 PE 家族史（一级亲属）	2	
已知与血栓形成相关的突变，如：凝血因子 V Leiden 突变，凝血酶原突变，蛋白 S、蛋白 C、抗凝血酶缺陷	4	凝血因子 V Leiden 突变是目前已明确的与 VTE 相关的遗传缺陷。研究显示，该突变在高加索人群发生率为 5.27%，比亚裔（0.45%）高出 10 余倍，故亚洲人群发生 VTE 的风险远低于高加索人群 在有血栓相关基因突变的人群中，使用 COC 后血栓的风险增加 2 ~ 20 倍
静脉曲张	1	
表浅静脉血栓	2	VET 风险可能会增加
缺血性心脏病病史或目前正在患病 卒中（脑血管意外病史） 复杂性瓣膜性心脏病：肺动脉高压、房颤风险、亚急性细菌性心内膜炎病史	4 4 4	
非复杂性的瓣膜性心脏病	2	
血脂异常且不伴有其他心血管的危险因素	2	血脂不做常规筛查 有限的证据发现高血脂可能增加 COC 使用者心肌梗死和 VTE 的风险
抗磷脂抗体（+）	4	抗磷脂抗体会明显增加动、静脉血栓的风险
糖尿病：		
糖尿病合并肾、视网膜、神经病变	3 或 4	COC 对糖代谢的影响小，对胰岛素用量影响小，对糖尿病的长期控制无明显影响
糖尿病合并其他血管病变	3 或 4	

续表

类别	使用建议	备注
糖尿病史超过 20 年	3 或 4	
糖尿病不伴有血管病变（胰岛素或非胰岛素依赖）	2	
妊娠期糖尿病病史	1	

注：级别 1 指此种情况对 COC 的使用无限制，级别 2 指使用 COC 的益处通常大于理论上或已证实的风险，级别 3 指理论上或已证实的风险通常大于使用 COC 的益处，级别 4 指使用 COC 对健康有不可接受的风险。

四、病例点评

1. PCOS 是临床中常见的妇科内分泌疾病，本病例患者同时存在 PCOS 的其他伴随症状，如肥胖、高脂血症和不孕，对 PCOS 患者尤其是超重或肥胖的患者建议进行空腹血脂、血糖、糖耐量试验的检测，进一步评估患者的代谢状态。该患者在出现 VTE 住院时才检查发现重度脂肪肝及血脂异常，虽然空腹血糖正常，但未做糖耐量试验，尚不能判断是否合并胰岛素抵抗或糖尿病。

2. 生活方式干预为 PCOS 首选的基础治疗，COC 是治疗 PCOS 月经失调及高雄激素表现的一线药物，2018 年 PCOS 国际循证指南不推荐含炔雌醇 $35 \mu g$ 的醋酸环丙孕酮片作为首选，建议使用含炔雌醇 $20 \sim 30 \mu g$ 的 COC 治疗 PCOS。

3. 使用 COC 前需充分评估药物禁忌证，COC 的绝对禁忌证有：DVT/PE 病史、已知的血栓形成的基因突变、冠状动脉疾病多风险因素（老龄、吸烟、糖尿病、高血压 3 级或 4 级）、缺血性心脏病、卒中、复杂的心瓣膜疾病、肝硬化、肝癌、有先兆的偏头痛、乳腺癌、抗磷脂抗体阳性或原因不明的 SLE 等。

4. 在使用 COC 前需充分评估血栓风险，但不推荐常规对患者进行凝血功能、易栓症的相关检测。分析该患者出现 VTE 的相关因素有：使用含炔雌醇 $35 \mu g$ 的 COC、BMI > 30、高脂血症以及抗磷脂抗体（狼疮抗体）阳性。

5. 临床医师应对使用 COC 的患者进行充分的药物不良反应告知，特别是血栓风险的知情告知，该患者无下肢肿胀的典型症状，反复呼吸困难两周才被诊断，十分凶险。如果患者提前熟知血栓的风险，可能会在出现症状后及时就诊，避免严重的不良后果。

（病例提供：广东省妇幼保健院　余　凡　曾俐琴）

（病例点评：中山大学附属第三医院　古　健）

参考文献

［1］中华医学会妇产科学分会内分泌学组及指南专家组.多囊卵巢综合征中国诊疗指南［J］.中华妇产科杂志，2018，53（1）：2-6.

［2］中华医学会妇产科学分会内分泌学组.多囊卵巢综合征的诊断和治疗专家共识［J］.中华妇产科杂志，2008，43（7）：553-555.

［3］Teede HJ，Misso ML，Costello MF，et al.Recommendations from the international evidence-based guideline for the assessment and management of polycystic ovary syndrome［J］.Human Reproduction，2018，40（4）：188-195.

［4］中华医学会外科学分会血管外科学组.深静脉血栓形成的诊断和治疗指南（第三版）［J］.中华普通外科杂志，2017，32（9）：807-812.

［5］贾奇柯，孔瑞泽，张承磊，等.静脉血栓栓塞症的流行病学［J］.中国血管外科杂志（电子版），2013，5（001）：62-64.

［6］Practice Committee of the American Society for Reproductive Medicine.Combined hormonal contraception and the risk of venous thromboembolism：a guideline［J］.Fertility & Sterility，2016：S0015028216628479.

［7］李玲，陈世耀.从 Virchow 三要素分析肝硬化患者发生门静脉血栓危险因素［J］.实用肝脏病杂志，2015，18（3）：325-328.

［8］World Health Organization.Medical Eligibility Criteria for Contraceptive Use（5th Edition）.Geneva；2015.World Health Organization.

第八章

输卵管绝育术和吻合术

病例 19　输卵管绝育术后输卵管间质部妊娠

一、病历摘要

基本信息： 患者，女，35岁。主诉：停经47天，阴道不规则流血8天加重1天。

现病史： 患者现停经47天，自诉8天前出现阴道不规则流血，少于既往月经量，伴有轻微下腹坠胀痛，外院就诊，化验血 β-HCG 提示 1590U/L，进一步行经阴道盆腔三维超声提示右附件区可见大小约 2.0cm×1.5cm 包块，不除外宫外孕，建议患者住院治疗，患者拒绝，自行离院，1天前阴道流血增多，遂就诊于我院再次行盆腔三维超声，提示右附件区见 1.7cm×1.9cm 包块，形态不规整，中心部呈液性，大小约 0.8cm×1.0cm，其内可见 0.16cm 中等回声团，可见胎心反射，复查血 β-HCG 为 7311U/L，考虑宫外孕，立即予以收入病房。患者病来偶有下腹轻微坠胀感，无腹痛，无发热，无头晕乏力，无心慌气短，无腹胀，无肛门坠胀感。饮食睡眠可，二便正常，体重未见明显变化。

既往史： 2007年因急性阑尾炎行开腹阑尾切除术。2019年3月因右侧输卵管妊娠于外院行腹腔镜右侧输卵管切除术＋左侧输卵管结扎术。否认食物及药物过敏史，否认高血压、心脏病、糖尿病等慢性疾病史，否认肝炎、结核等传染病史，否认其他手术史、外伤史及输血史。

个人史： 出生于沈阳，无长期外地居住史。否认疫区旅居史及疫水接触史，生活起居规律，无烟酒等不良嗜好，否认粉尘、毒物、放射性物质接触史，无冶游史。

月经史： 13岁月经初潮，经期6天，周期30天，月经量中等，偶伴少量血块，伴有轻微经期下腹痛，无须口服止痛药物。末次月经2019年10月20日，量性同前。

婚育史：25 岁结婚，配偶身体健康，孕 3 产 0，2016 年因右侧输卵管妊娠行保守治疗后痊愈；2019 年 3 月再次因右侧输卵管妊娠于外院行腹腔镜右侧输卵管切除术＋左侧输卵管结扎术。

家族史：父母身体健康；否认家族性遗传病史。

体格检查：T 36.5℃，P 77 次 / 分，R 18 次 / 分，BP 109/75mmHg。一般状态良好，发育良好，无贫血貌，神清语明，步入病房。听诊双肺呼吸音清，心律齐，心音听诊纯正，未及病理性杂音。腹软，右下腹轻微压痛，无反跳痛及肌紧张。四肢活动良好，双下肢无水肿。

妇科查体：外阴发育正常，阴道畅，阴道内可见少量暗红色血，宫颈常大，表面可见囊肿，宫颈外口无活动性出血，无妊娠组织嵌顿，有轻微举摆痛，子宫前位，略增大，质软，右侧附件区增厚，有触痛，左侧附件区未触及明显异常。

辅助检查：

1. 实验室检查　入院常规化验检查（血常规、凝血五项、肝功能及肾功能、血清离子、肝炎病毒、艾滋病、梅毒）未见明显异常，血 β–HCG（2019 年 12 月 6 日某医院）：7311U/L。

2. 影像学检查

（1）盆腔三维彩超（2019 年 12 月 6 日某医院）：子宫前倾位，大小约 8.4cm×5.7cm×5.2cm，子宫内膜厚约 1.1cm。宫腔内未见妊娠囊影像。右卵巢大小约 2.9cm×1.9cm。右附件区见 1.7cm×1.9cm 包块，形态不规整，中心部呈液性，大小约 0.8cm×1.0cm，其内可见 0.16cm 中等回声团，可见胎心反射。左卵巢大小约 2.7cm×1.8cm。左附件区未见明显占位性病变。盆腔可见深约 1.9cm 游离液体（病例 19 图 1）。

（2）盆腔磁共振（2019 年 12 月 7 日某医院）：子宫大小形态正常，子宫右侧见长 T_1 长 T_2 信号影，壁稍厚，直径约 1.3cm，累及右宫角肌层。子宫内膜增厚。双侧附件区未见确切占位病变。肠管管径正常，管壁未见增厚，周围脂肪间隙清楚。未见肿大淋巴结。盆腔少量积液。子宫右侧囊性灶，局部位于右宫角肌层，可疑宫外孕。盆腔少量积液（病例 19 图 2）。

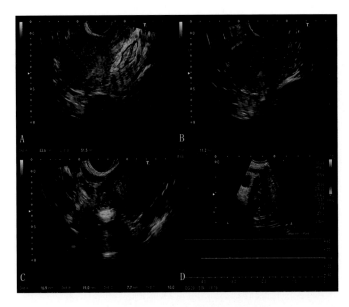

病例 19 图 1　盆腔三维彩超检查

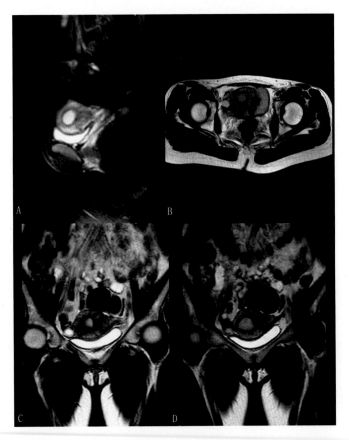

病例 19 图 2　盆腔磁共振检查

诊断：

1. 输卵管绝育术后妊娠状态（输卵管间质部妊娠）

2. （右侧）输卵管术后（切除术后）

3. （左侧）输卵管绝育术后

诊疗经过： 入院完善相关检查后，向患者及家属详细交代病情及风险，建议手术探查，拟行全麻下腹腔镜探查术。腹腔镜术中探查见：大网膜与子宫表面、前腹部局灶粘连，松解粘连，暴露子宫全貌后见右侧宫角区及外侧长约 1cm 输卵管峡部明显增粗，大小约 2.0cm×1.5cm×1.0cm，表面呈紫蓝色，余下输卵管部分缺如，左侧输卵管距间质部外侧约 3cm 处见结扎创面，双侧卵巢大小均约 2.5cm×2.0cm×1.5cm，表面未见占位性病变。遂行腹腔镜下右侧部分宫角切除术＋残端输卵管切除术＋左侧输卵管切除术＋肠粘连松解术，术程顺利，术中出血约 50ml。术后予以抗生素对症治疗。术后 2 天化验血 β-HCG 1310U/L。术后 3 天拔除腹腔引流，术后 4 天化验 β-HCG 481.7U/L，术后 5 天顺利出院。切除病灶组织送石蜡病理结果回报：（右部分）输卵管妊娠。

随访： 患者每周门诊复查血 β-HCG 下降明显，术后 3 周血 β-HCG 阴性，术后 50 天月经复潮，复查彩超子宫及双附件未见明显异常。随访至今未再次妊娠。

二、病例分析

回顾本病例，从以下几点进行分析：

1. 该患者有明确停经史，伴有阴道流血、轻微腹痛等症状，结合影像学及血 β-HCG 化验，首先考虑的诊断为异位妊娠，其次还应考虑妊娠滋养细胞疾病可能。

2. 结合患者既往史，因输卵管妊娠已行一侧输卵管切除及对侧输卵管结扎，双侧输卵管绝育术后再次自然受孕，且可疑宫外孕，则需思考异位妊娠的可能部位。

3. 如考虑为异位妊娠，回顾异位妊娠保守治疗和手术治疗的指征，根据患者临床表现及辅助检查结果，制订个体化治疗方案。结合患者临床表现及辅助检查结果，不符合保守治疗指征，再充分告知患者病情及相关风险后，予以行腹腔镜右侧部分宫角切除术＋残端输卵管切除术＋左侧输卵管切除术＋肠粘连松解术，手术过程顺利，术后恢复良好。

4. 思考双侧输卵管绝育术后发生异位妊娠的原因及防治措施。回顾本病例，此次术中探查见左侧输卵管距间质部外侧约 3cm 处见结扎创面，而右侧输卵管残留峡部长约 1cm，而发生异位妊娠的部位为右侧输卵管间质部，分析发生此输卵管绝育术后再次妊娠并发症的原因主要有以下两点：①前次结扎手术操作不规范，可能导致右侧残端峡部复通或左侧输卵管复通，受精卵经过复通的右侧输卵管峡部，由于残余输卵管解剖及功能异常，受精卵种植于右侧输卵管间质部导致异位妊娠发生；而受精卵也有可能通过复通的左侧输卵管进入宫腔，在宫腔内发育过程中移行至右侧输卵管间质部着床，进而导致异位妊娠；②患者既往 1 次开腹阑尾切除术病史，2 次输卵管妊娠病史，其中 1 次保守治疗，1 次腹腔镜手术治疗，患者盆腹腔存在慢性炎症，均有可能影响输卵管结扎手术效果，或因结扎部位瘢痕组织闭合不全造成输卵管腹腔瘘，导致输卵管复通，进而发生绝育术后再次自然妊娠的情况。此外，患者前次异位妊娠手术术中情况不详，也可能存在其他导致绝育术后避孕失败的原因，我们需要深入探索及思考。

三、疾病介绍

1. 概述　输卵管绝育术是一种通过外科手术干预使得双侧输卵管部分或全部正常解剖或者功能受到破坏以阻碍精卵结合从而达到女性永久绝育的方法，具有安全、高效、简便、经济、可复性强等诸多优点，因此在全世界范围广泛应用[1]。

2. 输卵管绝育方法　目前常用的输卵管绝育术有以下几方面。

（1）系膜切开输卵管抽芯包埋法，包括近端及两端包埋法。

（2）输卵管结扎术：包括折叠结扎切断法、压挫结扎法等。

（3）输卵管机械套扎法：目前使用的有硅化橡胶环以及银夹等。

（4）输卵管部分或全部切除术。

以上常见输卵管绝育手术可选择经腹部小切口或经腹腔镜实施。另外，文献报道有输卵管阻塞术，通常是在宫腔镜监测下阻塞输卵管近端，进而达到绝育的效果。

3. 输卵管绝育术后异位妊娠　输卵管绝育术总体避孕有效率为 99.45% ~ 99.9%，但仍有避孕失败可能。据文献报道，对于所有输卵管绝育术式，每 1000 例术后有 18.5 例再次妊娠，而每 1000 例术后有 7.3 例发生异位妊娠[2]。

目前国内外关于输卵管绝育术后异位妊娠的报道多为个案报道或病例系列分析[3-4]，因临床罕见，尚缺乏系统研究，总结现有文献，分析发生这一并发症的主要原因有：

（1）不同输卵管绝育方法所致：输卵管结扎术只是破坏部分输卵管的正常解剖结构，有输卵管重塑的可逆性。文献报道双极电凝结扎输卵管后发生异位妊娠率高达17.1%[2]。而抽芯包埋法由于切断输卵管并且将一断端埋在浆膜层内，使两断端无法吻合复通，因此避孕失败率相对较低。采用银夹法绝育术一般不切除部分输卵管，因此发生异位妊娠的概率也比较高。输卵管部分切除术后发生异位妊娠率为1.5%，而对于双侧输卵管完全切除者，理论上避孕率应为100%[2]，目前国内尚无再次自然妊娠的报道。近年来，有关卵巢上皮性肿瘤起源于输卵管的假说逐渐受到重视[5]，因此美国妇产科医师学会（American College of Obstetricians and Gynecologists，ACOG）建议有行输卵管绝育术意向避孕的女性直接采用输卵管切除术以预防卵巢上皮性肿瘤的发生[6]。

（2）手术时机选择不恰当：人工流产后、产后及月经期行输卵管绝育术，此时输卵管充血、水肿、增粗，组织脆弱易被结扎线等切割，形成瘘或伞。另外当生殖系统有炎症时，输卵管充血、肿胀，结扎后待炎症消退，结扎线变松，使管腔复通。也可因结扎线束缚造成的损伤形成瘢痕，管腔呈半通状态，使精子可以通过，受精卵难以通过，而发生输卵管妊娠。

（3）手术操作技术不当：手术野暴露不满意、操作不仔细、绝育术方法不规范等原因，如将子宫圆韧带、骨盆漏斗韧带或输卵管系膜误认为是输卵管进行结扎，或者结扎在输卵管壶腹部而非峡部，造成术后壶腹部妊娠；也有保留的峡部过长造成术后输卵管间质部或峡部妊娠。本病例右侧输卵管残留峡部近1cm，可能是导致异位妊娠的原因之一。另外，如果用结扎线过粗、过细，结扎过紧、过松可造成线结完全或不完全嵌入管腔形成瘘或结扎不紧而脱落，术后组织缩复造成裂隙使管腔相通但狭窄，也可导致绝育失败。

（4）手术应激反应：实施绝育术使输卵管手术部位产生应激反应，促进相邻的远近端输卵管管壁再通，或因瘢痕组织闭合不全可造成输卵管腹腔瘘及新生伞端，导致输卵管妊娠，甚至腹腔或卵巢部位妊娠。

4. 输卵管绝育术后异位妊娠的诊断 主要根据患者病史、临床表现及辅助检查三方面进行诊断。

（1）病史：既往输卵管绝育手术史，应具体询问实施绝育术的时机、绝育方法。

（2）临床表现：绝育术后异位妊娠的早期表现不太明显，给临床诊断带来了很大困难。随着医学诊疗技术的不断进步，尤其是阴道超声技术的应用，显著提高了异位妊娠早期的诊断率。若异位妊娠患者出现流产或破裂情况下，临床诊断比较容易。其诊断依据为：①停经史；②患者阴道有不规则流血症状；③患者有腹痛现象，可表现为突发性一侧下腹部撕裂样剧痛，并伴有恶心呕吐、肛门坠胀等表现；④尿妊娠试验阳性或血 β–HCG 明显升高；⑤盆腔超声检查提示盆 / 腹腔有积液，且宫内未探及孕囊，附件区有包块；⑥阴道后穹窿穿刺出暗红色不凝血。

（3）辅助检查：尿或血 β–HCG 提示升高。盆腔超声是最常用的影像学检查手段。对于部分患者，盆腔 MRI 因其具有多平面成像特点，可进一步明确诊断。

5. 输卵管绝育术后异位妊娠的鉴别诊断：宫角妊娠、妊娠滋养细胞疾病。

（1）宫角妊娠：是指受精卵着床在正常子宫体腔的一侧角输卵管与子宫连接部，子宫圆韧带的内侧，其妊娠结局呈多样性。临床中首选超声用于鉴别诊断宫角妊娠和输卵管间质部妊娠。超声检查宫角部妊娠通常妊娠囊与宫腔相通，与内膜相连，妊娠囊环周边有完整肌层包绕。因宫角妊娠种植处蜕膜发育不良，与宫腔相通，易发生流产，临床症状出现早。间质部妊娠超声下见妊娠囊与宫腔不相通，接近浆膜层，其外上方肌层不完全或缺失。间质部妊娠临床症状出现晚，形成内出血，以急腹症就诊。MRI 也可用于两者的鉴别诊断。宫腔镜下，可以在宫腔上外侧的宫角处看到妊娠囊，而对于输卵管间质部妊娠，宫角部看不到妊娠囊。腹腔镜下可以直接观察子宫及输卵管情况，当宫角区域膨大部导致圆韧带往内侧异位，则可诊断为输卵管间质部妊娠，反之则为宫角妊娠。

（2）妊娠滋养细胞疾病：包括良性的葡萄胎、恶性侵袭性葡萄胎、绒癌、胎盘部位滋养细胞肿瘤，以及上皮样滋养细胞肿瘤。不同疾病病史具有一定特征，影像学检查如超声、CT、MRI 等可用于鉴别诊断。如葡萄胎，超声检查可有宫腔内"落雪征"的典型图像，宫腔排出物可见水泡状胎块等。

6. 输卵管绝育术后异位妊娠的治疗　对于输卵管绝育术后再次发生妊娠的患者，提示避孕措施失败，建议患者更换避孕方法。根据患者发生异位妊娠的具体情况，可选择：

（1）保守治疗：可分为药物治疗和期待治疗。

药物治疗常用甲氨蝶呤，符合以下条件者可采用：①无药物治疗禁忌证；②输卵管妊娠未发生破裂；③妊娠囊直径＜4cm；④血β-HCG＜2000U/L；⑤无明显内出血。药物治疗的主要禁忌证为：①生命体征不平稳；②异位妊娠发生破裂；③妊娠囊直径≥4cm，或≥3.5cm伴胎心搏动；④药物过敏，或伴有慢性肝病、免疫缺陷等其他系统疾病。

对于病情稳定、血清β-HCG水平较低（＜1500U/L）且呈下降趋势者可选择期待治疗。

保守治疗成功后需告知患者采取新的避孕措施。

（2）手术治疗：适用于：①生命体征不稳定或有腹腔内出血征象者；②异位妊娠有进展者（如血β-HCG＞3000U/L或持续升高、有胎心搏动、附件区大包块等）；③药物治疗禁忌或无效者；④持续性异位妊娠者；⑤随诊不可靠者。对于已行输卵管结扎术的女性，如再次妊娠，建议行双侧输卵管切除以达到永久避孕[7]。

7. 输卵管绝育术后异位妊娠的预防　无论采用何种形式的输卵管绝育术，术后患者都有可能由于输卵管部分再通而发生异位妊娠，为了避免此类现象的发生可采取以下措施进行预防。

（1）提高操作技术水平，避免误扎：准确暴露手术操作术野，实施绝育的部位适合选择在输卵管峡部，选择适宜的手术线，结扎松紧适宜，避免不必要的钳夹以免形成瘘管，操作要做到稳、准、轻、细。

（2）选择合理的手术时机：进行绝育手术之前需要详细询问病史，进行全面的术前实验室检查、全身检查与妇科检查，严格掌握手术适应证，把握手术时机，以患者月经干净后3～7天最佳。

（3）采用可靠的绝育方法：相对于电凝结扎法、折叠结扎法以及银夹套扎法，抽芯包埋法避孕失败率较低；对于追求确切永久避孕患者，也可建议行双侧输卵管切除术。

（4）预防感染：术中严格无菌操作避免医源性感染；术后应用抗生素预防感染，减少避免输卵管周围粘连、扭曲或管腔狭窄等发生。

输卵管绝育术后发生异位妊娠是严重并发症之一，虽然临床上发生率较低，但延误诊治可能给患者带来严重危害，因此应予以重视。临床医师要严格掌握手术适应证，选择最适宜的手术时机以及输卵管绝育方式，合理使用各种器械，不断提高手术操作技术，尽可能减少输卵管绝育术后异位妊娠的发生。

四、病例点评

输卵管绝育术是一种通过外科手术干预使得双侧输卵管部分或全部正常解剖或者功能受到破坏以阻碍精卵结合从而达到女性永久绝育的方法，具有安全、高效、简便、经济、可复性强等诸多优点，在我国应用广泛。虽然此种绝育术总体避孕有效率为 99.45% ~ 99.9%，但仍有避孕失败可能。目前国内外关于输卵管绝育术后异位妊娠的报道多为个案报道或病例系列分析，临床罕见，缺乏系统研究。本病例结合自身特点，总结现有文献，分析发生这一并发症的主要原因有：①不同输卵管绝育方法所致；②手术时机选择不恰当；③手术操作技术不当；④手术应激反应等。回顾本病例，此次术中探查见左侧输卵管距间质部外侧约 3cm 处有结扎创面，而右侧输卵管残留峡部长约 1cm，考虑结扎手术操作不规范，可能导致右侧残端峡部复通或左侧输卵管复通，最终发生异位妊娠。另外，结合患者既往病史，考虑盆腹腔存在慢性炎症，可能影响前次输卵管结扎手术效果。输卵管绝育术后异位妊娠的诊断主要根据患者病史、临床表现及辅助检查 3 方面，且要注意与宫角妊娠、妊娠滋养细胞疾病等相鉴别。治疗方面，主要包括保守治疗及手术治疗。对于本病例，因妊娠部位位于间质部可能性大，并且可见胎心反射，具有手术指征，最终通过手术切除去除异位妊娠组织。输卵管绝育术后发生异位妊娠是严重并发症之一，虽然临床上发生率较低，但延误诊治可能给患者带来严重危害，因此应予以重视，最重要的是临床医生应通过提高操作技术水平、把握最恰当的手术时机及采用可靠的绝育方法等手段尽量避免此类并发症的发生。

（病例提供：中国医科大学附属盛京医院　王丹丹　杨　清）

（病例点评：中国医科大学附属盛京医院　杨　清）

参考文献

[1] Gormley R，Vickers B，Norman WV.Comparing options for women seeking

permanent contraception in high-resource countries：a protocol for a systematic review ［J］. System Review，2019，8（1）：74.

［2］Moss C，Isley MM.Sterilization：A Review and Update ［J］.Obstetric Gynecology Clinics of North America，2015，42（4）：713-724.

［3］何永莲.输卵管绝育术后异位妊娠50例分析［J］.现代诊断与治疗， 2015，26（1）：2529-2530.

［4］刘洪青，冉丽伟，董渠龙，等.输卵管绝育术后再次妊娠2例并文献复习［J］. 国际生殖健康/计划生育杂志，2019，38（4）：293-295.

［5］Erickson BK，Conner MG，Landen CN Jr.The role of the fallopian tube in the origin on ovarian cancer［J］.American Journal of Obstetrics and Gynecology，2013，209（5）： 409-414.

［6］Committee on gynecologic practice.Committee opinion no.620：Salpingectomy for ovarian cancer prevention ［J］.Obstetrics & Gynecology，2015，125（1）：279-281.

［7］Chakravarti S，Shardlow J.Tubal pregnancy after sterilization ［J］.British Journal of Obstetrics and Gynaecology，1975，82（1）：58-60.

第九章

输精管绝育术和吻合术

病例 20　直视钳穿法输精管结扎术——微创、长效的男性首选避孕节育措施

一、病历摘要

基本信息：患者，男，31 岁。主诉：要求行双侧输精管结扎绝育。

现病史：患者常规避孕方式失败，已育 2 子 1 女，现根据自己生活需要，要求行双侧输精管结扎术，为寻求手术遂来我院门诊，门诊查体结合病史及患者自身意愿，拟"绝育"收治入院。病程中，患者无畏寒、发热，无腹痛、腹胀，无恶心、呕吐，食欲、睡眠可，大小便正常，体重较前无明显变化。

既往史：平素健康状况良好。既往无结核病史，无肝炎史。无外伤史。无手术史。无过敏史。无糖尿病病史。无高血压病史。无急性心肌梗死病史，无肺功能异常史，无恶性肿瘤病史，无炎症性肠病，无 VTE 病史。近一个月内无脓毒症史，无严重肺病史，无充血性心力衰竭，无卒中史。无易栓症。既往无输血史，无其他慢性病史，无特殊药物服用史。预防接种史：不详。

个人史：14 天内无国内新冠病毒感染疫区接触史；无境外国家旅行居住史与入境人员密切接触史；无疑似或确诊新冠病毒感染者接触史；无聚集性发病史；无其他疫水疫区接触史。无吸烟史；无饮酒史。无吸毒或其他药物嗜好。无工业毒物、粉尘、放射性物质接触史。无冶游史。

家族史：父亲：健在，母亲：健在，无患病。家族中无类似患者，否认家族遗传病。无 VTE 家族史。

体格检查：

1. 全身检查 头颅五官、心肺腹检查未见明显异常。

2. 专科检查 阴毛呈男性分布，尿道外口无异常分泌物，尿道外口无狭窄，双侧睾丸扪及满意，双侧精索行径无压痛，双侧输精管可触及。

辅助检查： 血尿常规、凝血功能、乙肝、丙肝、梅毒、HIV、心电图、胸片、新冠核酸检测未见异常。

诊断： 男性绝育。

诊断依据： ①患者常规避孕方式失败，已育 2 子 1 女，绝育意愿明确；②辅助检查排除手术禁忌证。

诊疗经过： 患者当日下午在日间手术室局部阻滞麻醉下行直视钳穿法双侧输精管结扎术，手术顺利，术后予以镇痛止血等治疗，经观察无出血肿胀，予以办理出院。出院嘱避免性生活 2 周，避孕 3 个月。

随访： 3 个月后复查精液常规分析提示：离心后未见精子。

二、病例分析

1. 病例特点 患者不愿常规避孕，绝育意愿明确；辅助检查排除手术禁忌证。

2. 诊疗思路 入院后排除手术禁忌证，局部麻醉或静脉麻醉＋局部麻醉下直视钳穿法双侧输精管结扎术。

三、疾病介绍

输精管绝育术是一种长效男性节育措施，通过手术结扎和切断输精管，使排出的精液中不含精子而达到节育的目的，同时正常射精，且不影响性欲。自 20 世纪 60 年代以来，输精管绝育术以其安全、可靠、简便、经济而成为许多国家计划生育规划中的影响重要节育措施。目前，全球有 3% ~ 6% 的家庭依靠输精管绝育术进行避孕[1]。迄今，全世界约有 1 亿对夫妇采用输精管绝育术进行避孕[2]。我国输精管绝育术的应用，仅次于宫内节育器和输卵管绝育术，3000 多万对已婚夫妇选择了输精管绝育术控制生育，占避孕育龄夫妇的 9.2%，且自愿行男性绝育的人数日益增加[3]。在经济发达国家，输精管绝育术应用更加普遍。在加拿大、荷兰、新西兰、英国、不丹和美国，有较高比例男性绝育（10% ~ 20%）[4]。根据所用器械不同，手术入路和部位不同，以及输精管残端技术的不同，形成多种术式。目前在绝育术的方法学上大致可分为：①切断输精管；②压闭输精管；③内堵输精管；④刺激组织增生；⑤改变精道内环境；⑥植入过滤装置；⑦可控阀门装置。经典的输精管结扎术是在阴囊两侧分别做一长 1.5 ~ 2cm 切口，解剖游离长度约 3cm 的输精管，切除 2cm，结扎残端，缝合皮肤切口，5 天后拆线。

1970 年，国内学者李顺强发明的直视钳穿法输精管结扎术被认为是目前全世界临床上使用最为广泛采用的输精管结扎手术方法。其微创、手术简单、手术损伤小，WHO 推荐为世界经典输精管结扎手术方式[5]。其主要分为：①局部阻滞麻醉；②分离钳戳破皮肤开口；③提出输精管；④分离输精管；⑤切断输精管；⑥结扎双侧输精管断端；⑦精囊端注液；⑧包埋残端；⑨放回阴囊等 9 个步骤，简单方便，容易操作，对患者损伤小，无须缝线，被接受程度高，在国内有着 50 年的应用历史。

绝育术并无绝对禁忌证，一些可能增加手术风险或困难的情况例如严重贫血、抗凝治疗、严重神经系统疾病、精神或心理疾病等可在治疗之后进行手术。对于有勃起功能障碍或其他性功能障碍病史应慎重手术，因其可能激化潜在的心理问题。术前应充分了解患者病史，排除与手术相禁忌的疾病和药物过敏史等，充分告知患者避孕方法的效益与风险，手术有效性和失败率，手术的优越性及可能不良反应，术后坚持避孕 3 个月或直至精液检查证实无精子。术后需观察 2 小时，可穿紧身内裤或使用阴囊托 48 小时，保持伤口清洁干燥，5 天内不从事重体力劳动或剧烈运动，尤其是骑车，如有伤口出血、阴囊肿胀、渗液、局部疼痛进行性加重或发热应及时就诊，术后应坚持避孕 3 个月，期间需要有规律性生活，行精液检查以确证手术成功[6-8]。

四、病例点评

1. 输精管绝育术是一种安全性及有效性较高的男性节育措施，通过手术结扎和切断输精管而达到节育的目的，同时正常射精，且不影响性欲。

2. 该患者已婚已育，平素身体健康状况良好，无手术禁忌证，手术意愿强烈，可行输精管结扎术。

3．关于输精管结扎术，需充分告知患者手术利弊及术后相关注意事项。

（病例提供：广东省生殖医院　张欣宗

南京鼓楼医院　王　京

广东省生殖医院　刘　晃）

（病例点评：广东省生殖医院　张欣宗）

参考文献

［1］Nicholas L，Newman CE，Botfield JR，et al.Men and masculinities in qualitative research on vasectomy: perpetuation or progress？［J］.Health Sociol Rev，2021，30（2）：127-142.

［2］Abbe CR，Page ST，Thirumalai A.Male Contraception［J］.Yale J Biol Med，2020，93（4）：603-613.

［3］刘晃，郑厚斌，庞韬，等.输精管结扎术后附睾液抗精子抗体的研究［J］.中国男科学杂志，2015，29（11）：49-52.

［4］Bertrand JT，Ross J，Sullivan TM，et al.Contraceptive Method Mix：Updates and Implications［J］.Glob Health Sci Pract，2020，8（4）：666-679.

［5］Agarwal A，Gupta S，Sharma RK，et al.Post-Vasectomy Semen Analysis：Optimizing Laboratory Procedures and Test Interpretation through a Clinical Audit and Global Survey of Practices［J］.World J Mens Health，2022，10.5534/wjmh.210191.

［6］徐景岭.输精管结扎 2 年后偶见 1 条 a 级精子致妻子受孕 1 例报告［J］.中华男科学杂志，2012，18（12）：1123-1124.

［7］陶晓海，孙彬桂，刘瑞华，等.拇指定位结扎输精管 451 例临床观察［J］.中国计划生育学杂志，2012，20（11）：770-772.

［8］刘兴章，唐运革，刘晃，等.输精管结扎术后并发症患者勃起功能障碍调查及相关因素分析［J］.广东医学，2012，33（01）：95-96.

第十章

人工终止（中止）妊娠

病例 21　宫内节育器及雌孕激素序贯疗法在高危人工流产中的应用

一、病历摘要

基本信息：患者，女，39 岁。主因"停经 67 天，彩超发现胎心消失 3 天"就诊。

现病史：停经 30 天自测尿 HCG 阳性，停经 34 天阴道少量出血，当地医院给予保胎治疗（具体不详），停经 40 天当地医院彩超检查提示宫内早孕，β-HCG 20 000U/L，给予孕激素保胎治疗，间断阴道少量出血。停经 58 天至我院就诊，查雌二醇 2442pmol/L，孕酮 86.2nmol/L，β-HCG 49664U/L；行彩超提示：宫腔内见 23mm×17mm×15mm 孕囊回声，卵黄囊可及，胎芽可及，原始心管搏动似可及、较微弱，宫腔内可见 21mm×6mm 不规则液性暗区（病例 21 图 1），继续给予黄体酮胶囊等保胎措施。3 天前再次彩超提示：宫内早孕，胎芽可及，胎心未及。现要求尽快终止妊娠，有再次生育需求。自停经来一般情况好，饮食睡眠好，二便正常，体重无明显变化。

既往史：否认高血压、糖尿病等慢性病史，否认传染性疾病史。16 年前行剖宫产，2 年前因宫腔粘连在我院行宫腔镜下宫腔粘连分离＋节育器放置，术后宫腔镜多次复查并分离粘连＋更换节育环。1 年前行乳腺纤维瘤切除术。3 个月前我院宫腔镜复查提示宫腔形态正常，取出宫内节育器备孕。

个人史：出生于原籍，无烟酒嗜好。无疫区居留史，无冶游史。

月经史：12 岁月经初潮，周期 30～32 天，经期 5～6 天，量不多，末次月经 2019 年 8 月 12 日，经色暗红，轻微痛经，无血块。

婚育史：22 岁初婚，4 年前离异，2 年前再婚。孕 7 产 2 流 4；16 年前因社会因素于当地足月剖宫产一男活婴，12 年前于当地足月剖宫产一女活婴，均体健。人工流产 4 次，具体情况不详。

家族史：父母体健，1 兄、1 妹均体健，否认有家族性遗传病及传染病史。

体格检查：未见明显异常。

妇科检查：外阴发育正常，阴毛女性分布，已婚未产式。阴道畅，容二指，分泌物量中等，白色，无异味。宫颈常大，光滑。子宫前位，如孕 2 个月大小，无压痛，活动度好。双附件未触及异常。

辅助检查：

1. 血常规、血凝分析四项、白带、心电图均正常，血四项全阴。

2. 三维阴道超声 宫内早孕，胎芽可及，原始心管搏动未及。孕囊下缘距前壁切口 11mm（病例 21 图 2）。

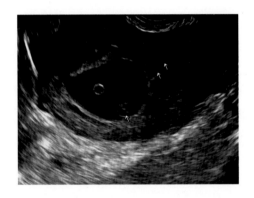

病例 21 图 1 孕 58 天阴道超声图（右上箭头所示为宫腔积液）

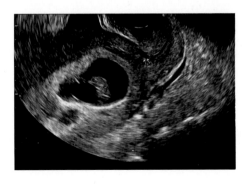

病例 21 图 2 孕 64 天阴道超声图（箭头所示为原剖宫产手术瘢痕处，FT：胚胎）

诊断：

1. 胎停育

2. 妊娠合并子宫瘢痕

3. 孕 7 产 2

诊疗经过： 人工流产术前（需排除禁忌）给予雌激素预处理：戊酸雌二醇每次 3 片，每日两次，共 2 天。人工流产术中超声引导，400mmHg 负压下吸引宫腔妊娠组织，注意操作轻柔，减少对宫腔的过度破坏，术后立即放置金属圆环，起到支撑宫腔、减少再次宫腔粘连风险。术后给予抗生素预防感染，注意下生殖道卫生，预防上行感染的发生。按周期给予雌二醇/雌二醇地屈孕酮 2mg 每日 1 次口服促进子宫内膜修复。

随访： 人工流产术后两次月经来潮后，于月经干净 5 天行宫腔镜检查：评估宫腔形态正常，取出宫内节育环。后月经规律，经量偏少，2020 年 3 月再次妊娠，2020 年 12 月剖宫产一女活婴。

二、病例分析

1. 病例特点　本病例属于高危人工流产，且病史相当复杂，既要有效的降低手术的风险，又要最大限度地减少医疗成本的消耗，围术期的处理措施就显得尤为重要。

本病例的特点包括：具有高危计划生育的多个高危因素，包括：多次妊娠及人工流产病史；有宫腔粘连分离的宫腔手术史；异常妊娠：胚胎停育；两次剖宫产的子宫瘢痕病史。

患者再婚，具有强烈的再生育需求，作为高危人工流产，手术难点及并发症发生率升高，术中术后发生出血、残留、宫腔粘连的可能性会大概率增加，平衡把握人工流产手术的彻底性和其中的子宫内膜的保护，术后生育力的保存，就需要术者注重术前、术中、术后一体性个体化全程管理。

2. 诊疗思路分析　高危计划生育手术包括两个方面，一方面指的是受术者所具有的病生理特性影响计划生育手术方式、药物种类和剂量的选择，增加手术操作的难点和并发症发生的概率，另一方面指的是计划生育手术方式和用药对原发疾病产生影响。

对于该患者，多次的宫腔操作史及胚胎停育增加了术中、术后出血及宫腔残留的风险，而人工流产手术对于既往有宫腔粘连病史及多次人工流产史的患者也增加了术后再次宫腔粘连的发生风险。所以，根据患者情况，在术前（需排除禁忌）给予口服雌激素类药物 2 天，以期提高子宫肌层对缩宫素的敏感性；在术中，安排了具有丰富临床经验的医师进行操作，最大限度地减少手术并发症的发生；同时根据临床经验及相关文献的支持，在术中进行了金属圆环的放置，支撑宫腔，术后联合雌孕激素人工周期应用，促进子宫内膜修复，维护内膜完整性，孕激素亦能增强宫颈管黏液栓的封堵效果，减少上行性感染的发生，从多个角度减少再次发生宫腔粘连的概率。术后经过两周期雌孕激素的应用，在宫腔镜检视下了解宫腔情况，宫腔形态正常的情况下取出宫内节育环，随后根据患者的病情进行下一步的检查及备孕调整。

三、疾病介绍

1. 宫腔粘连

（1）定义：宫腔粘连（intrauterine adhesion，IUA）又称阿谢曼综合征（Asherman syndrome），由 Asherman 1948 年首次报道，主要由于对妊娠或者非妊娠子宫的创伤，造成子宫内膜基底层受损，导致内膜纤维化和宫腔粘连。宫腔粘连是妇科常见、对生育功能严重危害并且治疗效果较差的宫腔疾病，严重影响女性生殖生理及身心健康。

（2）病因：宫腔粘连的本质是一种纤维化疾病，即子宫内膜严重损伤修复造成胶原纤维沉积在宫腔内而造成内膜纤维化，内膜损伤深达基底层，异常的炎症反应促进了纤维化的发生[1]。多继发于宫腔手术操作、子宫内膜炎症、子宫内膜结核、子宫血管栓塞或结扎及盆腔放射治疗后，人工流产及反复刮宫术后的概率最高，通常损伤发生在足月分娩、早产、流产后 1 ~ 4 周，多量阴道出血而需刮宫时。这时子宫内膜薄弱，任何损伤都可以裸露或破坏内膜基底层，引起子宫壁对合，并形成持续存在的小梁，破坏了宫腔的对称性。Salzani[3] 等研究 109 例流产后刮宫，刮宫后 3 ~ 12 个月宫腔镜检查，37.6% 为宫腔粘连（IUA），56.1% 为欧洲妇科内镜协会分类的 I 度，即宫腔内多处有纤细膜样粘连带。随着人工流产、清宫手术等宫腔操作的增加，IUA 发病率呈上升趋势，严重影响女性身心健康。而且人工流产次数越多，IUA 发生率越高，以色列学者 Friedler[4] 等报道，对 147 例人工流产刮宫后 IUA 情况进行前瞻性研究，发现 1 次术后宫腔粘连发生率为 16.3%，2 次及以上者发生率为 24.5%，且其中 58.4%

为中重度宫腔粘连，而 3 次以上刮宫者宫腔粘连的发生率更是高达 32%。

（3）临床表现：取决于宫腔粘连的部位和程度不同，常见的表现包括：

1）腹痛：一般多发生在人工流产后 1 个月左右，周期性发作，多由于经血潴留所致。

2）月经异常：宫腔粘连通常可致月经异常，比如月经过少，甚至闭经，取决于宫腔闭锁的程度。宫腔完全粘连者出现闭经，使用雌孕激素周期治疗无撤退性出血；中度或重度粘连的患者 75% 以上出现闭经或月经过少。轻的或局限性粘连的患者可无明显的月经异常而表现为正常月经。

3）妊娠异常：由于宫腔粘连子宫内膜受损，宫腔形态失常，影响胚胎着床而导致不孕；即使妊娠也可能出现妊娠早期和中期流产、过期流产、异位妊娠、早产、胎死宫内；若妊娠至足月，可有胎盘种植异常，如胎盘前置、粘连性胎盘、植入性胎盘等。

4）不孕：如完全闭经或宫腔完全闭锁，患者通常表现为不孕。

（4）分类：以宫腔镜检查为基础，按照粘连的程度和粘连的性质进行分类，存在多个分类系统，目前应用较广泛的有 March 分型，以及较为全面的由中华医学会妇产科分会于 2015 年 12 月结合中国国情提出的，主要以美国生育协会（AFS）评分和欧洲妇科内镜协会（ESGE）分类为基础，将 IUA 的临床表现、子宫内膜厚度、宫腔镜检查结果及生殖预后等 IUA 相关的危险因素尽可能考虑在内并加以量化来进行评分的中国 IUA 诊断分级与评分标准。

（5）诊断及治疗：诊断方法包括有超声、子宫输卵管碘油造影、宫腔镜检查等，诊断的金标准为宫腔镜检查，治疗方案根据患者的需求及临床表现个体化建议，但宫腔镜下宫腔粘连分离术是标准的手术方案。

2. 早期妊娠稽留流产

（1）定义：早期妊娠稽留流产是指妊娠 12 周内，胚胎或胎儿已死亡并滞留在子宫腔内，未能及时自然排出。早期妊娠稽留流产常常在超声检查时被发现。

（2）病因：包括胚胎因素、母体因素、父亲因素和环境因素，胚胎染色体异常是最常见的原因，母体的全身疾病或生殖器及内分泌、免疫功能的异常，接受了强烈的应激和不良习惯均可能导致稽留流产的发生，一些父亲及环境因素的异常可能也起到了一定程度的作用。

（3）稽留流产的超声诊断标准（我国）：①超声检查头臀长 ≥ 7mm，未见胎心搏动；②宫腔内妊娠囊平均直径 ≥ 25mm，未见胚胎；③宫腔内妊娠未见卵黄囊，2 周后仍然未见胚胎和胎心搏动；④宫腔内妊娠可见卵黄囊，11 天后仍然未见胎心搏动。

（4）终止妊娠的方法有：期待治疗、药物治疗、手术治疗，各有其优缺点。期待治疗成功率接近 80%，但存在计划外手术及大出血风险[2]。药物治疗主要为米非司酮及前列腺素类，为非侵入治疗，但出血时间长，有失败及宫腔残留可能。手术治疗是治疗早期妊娠稽留流产的传统方法，操作快捷，疗效达 99%，为有创治疗，可以发生各种近期和远期并发症。

四、病例点评

早期妊娠稽留流产病因复杂多样，对于该患者，高龄，胚胎染色体异常的发生率增加，同时既往的宫腔粘连病史以及多次妊娠的病史，子宫内膜的容受性也可能对正常妊娠造成不良影响，本次妊娠终止时可以考虑行胚胎绒毛染色体的化验，了解是否存在胚胎异常的情况，对下次妊娠会起到一定程度的参考作用。胚胎停育终止妊娠时并发症的发生风险明显高于正常妊娠，术前除进行常规检查外，也增加凝血功能检查，包括凝血酶原时间、活化部分凝血活酶时间、纤维蛋白原（Fig）、纤维蛋白原降解产物（FDP）、D- 二聚体。如有血凝的异常，需要纠正后再进行相应的操作。

两次剖宫产史，在术前的超声监测中应注意妊娠囊与瘢痕的位置关系，术中操作在超声下进行，轻柔谨慎，负压控制在 400mmHg 以下，避免用刮匙反复搔刮宫腔。注意术中、术后的出血情况，对子宫收缩不良及穿孔情况的发生要和患者做好详细沟通，术者团队做好相应的应急预案。

该患者既往多次人工流产史，且有宫腔粘连分离病史，属于高危人工流产的范畴，患者术后发生再次宫腔粘连的风险较高，要和患者做好详细沟通，因患者再婚，存在再次妊娠的需求，若发生宫腔粘连，需行宫腔镜再次分离粘连，医疗费用较高，且伴随年龄增加，卵巢储备功能下降，子宫内膜的修复能力也降低，胚胎染色体异常的发生率进一步升高，所以在本次妊娠中如能有效的规避宫腔粘连，则为患者下次正常妊娠争取了宝贵的时间和机会，基于此，术中、术后最大化的保护子宫内膜，减少术后宫腔粘连的发生是治疗的核心。有多个观察研究表明，人工流产术后联合放置宫内节育器及使用雌孕激素序贯治疗对于子宫内膜的恢复、宫腔形态的正常维持都有着较好的效果,可以有效降低再次宫腔粘连的发生风险[5-7]。在 2021 年发表的《人工流产术后促进子宫内膜修复专家共识》中也指出,对于有生育需求的高风险内膜损伤患者术后建议使用单雌激素或雌孕激素序贯方案促进子宫内膜修复[8]。

在该患者中,人工流产术前按照传统上手术前处理方案,口服雌激素类药物 3 ~ 5 天,以期提高子宫肌层对缩宫素的敏感性,但目前缺乏相关的证据。对于反复流产或可疑凝血功能异常者,使用大剂量雌激素会增加血栓风险,需要谨慎使用[2]。人工流产术中直接放置了金属圆环,术后采用了雌孕人工周期,术后经宫腔镜复查,收到了不错的治疗效果,为患者的良好恢复及后期的成功妊娠打好了基础。如在流产术后出血过多,不适合即时放置金属圆环,可以先行处理患者出血的事宜,等待子宫收缩功能正常,出血不多的情况下在术后 1 周左右进行金属圆环的放置。术后可以根据彩超监测的内膜厚度以及患者月经量的情况,及时调整雌激素的用量及宫腔镜复查的时间,若月经量明显减少,内膜厚度较薄,可以尽快行宫腔镜检查,早期粘连的形成相对易于松解,也可以在一定程度上减少宫腔镜电切分离粘连的医疗费用。

同时,建议患者再次妊娠前,进行相关优生检查,如血栓前状态检查、生殖激素检查、甲状腺功能、血糖、糖耐量、免疫因素检查等,避免再次不良妊娠的发生。

总之,根据患者的病情和需求制订个体化的治疗措施,是在临床工作中的必修课。

(病例提供:郑州大学第三附属医院　任琛琛　刘　琰)

(病例点评:郑州大学第三附属医院　任琛琛)

参考文献

[1] 中华医学会妇产科学分会.宫腔粘连临床诊疗中国专家共识[J].中华妇产科杂志,2015,50(12):881-887.

[2] 中华医学会计划生育学分会.早期妊娠稽留流产治疗专家共识[J].中国实用妇科与产科杂志,2020,36(1):70-73.

[3] Salzani A,Yela DA,Gabiatti JR,et al.Prevalence of uterine synechia after abortion evacuation curettage[J].Sao Paulo Med J,2007,125(5):261.

[4] Friedler S,Margalioth EJ,Kafka I,et al.Incidence of post-abortion intra-

uterine adhesions evaluated by hysteroscopy-a prospective study ［J］.Hum Reprod，1993，8（3）：442-444.

［5］夏玉娟，任玲，姜智慧.高危人工流产术后应用芬吗通预防宫腔粘连的临床观察［J］.生殖医学杂志，2015，24（03）：191-194.

［6］朱晓庆.探讨人工流产术后实施即时上环联合人工周期治疗对预防宫腔粘连的临床效果［J］.实用妇科内分泌杂志（电子版），2017，14（19）：26-27.

［7］赵秀芬，孙蕾芳，王海静.芬吗通在稽留流产刮宫术后应用的临床观察［J］.生殖医学杂志，2015，24（03）：182-185.

［8］刘欣燕，黄薇，郁琦，等.人工流产术后促进子宫内膜修复专家共识［J］.中国实用妇科与产科杂志，2021，03（37）：322-326.

第十一章

宫腔观察吸引手术技术在计划生育技术服务中的应用

病例 22 宫腔观察吸引手术技术在稽留流产中的应用

一、病历摘要

基本信息：患者，女，30 岁。主诉：停经 9 周，彩超发现胎心消失 1 天。

现病史：平素月经规律，现停经 35 天，自测尿 HCG 阳性。停经 42 天彩超提示：宫内无回声，直径 16mm×12mm，可及卵黄囊。停经 56 天彩超提示：宫内可及孕囊，大小约 29mm×43mm×33mm，芽长 15mm，可见胎心。有恶心、呕吐等早孕反应，每日口服叶酸，无阴道出血及腹痛。孕早期无毒物、宠物等接触史。1 天前停经 9 周查彩超提示：宫内可及妊娠囊，大小约 36mm×40mm×33mm，芽长 12mm，未见明显心管搏动，宫腔内未及明显积液。现无阴道出血及腹痛、下坠感，要求终止妊娠。近期睡眠正常，现 1 周来饮食基本正常，恶心、呕吐明显减轻，二便正常。

既往史：既往体健。否认肝炎、结核等传染病史。否认高血压、糖尿病等疾病。否认外伤及输血史，否认药物、食物过敏史。无有害及放射物接触史。预防接种随当地进行。

个人史：出生于原籍。2009 年因升学到郑州生活至今。本科学历，公司文员。无烟酒嗜好。无疫区居留史，无冶游史。

月经史：12 岁月经初潮，平素月经规律，经期 4～5 天，周期 28～30 天，经量中等，无痛经，无血块。

婚育史：27 岁结婚，爱人体健，夫妻感情和睦。孕 2 产 0，2 年前停经 8 周时因稽留流产行清宫术。

家族史：父亲体健，母亲发现高血压及糖尿病2年，现服药治疗。1弟体健。否认有家族遗传性疾病。

体格检查：一般体格检查未见明显异常，心肺听诊未及明显异常。

妇科检查：外阴：发育正常，阴毛女性分布。阴道：畅，容二指，分泌物正常。宫颈：肥大，中度糜烂样改变，触血阴性。宫体：前位，增大如孕2个月余，与停经周数基本相符。质软，无压痛，活动好。附件：双侧附件区未及明显异常。

辅助检查：

1. 妇科彩超　宫内可及妊娠囊，大小约36mm×40mm×33mm，芽长12mm，未见明显心管搏动，宫腔内未及明显积液。

2. 血常规　白细胞$9.65×10^9$/L，中性粒细胞百分比69%，血红蛋白112g/L，血小板$157×10^9$/L。

3. 传染病四项　正常。

4. 心电图　窦性心律，75次/分，正常心电图。

5. 血凝分析　正常。

6. 宫颈脱落细胞学　未见明显异常细胞。

7. HPV　阴性。

诊断：稽留流产。

诊疗经过：完善相关辅助检查，无明显手术禁忌证。与患者及家属充分沟通排除禁忌后，给予苯甲酸雌二醇肌内注射两天后行全麻下宫腔观察吸引手术。患者排空膀胱后取膀胱截石位，常规消毒铺巾，行妇科检查后再次消毒阴道及宫颈，探针探宫腔深11cm，扩宫棒逐号扩张宫口至8.5号，选择8号一次性摄像吸引管，连接负压吸引器（负压400～500mmHg）。一次性摄像吸管缓慢进入宫腔达宫底后，逐步后退并360°旋转镜头观察宫腔情况，确定孕囊位置。见宫腔蜕膜呈现粉白色，均匀光滑，可见螺旋小动脉，孕囊位于宫腔中部偏右侧，呈紫蓝色，其内可见胚胎轮廓（病例22图1）。在镜头直视下对孕囊附着处子宫壁进行负压定点吸引，按顺时针方向吸引1～2周。感到宫壁粗糙时，清理宫腔及蜕膜组织、两侧宫角。无负压状下再次进入宫腔，观察宫腔已吸净，未见明显残留组织。探宫腔深8.5cm，消毒阴道，退出器械。手术顺利，麻醉满意，术中出血约5ml，患者情况平稳。术后宫腔清除组织可见妊娠绒毛，行绒毛染色体检测。

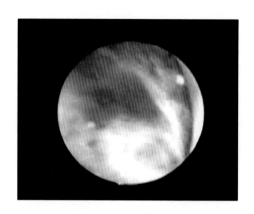

病例 22 图 1　宫腔内孕囊

术后给予常规促进子宫收缩及预防感染治疗，嘱禁房事 1 个月、盆浴 2 周。并同时给予服短效避孕药（COC）口服 3 个月。

随访： 口服短效避孕药期间月经规律。术后第 1 次月经干净后复查彩超提示：子宫内膜厚 3mm，宫腔形态正常，宫腔内未见异常回声。口服短效避孕药期间月经量较平时减少。服药 3 个月，停服后月经量恢复正常，月经周期第 21 天查彩超提示：子宫内膜厚 9mm，左卵巢可见黄体样回声。嘱患者术后避孕 6 个月。

二、病例分析

稽留流产（missed abortion）又称过期流产，指胚胎或胎儿已死亡滞留宫腔内未能及时自然排出者[1]。表现为早孕反应消失，有先兆流产症状或无任何症状，子宫不再增大反而缩小。若已到中期妊娠，孕妇腹部不见增大，胎动消失。妇科检查子宫颈口未开，子宫较停经周数小，质地不软，未闻及胎心。

稽留流产处理较困难，妊娠组织机化后与子宫壁紧密粘连，可致使手术流产困难。稽留时间过长，可能发生凝血功能障碍，导致弥散性血管内凝血（DIC），造成严重出血。处理前应检查血常规、血小板计数及凝血功能，并做好输血准备。若凝血功能正常排除禁忌后，可先使用雌激素类药物，提高子宫肌对缩宫素的敏感性。子宫 < 12 孕周者可行清宫术，手术应特别小心，避免子宫穿孔。若子宫 ≥ 12 孕周者，先促使

胎儿胎盘排出再视情况清宫。若出现凝血功能障碍，应尽早输注新鲜血、血浆、纤维蛋白原等，带凝血功能好转后，再行清宫[2]。

负压吸引术是指利用负压吸引的原理，将妊娠物从宫腔内吸出。适应于妊娠孕囊在 10 周内而无禁忌的患者[3]。对于终止妊娠，负压吸引术较药物流产术成功率高，但其仍有较多的并发症，如出血、子宫穿孔、人工流产综合反应、漏吸或空吸、吸宫不全、羊水栓塞以及近远期并发症，包括宫颈粘连、宫腔粘连、盆腔炎性疾病及盆腔炎性疾病后遗症、月经失调、继发不孕等。一次性直视人工流产手术系统（宫腔观察吸引手术系统）由一次性摄像吸引管、图像处理器和图像处理软件组成。术中通过一次性摄像吸引管前端的微型摄像头，直观探测宫腔，快速准确定位孕囊组织，定点负压吸引，对提高手术安全性、降低手术并发症具有良好的临床应用价值。

关于本病例：①患者平素月经规律，停经 8 周时彩超提示胎芽长 15mm，有胎心。停经 9 周时彩超提示胎芽长 12mm，胎心消失。彩超提示胎心出现后再次消失即考虑胚胎停止发育。同时患者早孕反应并未随孕周加重，反而有减轻，也符合稽留流产的临床表现；②由于稽留流产的患者有凝血功能异常的可能，因此该患者不仅需要行负压吸宫术前常规检查，还需要行血凝检查。如血凝异常，需纠正后再行手术治疗；③稽留流产患者短期内妊娠组织无法自然排出者应行手术治疗。对于稽留流产的患者，行负压吸引术时出血、子宫穿孔、吸宫不全、术后宫腔粘连的风险更高。宫腔观察吸引手术系统具有直视、损伤小等优点，可以明显降低手术近、远期并发症，更适合于稽留流产的患者；④患者仅妊娠两次，前次妊娠与本次妊娠均为稽留流产。因此术中清除妊娠组织行胚胎染色体检查，有利于查找稽留流产的原因；⑤流产术后应至少避孕 6 个月再次妊娠。由于患者尚未生育，短期内仍有生育要求，且无口服短效避孕药（COC）的禁忌证，因此术后给予口服短效避孕药，不仅可以起到避孕的作用，而且可以规律月经，促进子宫内膜的修复[4]。

三、疾病介绍

稽留流产属于自然流产的一种，育龄期女性发生一次自然流产的概率为 10% 左右。早期妊娠稽留流产（missed early miscarriage，MEM）病因复杂多样，已知的病因包括：胚胎染色体异常、亲代的染色体异常、感染因素、母体免疫学因素（包括自身免疫和同种免疫）、易栓因素（包括遗传性和获得性易栓症）、女性生殖道解剖结构异常以及内分泌异常。男性因素与自然流产的关联尚存在争议。早期妊娠稽留流产的超声诊断标准：①超声检查头臀长≥7mm，未见胎心搏动；②宫腔内妊娠囊平均直径≥25mm，未见胚胎；③宫腔内妊娠未见卵黄囊，2周后仍然未见胚胎和胎心搏动；④宫腔内妊娠可见卵黄囊，11天后仍然未见胎心搏动[5]。目前，早期妊娠稽留流产的主要治疗方式有3种，期待治疗、药物治疗和手术治疗。早期妊娠稽留流产无论采取何种治疗方式，都需要重视随访。稽留流产治疗后大约2周恢复排卵，需要提供避孕咨询服务，帮助选择最合适的避孕方法。如果已经发生2次以上稽留流产，建议再孕前进一步评估[6]。

传统人工流产手术是依靠手术医生的经验，在妇科检查确定子宫位置、屈度后，使用探针测量宫腔深度，不同大小的负压吸管吸出孕囊及蜕膜组织。由于是盲视操作，全凭手术医生感觉，手术风险比较高，漏吸、吸宫不全、过度吸宫等情况较常见，而造成术后出现胚物残留、宫腔粘连、子宫穿孔、继发不孕等情况[7, 8]。为了改进此类情况，超声监护下负压吸宫术及直视人工流产系统相继问世。

一次性直视人工流产手术系统由一根一次性摄像吸管、图像处理器及图像处理软件共同组成，术中通过安装在吸管顶端的高清广角摄像头直观检测宫腔情况，迅速且精准地找到孕囊组织的位置，可进行精准负压吸引，及时了解宫腔内是否吸净及术后子宫情况，减少胚物残留、宫腔粘连、子宫穿孔、继发不孕等情况的发生率，从而提升了手术的安全性[9, 10]。

由于一次性直视人工流产手术系统具有以上优势，其在高危人工流产手术中的应用较为广泛。吴小芳统计了719例高危人工流产的患者，将直视人工流产手术系统与传统的负压吸宫人工流产术进行比较，发现微创直视人工流产系统引导下的人工流产术更直观，具有术中出血少、流产成功率高、子宫内膜损伤小、术后并发症少等优势，提高了手术安全性，应用于高危人工流产更加安全可靠[11]。

超声可视人工流产系统结合了腹部超声探头或阴道超声探头，以显示出清晰的宫腔内声像，在超声可视化视野下开展吸宫和刮宫操作。手术医生可以通过超声观察到患者子宫情况与孕囊大小和位置，以此对孕囊实施负压吸引处理，在吸宫操作后还能够对蜕膜组织残留期间进行监测。直视人工流产手术系统相比较，超声可视人工流产系统受超声分辨率、子宫位置和屈度、肠道气体、腹部脂肪层厚度等因素影响，且需要专门的超声科医生配合。王洁等人的研究发现，与经腹超声可视人工流产系统相比较，直视人工流产手术系统术中出血少、出血时间短、术后月经恢复快且对月经量影响小。吕喜云等对比了经阴道超声可视人工流产系统与直视人工流产手术系统，认为宫腔直视吸引手术的术后出血时间、腹痛时间以及月经恢复时间均明显短于经阴超声引导下的手术。两者均认为宫腔直视吸引手术系统术中对孕囊、蜕膜组织更能分辨清晰，吸宫更精准，损伤更小。

宫腔镜可以直视宫腔内情况，视野全面，但需特殊的膨宫系统才能操作，一般用于特殊部位妊娠联合诊治及胎盘绒毛植入联合诊治等妊娠相关并发症的诊治。蒋亦等在 206 例不全流产病例中对比观察双极电切宫腔镜清宫及一次性直视人工流产手术系统的使用情况。其研究发现，两组的术中出血量、术后疗效无明显差别，但在手术时间、住院天数和住院费用方面，一次性直视人工流产手术系统均明显少于宫腔镜手术组。但一次性直视人工流产手术系统相较宫腔镜电切镜也存在一定的局限性，不能像宫腔镜一样术中可同时处理子宫内膜息肉、子宫纵隔、黏膜下肌瘤等合并问题，对粘连致密的组织处理也较为困难。

四、病例点评

一次性直视人工流产手术系统（宫腔观察吸引手术系统）由于可以在术中直视观察宫腔内情况，较术中超声更能了解宫腔内是否残留，并可定点清除妊娠组织，对宫腔内膜损伤更小。该方式更适用于稽留流产、曾有宫腔粘连病史、宫腔畸形等患者。

术后应注意生育间隔，采用合适的避孕措施，避免术后子宫内膜等未修复前过早妊娠，造成胎盘植入、前置胎盘等妊娠相关问题。

对于该患者，已经出现 2 次孕早期胚胎停育，建议患者及配偶行复发性流产相关方面的检查，查找可能的病因，包括染色体检查，尽可能对下次妊娠提供帮助。

（病例提供：郑州大学第三附属医院　任琛琛　陈雁南）

（病例点评：郑州大学第三附属医院　任琛琛）

参考文献

［1］谢幸，孔北华，段涛，等．妇产科学（第9版）［M］．北京：人民卫生出版社，2018．

［2］中华医学会计划生育学分会．早期妊娠稽留流产治疗专家共识［J］．中国实用妇科与产科杂志，2020，36（1）：70-73．

［3］中华医学会计划生育学分会．宫腔观察吸引手术技术操作规范专家共识［J］．中国计划生育学杂志，2017，10（25）：652-653．

［4］复方口服避孕药临床应用中国专家共识专家组．复方口服避孕药临床应用中国专家共识［J］．中华妇产科杂志，2015，（50）2：81-91．

［5］中华医学会计划生育学分会．早期妊娠稽留流产围手术期检查及优生检查建议专家共识［J］．中国实用妇科与产科杂志，2020，（36）12：1168-1171．

［6］自然流产诊治中国专家共识编写组．自然流产诊治中国专家共识（2020年版）［J］．中国实用妇科与产科杂志，2020，（6）11：1082-1090．

［7］陈莉莉，滕云．超声可视人流系统在早孕人工流产手术中的应用价值［J］．当代医学，2020，26（15）：87-89．

［8］吕喜云，于骏，徐凤英，等．宫腔直视吸引手术系统与B超引导下无痛人流的临床效果比较［J］．广东医学，2021，42（3）：323-326．

［9］王洁，黄慧宁，王英芳，等．一次性直视人流手术系统和经腹部彩超监测的可视人流系统用于终止早期妊娠的临床效果对比［J］．河南预防医学杂志，2021，32（7）：556-558．

［10］蒋亦，郑颖．一次性直视人流手术系统在流产不全中的应用［J］．浙江医学，2017，39（6）：1356-1358．

［11］吴小芳，微创直视无痛人工流产术在高危人流中的应用［J］．世界最新医学信息文摘，2018，18（6）：179-180．

第十二章

计划生育手术的麻醉镇痛技术

病例 23　计划生育手术实施麻醉镇痛的严重并发症
（胃内容物的反流和误吸）

一、病历摘要

基本信息：患者，女，35 岁。主诉：停经 50 余天，要求行人工流产术。

现病史：患者平素月经周期规律，停经 50 余天，妇科 B 超提示："宫内妊娠，早孕"。无腹痛、腹胀，无阴道出血。现要求行人工流产终止妊娠，为求进一步诊治，来我院就诊。患者自停经以来，精神睡眠可，食欲稍减退，无恶心、呕吐等不适，二便正常，体重无明显改变。

既往史：既往体健，否认高血压、糖尿病、冠心病，否认肝炎、结核等传染病史，否认手术、外伤及输血史，否认食物、药物过敏史。无有害及放射物接触史。

个人史：患者生于原籍，久居本地。无烟、酒等嗜好，否认放射线、毒物接触史，否认疫区疫水接触史。

月经史：15 岁月经初潮，周期 28 ～ 30 天，经期 5 ～ 6 天，量中等，无明显痛经。

婚育史：已婚，孕 1 产 0，丈夫体健。

家族史：父母体健，无兄弟姐妹。否认家族遗传性疾病及类似疾病。

体格检查：T 36.4℃，P 65 次 / 分，R 18 次 / 分，BP 105/55mmHg，BMI 21.3。发育正常，营养良好，偏瘦体型，面容正常，神志清楚，步入诊室，自主体位，查体合作。全身皮肤无黄染、苍白、发绀，无皮疹及皮下出血，无肝掌、蜘蛛痣，皮肤弹性可。全身浅表淋巴结未及肿大。头颅无畸形，毛发分布均匀，头颅无压痛；眼睑无水肿、下垂，眼球无凸出、凹陷，各向运动充分，无震颤，结膜无苍白，球结膜无充血、水肿，巩膜无黄染，双侧瞳孔等大等圆，直径 3mm，对光反射灵敏。耳郭无畸形，外耳道未见异常分泌物，乳突无压痛。鼻无畸形，鼻腔通畅，各鼻旁窦无压痛；口唇无苍白、发绀，口腔黏膜完整无破溃，伸舌居中，无震颤，咽部无充血，无扁桃体肿大。牙齿无松动、缺失，Mallampati 分级 Ⅱ 级。颈无抵抗，颈部活动度正常。未触及颈动脉异常搏动，颈静脉无怒张，肝颈回流征阴性，气管居中，甲状腺不大，未闻及颈部血管杂音。胸廓无畸形，双侧呼吸动度对称，双侧触觉语颤对称，未触及胸膜摩擦感，双肺叩清音，听诊双肺呼吸音清，未闻及干湿啰音，未及胸膜摩擦音。心前区无异常隆起，未触及心尖冲动，各瓣膜区未触及震颤，未触及心包摩擦感，叩诊心界不大，心律齐，心率 65 次 / 分，各瓣膜区未闻及杂音。周围血管征阴性。腹部平坦，未见肠型及蠕动波；腹软，轻压无压痛，无肌紧张。脊柱无畸形，棘突无压痛、叩痛，四肢无畸形，四肢肌力、肌张力正常。关节无红肿、强直及畸形，无肌肉压痛、萎缩。双下肢无水肿。

辅助检查： 血常规、尿常规无显著异常；出、凝血时间无显著异常；电解质（钾、钠、氯、钙）无显著异常；肝、肾功能及血糖无显著异常。乙型肝炎病毒、丙型肝炎病毒、HIV 及梅毒抗体均回报阴性。心电图示：窦性心律不齐。妇科 B 超提示："宫内妊娠，早孕"。

诊断： 妊娠状态。

诊疗经过： 患者拟行麻醉镇痛下人工流产术，术前禁食水 6 小时。

术日当天，患者入室。再次确认患者信息及基本病史，确认患者禁食水时间，确认患者近期无急性上呼吸道感染或过敏等其他特殊情况的发生后开始实施麻醉。吸氧 5L/min，连接心电监护，建立外周静脉通路给予芬太尼 0.05mg、丙泊酚 100mg，待患者意识消失后进行手术。患者气道通畅，呼吸稳定，心电监护示 P 60 ~ 65 次 / 分，BP 100/55mmHg，SpO_2 100%。术中因患者体动不能配合，追加丙泊酚 40mg，待手术操作即将结束时患者突然出现呛咳，同时少量清液从口鼻腔涌出，随后呛咳加剧。SpO_2 逐渐下降至 95%。嘱术者暂停操作，立即将手术床调整为头低位，将患者头部偏向一侧，对口咽部液体进行充分吸引的同时提高吸氧流量，呛咳逐渐好转。清理气道后，托起患者下颌，面罩给氧，SpO_2 逐渐回升至 98%。此时患者意识恢复，呼之能应，可以配合指令动作，呼吸逐渐趋于平稳。听诊双肺无明显干湿啰音，无哮鸣音。待患者完全苏醒后，继续追问病史，术前禁食水时间充分，近期无明显恶心呕吐。后经家属回忆，患者于 5 年前曾有反酸、胃灼热症状，到医院就诊，行胃镜检查提示食管裂孔疝，改善生活习惯以及药物治疗后症状好转，患者自行停药，未行手术治疗，未规律复查。在患者清醒状态下，继续手术操作至手术结束。

随访：患者术后意识恢复良好，在麻醉医生监测下改良 Aldrete 评分达到 9 分，转送至恢复室。在恢复室由专职护士继续观察 2 小时后，患者完全清醒、可自行行走、生命体征平稳、听诊双肺呼吸音清，有轻微咳嗽，无明显咳痰，无明显出血及严重腹痛，无恶心、呕吐和其他明显不适，在家属陪伴下离院。离院后 24 小时对患者进行常规术后随访，无咳嗽咳痰，无出血感染，无恶心呕吐。因患者术中曾出现反流事件，遂于离院后 72 小时再次联系患者随访，无咳嗽、咳痰，无发热及呼吸不畅。嘱患者待术后恢复稳定，应对食管裂孔疝继续规范治疗，在今后的诊疗过程中应如实、详细提供病史，避免不良事件再次发生。

二、病例分析

胃内容物的反流和误吸入肺是临床麻醉工作中遇到的最为严重的并发症之一，因反流或误吸物的性质和量的不同，其后果也不同，程度严重者可造成急性呼吸道梗阻及吸入性肺炎，因此避免这类并发症的发生对于提高麻醉安全与质量尤为重要。

主动性的呕吐与被动性的反流是胃内容物进入咽部的主要原因，而当喉部的保护性反射被抑制时，胃内容物则易进入气道发生误吸。

反流和误吸的发生，主要有 3 个原因：①食管下段括约肌功能不全：造成食管下段括约肌功能不全的原因有胃扩张、食管裂孔疝、硬皮病、胶原血管病、恶性贫血患者、腹部肿块（包括怀孕时的子宫）、高龄患者；②胃内压升高：择期手术的成年患者由于胃本身容量大，少量的胃残留液不引起反流和误吸的危险。但是小儿（尤其是 6 个月以内的婴儿）因食管下括约肌长度较短且发育不全易使胃液反流；③喉部反射功能不全。

患者意识消失、咽喉部反射减弱，一旦有反流物即可能发生误吸。无论误吸物为固体食物或胃液，都可引起急性呼吸道梗阻从而造成缺氧和高碳酸血症，可见呼气较吸气明显，呈窒息样表现。完全性呼吸道梗阻可导致窒息、缺氧，危及患者的生命。误吸胃液可引起肺损伤、支气管痉挛，导致肺水肿和肺不张。大量吸入物可使气道在瞬间出现堵塞而完全无法进行通气。若只堵塞支气管，随着支气管分泌物的增多，可使不完全性梗阻变为完全性梗阻，远侧肺泡被吸收后则出现肺不张。气道梗阻和肺不张均可导致肺内感染。肺损伤的程度与胃液量和 pH 相关，吸入量越大、pH 越低，肺损伤越严重[1]。

在保留自主呼吸的麻醉镇痛下计划生育手术中，一旦发生明显反流，则应立即停止手术操作，使患者处于头低足高位，充分吸引，清理气道。如果发生误吸，应尽量改为右侧卧位，因受累的多为右侧肺叶，如此可保持左侧肺有效的通气和引流。迅速用喉镜窥视口腔，以便在直视下进行吸引。气管插管后行气管内吸引和灌洗，灌洗液可用生理盐水或加用抗生素的生理盐水，每次 5 ~ 10ml，边注边吸，反复冲洗，直至吸出液体呈清亮为止。纠正低氧血症，进行机械通气，采用呼气末正压（positive end-expiratory pressure，PEEP）通气 5 ~ 10cmH$_2$O 或持续气道正压（continuous positive airway pressure，CPAP）。应用糖皮质激素、强心苷、抗生素等药物积极治疗吸入性肺炎。

围术期反流误吸的预防方法包括确认禁食水时间，术前应对患者发生反流、误吸的可能性进行充分的评估，尤其是喉部反射功能不全的患者，注意镇静药物的用量，避免抑制气道的保护性反射。有胃排空延迟倾向的患者应通过胃管充分吸引，排空胃液和空气。对于已知饱胃的患者，拟行保留自主呼吸的麻醉镇痛下的计划生育手术，应推迟择期手术的时间。如果行紧急手术或限期手术，尽可能选择局部麻醉或区域阻滞麻醉。如果须行全身麻醉，应尽量选择清醒气管插管。当清醒插管不能实施时，可采用快速诱导插管的方法迅速进行气管内插管，避免辅助或控制呼吸以防气体入胃。而无论选择何种诱导方法，都应该准备好吸引设备。

在本病例中，术前采集病史不完整，患者描述病史不详细，导致麻醉前评估不能全面的还原患者的情况，继而没有充分预判到围术期反流误吸的高风险，导致了意外事件的发生。因此，术前评估与准备对于提高患者围术期安全性至关重要。术前应回顾相关医疗记录，体格检查，并访视患者。医疗记录除现病史外，还应该包括既往史及各项检查、化验结果；访视患者包括年龄、性别、手术类型并初步评估 ASA 分级，是否为潜在的困难气道，有无胃食管反流性疾病、肠梗阻或吞咽困难症状，以及可能会增加反流误吸风险的其他胃肠和代谢性疾病（如糖尿病等）。务必告知患者空腹要求和必要性，使患者对术前医嘱充分重视。术前再次确认患者是否已经严格遵守空腹要求。当患者没有严格遵守空腹要求时，要综合考虑患者进食的性质和总量，认真权衡手术利弊[2]。

三、疾病介绍

食管裂孔疝是指腹腔内脏器通过膈肌食管裂孔进入胸腔所导致的疾病。其病因主要包括食管发育不全的先天因素；食管裂孔部位肌肉有萎缩或肌肉张力减弱；长期腹腔压力增高的后天因素，如妊娠、腹腔积液、慢性咳嗽、习惯性便秘等可使胃体疝入膈肌之上而形成食管裂孔疝；手术后裂孔疝，如胃上部或贲门部手术，破坏了正常的结构亦可引起疝；创伤性裂孔疝等。

食管裂孔疝的临床表现主要为胃食管反流症状。表现胸骨后或剑突下烧灼感、胃内容物上反感、上腹饱胀、嗳气、疼痛等。疼痛性质多为烧灼感或针刺样疼，可放射至背部、肩部、颈部等处。平卧、进食甜食、酸性食物，均可能诱发并可加重症状。症状控制不理想的严重食管裂孔疝可导致多种并发症，如：①出血：裂孔疝有时可出血，主要是食管炎和疝囊炎所致，多为慢性少量渗血，可致贫血。疝入的胃和肠发生溃疡可致呕血和黑便；②反流性食管狭窄：在有反流症状患者中，少数发生器质性狭窄，以致出现吞咽困难、吞咽疼痛、食后呕吐等症状；③疝囊嵌顿：一般见于食管旁疝。裂孔疝患者如突然剧烈上腹痛伴呕吐，完全不能吞咽或同时发生大出血，提示发生急性嵌顿。

食管裂孔疝通常可以通过 X 线检查或者内镜检查进行诊断。其治疗主要有内科治疗和外科治疗。内科治疗适用于反流症状较轻者。治疗原则主要是消除疝形成的因素，控制胃食管反流，促进食管排空以及缓和或减少胃酸的分泌。内科治疗包括生活方式的改变以及保护胃黏膜等药物治疗。进行疝修补术外科治疗的适应证包括食管裂孔疝合并反流性食管炎，内科治疗效果不佳；食管裂孔疝同时存在幽门梗阻、十二指肠淤滞；食管裂孔旁疝和巨大裂孔疝；食管裂孔疝怀疑有癌变等[3]。

四、病例点评

1. 麻醉的危险性、手术的复杂性和受术者病情的特殊性，都会对围术期受术者的耐受能力产生较为显著的影响，是麻醉前病情评估的重要内容。

2. 对于非住院的计划生育手术受术者来说，为了达到快速康复的目的，要求麻醉方法相对简单、起效快、恢复迅速、清醒完全，且术后无明显疼痛、恶心、呕吐等不良反应。因此，详细的执行术前评估，周密的制订麻醉方案，就显得尤为重要。

3. 受术者拟定施行计划生育手术后，除完成必要的常规检查和专科检查，还应到麻醉前评估门诊（anesthesia preoperative evaluation clinic，APEC）由专业的麻醉医生进行病情评估，既有利于保证受术者的安全，也可避免术日当天因评估及准备不足导致手术延期或取消，同时还能向受术者简要的介绍操作流程，减轻受术者对于手术麻醉的紧张焦虑情绪。

4. 在采集病史的过程中，应充分重视患者是否存在导致高反流误吸风险的疾病，尤其对于保留自主呼吸未建立人工气道的镇静患者，更应提高警惕。

5. 在开展全麻下的计划生育手术之前，应配备必不可少的监护设备，麻醉药物、急救药物和器材，确保可以随时取用。

（病例提供：天津医科大学总医院　于泳浩　范　方）

（病例点评：天津医科大学总医院　于泳浩）

参考文献

［1］中华医学会麻醉学分会.麻醉镇痛技术下计划生育手术专家共识（2018）［J］.中国实用妇科与产科杂志，2018，34（9）：1019-1023.

［2］欧阳文，李天佐，周星光.日间手术麻醉专家共识［J］.临床麻醉学杂志，2016，32（10）：1017-1022.

［3］李文志，姚尚龙.麻醉学（第4版）［M］.北京：人民卫生出版社，2018：159-171.

第十三章

计划生育手术严重并发症

病例 24　子宫腺肌病患者人工流产术后 DIC

一、病历摘要

基本信息：患者，女，37 岁，已婚，无业，1–1–2–2，入院时间 2018 年 10 月 19 日。主诉：人工流产术后 4 天，腹痛伴阴道流血 1 天。

现病史：4 天前患者因"早孕，要求终止"在本院门诊行人工流产术（病例 24 图 1），术程顺利，术中吸刮出绒毛及蜕膜组织，术后阴道流血少，术后口服益母草胶囊 3 片 3 次 / 日＋头孢地尼分散片 1 片 3 次 / 日。1 天前患者无明显诱因出现下腹部痛，呈持续性隐痛，可忍受，伴少许阴道流血，后逐渐增多，量等于月经量，色暗红，伴有血块，伴肛门坠胀感，无腹泻，伴头晕乏力，无眼花晕厥，自觉恶心，无呕吐，无畏寒寒战，无胸闷气促，无咳嗽咳痰，无皮肤巩膜黄染等不适，未测体温，自行口服"散利痛 1 片＋舒尔经胶囊 2 片"后，腹痛无明显好转，遂急诊就诊我院。我院急诊测体温 36.7℃，血压 105/64mmHg，血常规提示："白细胞计数 25.7×10^9/L，中性粒细胞分类 93.6%，中性粒细胞绝对值 24.0×10^9/L，血红蛋白 88.0g/L"；急诊生化 17 项："总蛋白 64.7g/L，谷丙转氨酶 34U/L，谷草转氨酶 38U/L，直接胆红素 10.1μmol/L，间接胆红素 27.7μmol/L，钾 3.44mmol/L"；凝血功能常规检查："凝血酶原时间 28.6 秒，活化部分凝血活酶时间 69.4 秒，凝血酶时间 44.6 秒，纤维蛋白原＜0.6g/L"，B 超示（病例 24 图 2）："子宫大小 8.1cm×7.2cm×7.3cm，内膜厚 0.6cm（双层），回声欠均，后壁肌层明显增厚，回声不均。左附件区液体深约 2.3cm。检查意见：考虑子宫腺肌症，盆腔少量积液。"，复测体温 37.9℃，建议住院，急诊拟"腹痛待查"收住入院。患者自起病以来精神软，胃纳佳，睡眠安，大小便无殊，体重无明显增减。

既往史：有"乙肝大三阳"病史多年，长期口服口服抗病毒药物，2005年"肝炎"发作一次，患全身黄疸；2014年在外院因"胎膜早破，胎儿窘迫"早产行剖宫产术1次，术后恢复可；2016年在外院因"瘢痕子宫"足月行剖宫产术1次，术后恢复可；否认其他重大疾病及手术、外伤史，否认食物、药物过敏史及输血史。

个人史：出生于生长于原籍，否认外地久居史，否认烟酒嗜好，否认冶游史，文化程度：中学，正常预防接种，否认疫水、疫源接触史。

月经史：患者平素月经规则，14岁月经初潮，周期28～30天，经期5～7天，量多，以第1天为主，色红，重度痛经，需服止痛药，白带无明显异常。末次月经2018年8月20日，量与性状同前。

婚育史：已婚，1-1-2-2，2014及2016年两次剖宫产。

家族史：父亲体健，母亲体健，2个姐妹体健。否认遗传病史，否认肿瘤病史，否认精神病史，否认传染病史。

体格检查：T 37.2℃，P 65次/分，R 18次/分，BP 113/53mmHg。意识清晰，对答好，急性病容，贫血貌，无皮肤瘀点、瘀斑，无牙龈出血，浅表淋巴结未及重大，心律齐，心瓣膜区未闻及杂音，腹平软，无压痛及反跳痛，肝脾无肿大，肾区无叩痛，耻上见一横行陈旧手术瘢痕，长约10cm，愈合好，四肢肌力正常。

妇科检查：外阴已婚未产式，阴道通畅，见少许血性分泌物，无异味，宫颈轻度糜烂外观，无赘生物，无接触性出血，举痛明显，子宫前位，如孕2$^+$个月大，质地硬，活动度可，压痛明显，双附件区未及压痛及包块。

辅助检查：2018年10月19日我院血常规、急诊生化、凝血功能常规、B超示检查结果见现病史。

诊断：

1. 腹痛待查：女性盆腔炎性疾病可疑，脓毒血症可疑

2. 中度贫血

3. 子宫腺肌病

4. 人工流产术后

5. 乙肝表面抗原携带者（大三阳）

诊疗经过：入院后复查血常规：白细胞计数25.0×10^9/L，中性粒细胞百分比

93.8%，血红蛋白 76g/L，血小板计数 159×10^9 个 /L；凝血功能示：凝血时间 23.5 秒，活化凝血活酶时间 51.7 秒，凝血酶时间 27.1 秒，凝血酶原标准化比值 2.18，纤维蛋白原 0.6g/L，D- 二聚体 20mg/L，降钙素原 0.09ng/ml。诊断为弥散性血管内凝血。予泰能 0.5g 静脉滴注每 8 小时一次，低分子肝素钙 4100U 皮下注射每 12 小时一次，以及新鲜冰冻血浆 200ml 输注治疗。持续监测血常规、凝血功能变化，并进一步行四肢血管超声及全腹 CT 检查。影像学检查未发现明显肢体及肠系膜血栓形成。CT 发现"子宫后壁肌层不规则低密度影，范围为 6.5cm×6.4cm×6.8cm，提示子宫后壁子宫腺肌病灶坏死及囊性变"（病例 24 图 3，病例 24 图 4）。开始治疗后 1 天，患者凝血功能开始改善。阴道出血减少，腹痛减轻，体温恢复正常。3 天后，各项血液学检查恢复正常。患者住院 5 天出院。

随访：患者出院后恢复良好，无明显不适。月经期仍有明显痛经及月经增多症状，建议妇科进一步治疗子宫腺肌病。

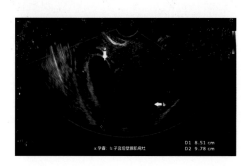

病例 24 图 1　人工流产手术前阴道超声图像，见子宫后壁弥散性增厚明显

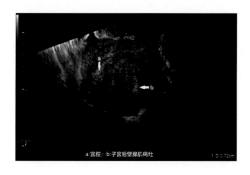

病例 24 图 2　人工流产手术后图像，宫腔线清晰，子宫后壁肌层增厚明显

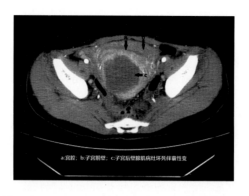

a:宫腔；b:子宫前壁；c:子宫后壁腺肌病灶坏死伴囊性变

病例 24 图 3　CT 见子宫后壁腺肌病灶坏死及囊性变

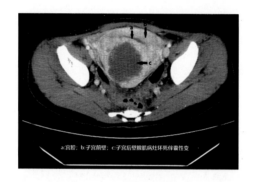

a:宫腔；b:子宫前壁；c:子宫后壁腺肌病灶坏死伴囊性变

病例 24 图 4　CT 增强后子宫后壁腺肌病灶囊性变显示更为明显

二、病例分析

　　该患者人工流产术后出现下腹痛伴阴道流血增多表现。人工流产术后下腹痛首先需考虑盆腔感染可能，该患者体检体温升高，妇科检查宫体有压痛，血常规提示白细胞计数升高，感染不能排除。人工流产后阴道流血增多需考虑不全流产可能，但超声检查未见宫腔内明显妊娠物残留迹象，患者虽有子宫腺肌病，子宫增大明显，但人工流产术中和术后即时如未发生明显阴道流血增多表现，则不应于术后数日受子宫腺肌病影响再发阴道流血增多。同时引起接诊医生注意的是，患者门诊及入院两次凝血功能检查均提示凝血时间延长，根据弥散性血管内凝血的中国专家共识[1]和国际血栓与止血学会指南[2]，已达到弥散性血管内凝血（DIC）的诊断标准，阴道流血增多很可能是 DIC 的临床表现。DIC 是一种高死亡率的凝血障碍性疾病，如没有得到及时有效的治疗，将会造成严重后果。所以在诊断明确后立即针对性予以低分子肝素钙及新鲜冰冻血浆输注对症治疗，同时考虑到严重感染可能，予泰能抗感染治疗。

由于 DIC 是一个动态的凝血酶生成和纤溶过程，治疗 DIC 的一个主要原则是治疗潜在原因，以消除持续凝血和血栓形成的刺激。故而在对症治疗同时，寻找并去除引起 DIC 的病因十分重要。首先排查 DIC 的常见病因，如严重感染、肿瘤、器官损害和肝衰竭。虽然患者体格检查体温略高，且妇科检查宫体压痛，但根据 PCT 结果，排除了严重细菌感染。无恶性肿瘤表现及证据，无外伤，无肝功能异常。根据常见的血栓形成部位及患者症状，行腹部 CT 及四肢血管超声检查，排除了肠系膜血栓形成及四肢动静脉血栓形成。根据一系列体格检查、实验室检查和影像学检查结果，排除 DIC 的常见原因。CT 发现"子宫后壁肌层不规则低密度影，范围为 6.5cm × 6.4cm × 6.8cm，提示子宫后壁子宫腺肌病灶坏死及囊性变"。结合一系列体检及辅助检查结果，通过文献复习，认为本例 DIC 的病因与子宫腺肌病有关。

血管内凝血和纤溶的典型序列包括：促凝暴露（如组织因子 TF）、凝血、纤溶、终末器官损伤。研究表明，子宫腺肌病影响凝血和纤溶系统，子宫腺肌病组织的体积可能与凝血和纤溶系统的变化有关[3]。组织因子（TF）在子宫腺肌病中高表达[4]，而 TF 是一种促凝剂。我们推测是该患者发生 DIC 的机制。流产后孕酮减少导致子宫腺肌病病灶出血和坏死。子宫腺肌病坏死组织释放大量 TF 进入血液，激活外源性凝血系统导致大量微血栓形成。血液浸入子宫肌层，导致肌纤维分离、断裂甚至变性，同时导致子宫腺肌病组织内纤维蛋白形成和微血栓形成。纤维蛋白沉积在血管壁内皮细胞上，促进周围血管的梗死形成和血栓形成[3]。子宫腺肌病组织内形成的血栓导致随后的纤溶系统激活。

DIC 是一个动态的凝血酶生成和纤溶过程，它可以表现为急性、威胁生命的过程，也可以是慢性、亚临床的过程。本病例表现为急性（失代偿）DIC，其原发疾病是子宫腺肌病，但其诱发因素是人工流产。由于及时发现和有效治疗，DIC 过程得到控制。流产引起的腺肌病灶内的出血和血栓形成过程停止，所以暂时不需要行子宫切除术，但患者仍需密切随访。

三、疾病介绍

1. 流行病学　子宫腺肌病多发生于 30 ~ 50 岁的经产妇，发病率 10% ~ 47%，约 15% 同时合并子宫内膜异位症，约半数合并子宫肌瘤[5]。弥散性血管内凝血（disseminated intravascularcoagulation，DIC）是一种高死亡率的凝血疾病，其主要基础疾病或诱因包括：严重感染、恶性肿瘤、病理产科、手术及外伤等[5]。DIC 在妇科良性疾病中很少发生，但已有子宫腺肌病患者在经期及流产后发生 DIC 的散发病例报道[3，6-12]。

2. 病因及发病机制　基底层子宫内膜侵入肌层生长被认为是导致子宫腺肌病的原因。多次妊娠及分娩、人工流产、慢性子宫内膜炎等造成的子宫内膜基底层损伤与子宫腺肌病的发病密切相关[5]。DIC 的发病机制主要包括：①组织因子释放，外源性凝血系统激活，启动凝血过程；②血管内皮细胞损伤，凝血、抗凝调控异常；③血细胞大量破坏，血小板被激活；④促凝血物质进入血液。关于子宫腺肌病患者人工流产术后发生 DIC 的机制很可能是由于流产发生后，患者体内孕酮产生减少，导致子宫肌层内蜕膜化的子宫腺肌病灶出血和坏死，子宫腺肌病灶内高表达的 TF 大量释放进入血液，激活外源性凝血系统，启动凝血过程。同时子宫腺肌病灶出血后，血液浸入子宫肌层，导致子宫肌纤维分离、断裂甚至变性，进而导致纤维蛋白形成和微血栓形成。纤维蛋白沉积在血管壁内皮细胞上，促进周围血管的梗死和血栓形成[3]。子宫腺肌病组织内形成的血栓导致随后的纤溶系统激活。

3. 临床表现　患者可能表现为无明显诱因下腹痛加剧，阴道流血增多，可能伴有或不伴有体温的升高。使用抗生素和促宫缩药物不能很好地改善患者的腹痛及阴道流血症状。对子宫腺肌病合并妊娠或子宫腺肌病行人工流产术后的患者，如果出现急性下腹痛或阴道流血增多，用病理流产、感染等常见原因无法解释病情时，建议监测血常规、凝血功能及肝肾功能，以排除 DIC 可能。如怀疑 DIC，在仔细询问病史、寻找其他高危因素的同时，有条件的情况下，可以行颅脑 CT、腹部 CTA、四肢血管超声等检查，以排查常见的血栓形成部位及其他病因。

4. 辅助检查　诊断主要依靠：凝血酶原时间（PT）、部分激活的凝血活酶时间（APTT）、纤维蛋白原浓度、纤维蛋白原／纤维蛋白降解产物（FDP）、D- 二聚体、血浆鱼精蛋白副凝固试验（3P 试验）及血小板计数的检查和监测。

同时监测肝肾功能常规、脑钠肽、心肌酶谱等以判断有无发生重要器官损伤。

颅脑 CT、腹部 CTA、四肢血管超声等检查可以协助排查常见的血栓形成部位及其他病因。

5. 诊断依据 DIC 的诊断依据中国弥散性血管内凝血诊断积分系统（chinese DIC scoring system，CDSS）[1]。对于良性疾病，≥ 7 分时可诊断为 DIC。

6. 鉴别诊断

（1）不全流产：是人工流产后再发阴道流血 / 大量阴道流血的常见原因，临床上通过阴道超声检查即可以得到较为明确的诊断。

（2）流产后感染：严重的感染不仅可导致人工流产后阴道流血持续，急性的下腹痛，还是 DIC 发生的重要原因之一，细菌感染可以通过妇科检查、血细胞计数、降钙素原、分泌物培养等检查发现和诊断。

7. 治疗 及时识别并治疗 DIC 对预后至关重要。对于尚处于代偿期的患者，及时进行肝素抗凝治疗及输注血浆即可以取得良好的治疗效果。但随着病情进展，一旦进入失代偿状态，甚至并发重要器官损伤，则需要进行子宫切除、血浆置换、血液透析等治疗方能改善症状挽救生命。随着病程进一步进展，预后不良的可能性会逐渐增加，严重时甚至可能导致患者死亡。

8. 预后 弥散性血管内凝血（DIC）不是一种独立的疾病，而是许多疾病中凝血功能障碍的最终共同途径。是一种临床病理综合征。由于凝血机制广泛激活，促进纤维蛋白原在小血管内广泛沉积，导致组织器官损伤。另外，凝血因子的消耗会导致全身性出血。这两个矛盾在 DIC 的发展过程中同时存在，构成了 DIC 的临床表现。多器官功能障碍综合征是 DIC 患者死亡的主要原因。DIC 发生的主要原因是严重感染及恶性肿瘤，约占 DIC 病例数的 2/3。产科因素和严重创伤也是 DIC 发生的主要原因[13]。但 DIC 在妇科良性疾病中很少发生。子宫腺肌病是一种雌激素依赖性妇科疾病，其特征是子宫内膜的腺体进入子宫肌层内[14]。虽然子宫切除术可以治疗症状严重的子宫腺肌病患者，也是治疗急性 DIC 的一种积极有效的方法，但仍有许多有生育要求的患者有强烈保留子宫的愿望。大约 20% 的子宫腺肌病病例发生在 40 岁以下的女性中[15-16]。同时，女性结婚有明显的延迟[17]。越来越多的子宫腺肌病患者需要保留子宫。故而对 DIC 的早期识别和治疗非常重要。

四、病例点评

子宫腺肌病是妇科常见病，发病率为 2% ~ 20%。在非意愿终止妊娠的妇女中，子宫腺肌病并不少见。很少有妇科医生知道此类患者在人工流产后有发生 DIC 的危险。由于 DIC 的早期诊断和治疗对患者的生存和预防严重并发症至关重要，我们建议加强对子宫腺肌病患者人工流产术后凝血功能的监测。但并不建议对该类患者全部采取住院管理。由于 DIC 是子宫腺肌病患者中少见的并发症，因此住院观察在经济成本、时间成本和治疗必要性方面价值不大。建议手术医生在人工流产术后对患者进行术后健康教育。健康教育的目的是引导患者监测自己的症状（如腹痛、阴道大出血），并确定重新检测凝血功能的确切日期。由于缺乏可用的病例资料，很难确定凝血功能测试的合适时间。根据我们的病例和几个类似的病例，我们推测第一次检查应该在手术后 3 天内进行。但需要更多的信息来支持这种猜测。此外，如果子宫腺肌病患者有 DIC 倾向，除了常见的原因外，还应考虑子宫腺肌病的影响。

（病例提供：浙江大学医学院附属妇产科医院　黄丽丽　牛晓岑）

（病例点评：浙江大学医学院附属妇产科医院　黄丽丽）

参考文献

［1］中华医学会血液学分会血栓与止血学组.弥散性血管内凝血诊断中国专家共识（2017 年版）［J］.中华血液学杂志，2017，38（5）：361-363.

［2］Wada H，Thachil J，Di Nisio M，et al.Guidance for diagnosis and treatment of disseminated intravascular coagulation from harmonization of the recommendations from three guidelines［J］.J Thromb Haemost，2013，11（4）：761-767.

［3］Yamanaka A，Kimura F，Yoshida T，et al.Dysfunctional coagulation and fibrinolysis systems due to adenomyosis is a possible cause of thrombosis and menorrhagia［J］.Eur J Obstet Gyn R B，2016，204：99-103.

［4］Liu X，Nie J，Guo SW.Elevated immunoreactivity to tissue factor and its association with dysmenorrhea severity and the amount of menses in adenomyosis［J］.Hum Reprod，2011，26（2）：337-345.

［5］谢幸,孔北华,段涛,等.妇产科学（第 9 版）［M］.北京：人民卫生出版社，2018.

［6］Nakamura Y，Kawamura N，Ishiko O，et al.Acute disseminated intravascular coagulation developed during menstruation in an adenomyosis patient［J］.Arch Gynecol Obstet，2002，267（2）：110-112.

［7］Jungmin S，Won LD，Young SE，et al.Acute Kidney Injury due to Menstruation-related Disseminated Intravascular Coagulation in an Adenomyosis Patient：A Case Report ［J］.J Korean Med Sci，2010，25（9）：1372-1374.

［8］Ohashi N，Aoki R，Shinozaki S，et al.A Case of Anemia with Schistocytosis，Thrombocytopenia，and Acute Renal Failure Caused by Adenomyosis［J］.Internal Medicine，2011，50（20）：2347-2350.

［9］Yoo HJ，Chang DS，Lee KH.Acute renal failure induced by disseminated intravascular coagulopathy in a patient with adenomyosis［J］.Journal of Obstetrics & Gynaecology Research，2012，38（3）：593-596.

［10］Alice C，Luigi S，Deborah B，et al.Menstruation-related disseminated intravascular coagulation in an adenomyosis patient：case report and review of the literature ［J］.Gynecol Endocrinol，2019，35（1）：32-35.

［11］Zhang J，Xiao X，Luo F，et al.Acute disseminated intravascular coagulation developed after dilation and curettage in an adenomyosis patient：a case report［J］.Blood Coagul Fibrin，2013，24（7）：771-773.

［12］Niu X，Zhu L，Qian Z，et al.Disseminated intravascular coagulation developed after suction curettage in an adenomyosis patient：a case report and literature review［J］.Clin Exp Obstet Gyn，2021，48（1）：189-193.

［13］Baglin T.Fortnightly Review：Disseminated intravascular coagulation：diagnosis and treatment［J］.BMJ，1996，312（7032）：683-686.

［14］Harada T，Khine YM，Kaponis A，et al.The Impact of Adenomyosis on Women's Fertility［J］.Obstet Gynecol Surv，2016，71（9）：557-568.

［15］Benson RC，Sneeden VD.Adenomyosis：A reappraisal of symptomatology［J］.Am J Obstet Gynecol，1958，76（5）：1044-1061.

［16］Nishida M.Relationship between the onset of dysmenorrhea and histologic findings in adenomyosis［J］.Am J Obstet Gynecol，1991，165（1）：229-231.

［17］Tzeng I，Chen K，Lee YL，et al.Trends and Age-Period-Cohort Effects of Fertility Rate：Analysis of 26，224 Married Women in Taiwan［J］.Int J Env Res Pub He，2019，16（24）：4952.

病例 25　药物流产米索前列醇过敏性休克

一、病历摘要

基本信息：患者，女，29 岁。主诉：患者"孕 7^{+6} 周药流，服米索后胸闷，发绀，血压下降 7 分钟"急诊抢救。

现病史：患者停经 55 天，查尿 HCG 阳性，B 超检查提示：宫内妊娠，子宫大小 63mm×56mm×45mm 大小，双侧卵巢未见明显异常，宫内可见孕囊大小 26mm×23mm×19mm。患者意愿药物流产终止妊娠，予米非司酮回家服用并嘱若有任何不适需及时来院（方法为：第 1 天在家上午顿服米非司酮 75mg，第 2 天在家下午顿服米非司酮 75mg。第 3 天来院行米索前列醇 0.6mg 顿服）。患者第 3 天来院顿服米索前列醇 0.6mg 后 6 分钟开始出现颜面潮红，呼吸急促，四肢瘙痒、发麻，以手心为甚，此时即给予心电监护、吸氧及严密观察，P 96 次 / 分，R 24 次 / 分，BP 92/63mmHg；1 分钟后开始出现面色苍白、寒战抽搐、口唇发绀、胸闷、神志不清、意识模糊，P 106 次 / 分，R 25 次 / 分，BP 62/22mmHg；SpO$_2$ 83%，立即体格检查发现双上肢、双下肢、背部、胸、膜、皮肤潮红，有大片丘疹；心律齐，心动过速，各瓣膜听诊区未闻及病理性杂音，两肺呼吸音清，未闻及干湿性啰音。考虑患者药物致过敏性休克可能性大，遂给予抢救（启动应急预案，呼叫抢救小组成员到场协助抢救，具体见诊疗经过）。

既往史：既往身体健康，否认精神疾病、遗传病及传染病等，否认高血压、糖尿病、心脏病等病史，否认传染病、输血病史，既往有花粉、酒精过敏史，无食物和其他药物过敏史。预防接种史不详。

个人史：出生并长期生活于本地，无烟、酒、药物等嗜好。无工业毒物、粉尘、放射性物质接触史，无冶游史。

月经史：既往月经规律，13 岁初潮，经期 7 天，周期 28 ~ 31 天，经量中，无痛经。

婚育史：21 岁结婚，G_2P_1，患者 23 岁足月孕顺产一男活婴。人工流产 1 次。平素体外射精及安全套避孕。

家族史：父母体健，独生女，家族中无遗传病、先天性疾病及其他传染病。

妇科检查：外阴：已婚已产式，阴毛呈女性分布。阴道：畅，软，阴道皱襞正常。宫颈：直径 2.5cm，光滑，质地偏软，活动度可，无明显举痛。子宫：子宫稍增大，约 10cm × 9cm × 8cm 大小，呈前位，无压痛反跳痛。附件区：未触及明显肿大。

辅助检查：

1. 药流前常规检查　白细胞 5×10^9/L，血红蛋白 108g/L，血小板 109×10^9/L。

2. B 超　见宫内孕囊大小 26mm × 25mm × 19mm，似可见心管搏动。

3. 心电图　正常窦性心率。

诊断：药物过敏性休克。

诊疗经过：立即给予平卧，保持呼吸道畅通，面罩给氧，开放两路静脉通道，生理盐水 500ml 加压输液，同时启动应急预案，呼叫抢救小组成员到场协助抢救。立即肌内注射肾上腺素 1mg，异丙嗪 25mg。静脉滴注 10% 葡萄糖液 250ml ＋地塞米松 20mg ＋维生素 C 200mg；抽血查血气分析、血常规、凝血及生化指标。10 分钟后病情缓解，意识逐步清醒后催吐，催吐出白色絮状胃内容物 50ml，BP 96/60mmHg，R 22 次 / 分，P 98 次 / 分，SpO_2 98%，血气分析、血常规及生化凝血未提示明显异常；继续观察 1 小时，无不适，全身荨麻疹逐步消退，喉头水肿消失；继续观察 3 小时后皮疹完全消退，无不良反应。在常规消毒下行早孕负压吸引人工流产术，手术经过顺利，术后观察 6 小时无异常，当晚急诊留观并加强监护，第 2 天无不适后出院。

随访：术后第 2 天回访，患者恢复如常，无任何不适，B 超提示子宫双附件未见异常，宫内未见残留。查全身皮肤无异常，皮肤感觉正常。

二、病例分析

1. 药物流产　适用于停经 ≤ 49 天早孕患者。米非司酮配伍米索前列醇方案，包括分次服法和顿服法。然而，事实上我国每年终止 8 周以上妊娠的总数相当多；因此，经过我国多中心研究，进一步证实米非司酮配伍米索前列醇方案同样适用于 8 ~ 16 周妊娠患者，同样证实此方案是一种安全有效、非侵入性的药物终止妊娠的有效方法，可代替要求较高、并发症多的钳刮术[1]。用药期间米非司酮存在胃肠反应如恶心、呕吐等，米索前列醇存在腹泻及发热等不良反应，极少数可发生严重过敏性休克，临床上需要密切观察。

2. 关于本病例　此病例为米索前列醇诱导的过敏性休克。且患者起病迅速，属于急性过敏性休克。米索前列醇是前列腺素衍生物，是最早应用于临床抗消化性溃疡药。米索前列醇具有能使宫颈结缔组织释放多种蛋白酶，导致胶原纤维降解从而软化宫颈的作用。同时有强烈的子宫收缩能力，能增加子宫平滑肌收缩频率，增强子宫张力和宫内压。米索前列醇因其不良反应小，促宫缩及促宫颈成熟作用肯定而常作为配伍药物，用于药物流产或减少产后恶露。然而，米索前列醇在使用过程中仍有不良反应的报道，诸如发热、寒战、胃肠道反应、头晕、皮疹，甚至过敏性休克。对于过敏性休克的起因推测可能是其作为一种抗原或半抗原，进入机体时刺激免疫系统产生IgE，并和肥大细胞、粒细胞表面Fc受体结合，致敏状态发生；当机体再次接触药物时，与体内已存在的IgE抗体特异性结合，激活肥大细胞和嗜碱粒细胞脱颗粒，释放出一系列生物活性物质，从而引起毛细血管扩张、血管壁通透性增加、血浆外渗、循环血量减少，最终导致多重要脏器血液灌注不足而引起休克[2]。在本病例中，患者在顿服米索前列醇后开始出现颜面潮红，呼吸急促，四肢瘙痒、发麻，以手心为甚，应立即想到过敏反应，同时监测生命体征发现P 96次/分，R 24次/分，BP 92/63mmHg；尽管生命体征暂时波动不大，但1分钟后开始出现面色苍白、寒战抽搐、口唇发绀、胸闷、神志不清、意识模糊，应高度怀疑药物导致休克症状，应立即开始抢救流程。

三、疾病介绍

米索前列醇过敏性休克：米索前列醇是前列腺素E1的类似物，可增加软化宫颈，促进宫缩的作用。早孕妇女服米非司酮150mg后贯序用米索前列醇600μg，可使胚囊、绒毛排出，在我国已被广泛运用。米索前列醇的不良反应以恶心、呕吐、腹泻最常见，有时可见皮肤瘙痒、寒战；过敏性休克极少见，可能与个体过敏体质有关。

过敏性休克为米索前列醇严重药物不良反应，发生时间平均为31.75分钟，说明米索前列醇吸收速度快[3]。迅速而有效的临床判断成为其抢救成功的关键。通过了解患者起病时的症状，用药史、进食情况和过敏史，通常能获得重要信息；主要包括：①血压急剧下降到休克水平（80/50mmHg 以下）；②患者出现意识障碍；③出现各种各样的过敏相关症状，如皮肤、胃肠道、心血管和呼吸系统等的表现基本可以做出初步的判断［a. 呼吸系统：喉头水肿、痉挛及气管卡他样分泌造成上呼吸道水肿梗阻，出现呼吸困难、喉咙发硬、声音嘶哑、咳嗽。b. 非心源性肺水肿、支气管痉挛、肺泡内出血等造成下呼吸道水肿，表现为哮喘、呼吸困难、发绀、上呼吸道水肿，如不全性喉头水肿主要表现为吸气性呼吸困难，而下呼吸道水肿，如哮喘则主要表现为呼气性呼吸困难。如上、下呼吸道都出现水肿，可造成病情的迅速恶化，危及生命。c. 心血管系统：因毛细血管渗漏，血管扩张致血容积绝对或相对不足，回心血量不足，心腔空虚，心血管系统塌陷，造成休克。心动过速及晕厥常是心搏骤停前的主要症状。还可以有室上性心动过速、传导阻滞、心肌缺血及心肌梗死。d. 皮肤：一过性皮肤潮红、周身皮痒、手掌发痒、皮疹、风团、丘疹、血管神经性水肿、全身水肿；口唇、舌部或四肢末梢麻木感；鼻、眼、咽喉黏膜水肿；皮肤划痕阳性；皮肤畏寒、苍白。e. 消化系统：胃肠黏膜的水肿及肠液分泌的增多，肝脾充血，表现有腹痛、腹胀、呕吐、腹泻，严重的可出现血性腹泻。f. 中枢神经系统：休克前常有恐惧感、心慌、烦躁、头晕；之后出现突然大声呼叫、视力减退、眼前黑矇、意识蒙眬、意识完全丧失等。眼结膜充血、眼痒。鼻腔黏膜的充血、卡他样分泌、过敏性鼻炎、鼻部瘙痒；g. 血液系统：血液浓缩，弥散性血管内凝血（DIC）］。

本病例中发现患者出现过敏性休克，立刻催吐、测量血压、触摸脉搏及观察呼吸等，并立即注射肾上腺素、皮质激素、抗过敏药等，休克常能得到及时恢复。因患者在无紧急救治条件下自行服用米索前列醇的风险很大，所以应避免向患者直接发放此类药品，严禁患者自行服用米索前列醇，且应对使用该药的患者进行药品不良反应的宣教，同时加强医务人员对于药物导致过敏性休克的识别和迅速处理[4]。

总结抢救策略和流程如下：

过敏性休克救治策略：立即停用可疑过敏原或过敏药物，由接触过敏原而引起者应立即离开现场；对消化道摄入的致敏源，可考虑催吐或洗胃，以及灌注活性炭。

一般处理：要对病情要进行连续的评估，并稳定循环及呼吸功能。主要措施有给予肾上腺素、气管插管或者气管切开，以保持气道的通畅，充分供氧。建立静脉通道等。

快速补充血容量：如果已经有血压下降、心率加快，必须马上补充血容量，可以迅速静脉输液 250 ~ 500ml，观察血压、心率变化。如果已经有心力衰竭的患者，快速输液要小心。

特殊用药：①注射肾上腺素（epinephrine）：是救治初期的主要措施，应快速的给予肾上腺素。0.1% 肾上腺素肌内注射 0.3 ~ 0.5ml，紧接着静脉注入 0.1 ~ 0.2ml，继予 5% 葡萄糖液 250ml ＋ 肾上腺素 1mg（4mg/min）滴注，维持静脉给药畅通。肾上腺素能通过 β 受体效应使支气管痉挛快速舒张，通过 α 受体效应使外周小血管收缩。它还能通过增加细胞内 AMP 的浓度而对抗部分 I 型变态反应的炎性介质释放，因此是救治本症的首选药物，在病程中可重复应用数次，每 15 ~ 30 分钟；②糖皮质激素（glueoeortieoids）：若休克持续不见好转，应及早静脉注射地塞米松 10 ~ 20mg，或甲泼尼龙 120 ~ 240mg 静脉滴注，每 6 小时重复 1 次；③抗过敏或抗组胺类药：氯苯那敏 10mg 或异丙嗪 25 ~ 50mg 肌内注射，也可静脉注射 10% 葡萄糖酸钙 10 ~ 20ml；④选择性使用血管活性药物：常选用多巴胺、去甲肾上腺素或间羟胺。对持续的低血压，常予 5 ~ 20mg/（kg·min）多巴胺持续静脉滴注，调整收缩压＞90mmHg；⑤解除气道痉挛：氨茶碱：首次静脉负荷量是 30 分钟输注 5 ~ 6mg/kg，随后按 0.3 ~ 0.9mg/（kg·h）持续静脉滴注；间羟异丙肾上腺素雾化吸入及化痰药等[5,6]。

药物致过敏性休克抢救流程如病例 25 图 1。

用药时观察患者情况，若出现胸闷、烦躁、抽搐、意识模糊等休克症状，立即评估判断

↓

若初步怀疑药物致过敏性休克，立即停药，呼喊帮忙，患者就地平卧，评估生命体征

↓

吸氧，心电监护，清理并保证呼吸道通畅，必要时气管切开，注射 0.1% 肾上腺素 1mg，按医嘱继续使用地塞米松治疗，必要时重复使用；立即建立多条静脉通道，开始扩容治疗

↓

1. 继续使用抗过敏药物（盐酸异丙嗪、扑尔敏等）
2. 呼吸抑制时及时人工辅助呼吸，若心搏骤停则立即心肺复苏，严重转入 ICU
3. 晶体液与胶体液保证输入、抽血化验、血常规、生化、血气分析等各项指标
4. 严密监测生命体征，对症治疗，并生命支持治疗

病例 25 图 1　药物致过敏性休克抢救流程

四、病例点评

该病例患者既往有花粉、酒精过敏史，可能存在高敏体质，因此选择药物流产要格外慎重，口服药物时需要严格把握指征，如危险性较大，则米索前列醇亦可阴道给药，便于出现过敏反应时取出，增加给药过程的可控性。最新 ACOG 指南推荐米索前列醇阴道给药，因其可以减少胃肠道反应及寒战发生[3]。

除此以外使用该药时还应注意以下几点：①应详细询问病史及过敏史，严格掌握药物流产禁忌证及适应证，该患者经询问既往有皮肤划痕征，可能与此次过敏有关；②应向患者详细说明该药服用的剂量、方法，以及可能出现的各种不良反应，如出现异常立即就诊；③必须在具有急救抢救条件和技术力量的医疗服务机构进行，医生应具有相关资质且经验丰富。否则不得实施药流；④需在经过培训的医师指导下使用，保证服药者的安全。

总结：前列醇素及其衍生物在妊娠生理中具有举足轻重的作用，米索前列醇使用安全且起效快。但是，米索前列醇在使用过程中存在的风险也不容忽视，在服用前需仔细询问患者病史，避免严重过敏反应的出现。一旦患者出现过敏性休克，必须立刻停药、催吐、心电监护、触摸脉搏及观察呼吸等，保证呼吸道通畅及开放静脉通道，并立即注射肾上腺素、皮质激素、升压药、脱敏药等，休克常能得到及时恢复。

（病例提供：江西省妇幼保健院　汪利群　罗　燕）

（病例点评：江西省妇幼保健院　汪利群）

参考文献

[1] 黄紫蓉，李坚，范光升，等 . 米非司酮配伍米索前列醇终止 8-16 周妊娠的应用指南 [J]. 中华妇产科杂志，2015，50（05）：321-322.

[2] Johana Béné，Philippe Alarcon，Marina Faucon，et al.Anaphylactic shock after misoprostol in voluntary termination of pregnancy-a case report [J].European Journal of Obstetrics & Gynecology and Reproductive Biology，2014，（182）：260-261.

［3］袁偲偲，王月，冯欣，等.688 例米索前列醇药品不良反应报告分析［J］.中国药物警戒，2021，18（01）：68-71.

［4］Committee on Practice Bulletins—Gynecology, the Society of Family Planning. Medication Abortion Up to 70 Days of Gestation［J］.Contraception，2020，102（4）：225-236.

［5］林果为，王吉耀，葛均波.实用内科学（第15 版）［M］.北京：人民卫生出版社，2017.

［6］葛均波，徐永健.内科学（第 8 版）［M］.北京：人民卫生出版社，2013.

病例 26　宫内节育器取出术后盆腔脓肿

一、病历摘要

基本信息：患者，女，62 岁。主因"取器术后 10 天，下腹痛 5 天加重 1 天"就诊。

现病史：患者自然绝经 15 年，要求取出宫内节育器，于 2020 年 6 月 3 日在我院门诊行"取器术"。术前妇科检查宫颈外口可见节育器尾丝，超声提示 T 型节育器位置正常，阴道分泌物检查结果正常，遂门诊取器，过程顺利，牵拉尾丝取出，术后未口服抗生素。2020 年 6 月 8 日（取器术后 5 天）无明显诱因出现腹痛、腹泻并发热，腹痛呈持续性钝痛，腹泻每天 4 ~ 6 次，为稀软便，体温最高达 39℃，在当地诊所诊断为"胃肠炎"，未进行便常规、血常规等相关检查，无新冠病毒核酸检测筛查，给予药物治疗（具体不详）2 天，发热及腹痛腹泻无好转。2020 年 6 月 13 日自觉腹痛症状加重，就诊我院，门诊以"盆腔炎性疾病"收入院。患者自取器以来，精神欠佳，食欲差，睡眠可，5 天来腹泻，小便正常，体重无明显变化。

既往史：否认高血压、冠心病及糖尿病病史，否认传染病史，否认外伤及输血史，否认过敏史。

个人史：生于原籍，久居本地，无新型冠状病毒肺炎病例报告地区旅居史，近 1 个月未接触过新型冠状病毒肺炎病例报告地区的人，未接触过有新型冠状病毒肺炎病例报告地区的发热或有呼吸道症状的人，无新型冠状病毒肺炎确诊及无症状感染者接触史。否认特殊药物及毒物接触史，否认烟酒等不良嗜好，否认性病史。

月经史：13 岁月经初潮，经期 5 天，周期 30 天，47 岁绝经。

婚育史：23 岁结婚，3-0-1-2，顺娩 2 次，引产 1 次，无产后出血及感染史，末次生产于 35 年前，宫内节育器避孕，10 天前予取器术。

家族史：父母已逝，家族中无同类疾病病史，否认遗传病及传染病史。

体格检查： T 38.2℃，P 100 次 / 分，R 26 次 / 分，BP 132/64mmHg。患者被动体位，精神差，表情痛苦，营养状况可。心肺听诊未及明显异常。腹胀明显，左下腹有明显隆起，全腹压痛，反跳痛。左下腹可触及一直径约 10cm 包块，活动差，压痛明显，拒按。

妇科检查：外阴：已婚经产型；阴道：通畅，可见少量黄色浓稠分泌物，异味；宫颈：光滑，举痛（+），摇摆痛（+）；宫体：正常大小，活动差，压痛明显；双附件区：左附件区偏上方可及一直径约 8cm 包块，压痛明显，边界不清，活动度差，右附件区亦压痛明显，未触及明显包块。

辅助检查：

1. 血液分析　白细胞 21.81×10^9/L，中性粒细胞百分比 95.3%；空腹血糖 23.14mmol/L；C- 反应蛋白 12.8mg/L；糖化血红蛋白 11.6%；白蛋白 20.3g/L；CA125 80.33U/ml；血钾 3.1mmol/L。

2. 尿常规　葡萄糖 ++，酮体 ++。

3. 血气分析　酸碱度 7.431，氧化碳分压 28.7mmhg，碳酸氢根 19.1mmol/L，提示呼吸性碱中毒。

4. 经阴道超声　左侧腹腔可见大小约为 8.6cm×4.3cm 的囊性暗区，边界欠清，形态不规则，内透声极差，可见大量细密点状回声漂浮，向盆腔内延伸。子宫右后方及后穹窿处均可见混合性包块，大小分别 6.5cm×4.1cm 和 4.3cm×2.6cm，边界不清，形态不规则，内可见多发分隔，两者相通，子宫右后方包块与左腹部包块似有相连关系（病例 26 图 1）。

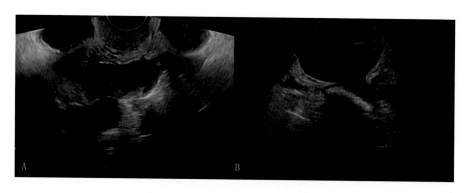

病例 26 图 1　经阴道超声检查

注：A：子宫右后方及后穹隆处均可见混合性包块，大小分别 6.5cm×4.1cm 和 4.3cm× 2.6cm；B：左侧腹腔可见大小约为 8.6cm×4.3cm 的囊性暗区，向盆腔内延伸。

诊断：

1. 盆腔炎性疾病

2. 盆腔脓肿

3. 低蛋白血症

4. 2 型糖尿病

5. 糖尿病酮症

6. 低钾血症

诊疗经过：

1. 抗炎、降糖及支持治疗　入院后给予头孢替唑 2.0 静脉点滴 2 次 / 日＋奥硝唑 0.5 静脉点滴 2 次 / 日，静脉补液，补充人血白蛋白，请内分泌科会诊协助控制血糖、纠正酮症，泵入胰岛素。

2. 超声介入治疗　经抗感染治疗 3 天，患者症状无明显缓解，自觉腹胀严重，体温 38 ~ 39℃，考虑处于炎症的急性期，合并糖尿病，空腹血糖＞ 10mmol/L，糖化血红蛋白 11.6%，糖尿病酮症未纠正，血白蛋白 20.3g/L，若此时手术，风险极高，遂于 2020 年 6 月 15 日超声引导下行左侧盆腔脓肿穿刺引流术，穿刺抽出偏稠脓性液体 150ml，送细菌培养＋药敏，并留置引流管，引流术后患者疼痛较前明显减轻，饮食暂时恢复，腹部压痛较前减轻，左下腹包块较前明显缩小，改用头孢哌酮舒巴坦钠 3.0 静脉点滴 2 次 / 日继续抗感染治疗。抗感染治疗 3 天，体温在 36.5 · 37.5℃ 波动，P 70 次 / 分，BP 110/70mmHg，引流管通畅，腹部触诊较前平软，双肺底可闻及湿性啰音，

2020 年 6 月 18 日出现外阴水肿及双下肢指凹性水肿，考虑为低蛋白血症所致水肿。随机血糖 14mmol/L，尿糖 +++，酮体消失，血白蛋白 22.8g/L，继续抗炎、降糖、补充蛋白对症治疗。

3. 术前评估及围术期处理

（1）入院第 8 天（引流术后第 5 天）：患者左下腹痛较前减轻，外阴及双下肢水肿较前好转，空腹血糖 7.8mmol/L。盆腔脓腔引流量少，血液分析：白细胞 17.5×10^9/L，中性粒细胞百分比 89.5%；血白蛋白 30.4g/L；脓液送细菌培养阴性。因患者自觉胸闷憋气，且双肺湿啰音，复查胸腹部 CT 提示：两侧胸腔少量积液伴两肺膨胀不全（病例 26 图 2A）；右侧腹腔及盆腔不规则低密度影伴环形强化，考虑脓肿（病例 26 图 2B）。右侧盆腔包块未见明显变化伴右下腹疼痛症状有加重趋势，抗炎保守治疗效果不佳，拟行手术探查。

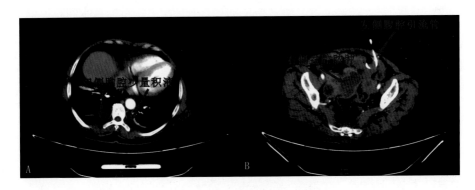

病例 26 图 2　胸腹部 CT 检查

注：A：胸腔少量积液；B：盆腹腔脓肿。

（2）入院第 9 天（2020 年 6 月 21 日，左侧腹引流第 6 天）：因双下肢再次肿胀，行超声检查提示：左小腿肌间静脉血栓。血 D- 二聚体 5.2mg/L。请血管外科会诊，考虑下肢静脉血栓；建议暂停手术，应用抗凝药物，继续控制血糖纠正低蛋白血症，监测 D- 二聚体。

（3）入院第 10 天：患者自觉腹部胀满不适，双下肢指凹性水肿明显，复查白蛋白 24.7mmol/L，血钾 3.2mmol/L，左下肢静脉血栓，请全院会诊商讨手术时机。会诊意见：①下肢肌间静脉血栓并非手术的绝对禁忌证，给予低分子肝素钙及血塞通治疗；②综合分析患者目前病情，盆腔积脓，腹胀较重，处于急性盆腔炎水肿期，术中操作困难易出现副损伤，各项相关化验指标差易出现心脑血管意外，不宜立即行手术治疗；③建议继续抗炎补液、纠正低蛋白对症处理，行盆腔脓肿穿刺引流脓液，给择期手术创造条件。2020 年 6 月 23 日于彩超引导下行经阴道穿刺置管引流术，引出 70ml 黄色脓性液体。

（4）第 13 天：复查胸腹部 CT：①两侧胸腔积液，伴两肺膨胀不全；②右侧腹腔及盆腔不规则低密度影伴环形强化（病例 26 图 3）。较 3 天前 CT 检查胸腔积液较前明显增多。因患者胸闷憋气症状较重，行胸腔积液闭式引流。患者感染症状控制不佳，改用亚胺培南，治疗 5 天后患者仍间断发热，胸闷憋气症状明显缓解，双侧胸腔引流管通畅，量少，胸背部皮肤水肿较前明显好转，双肺呼吸音低，经阴道留置盆腔脓肿引流管无持续性脓液引出，双下肢指凹性水肿较前减轻。BP 167/70mmhg，血红蛋白 118g/L，白细胞 5.65×10^9/L，中性粒细胞百分比 80.5%，，D- 二聚体 3.26mg/L，白蛋白 33.4g/L，空腹血糖 4.8mmol/L，钾 3.6mmol/L。考虑各化验指标基本纠正，盆腔脓肿保守治疗效果不佳。决定行腹腔镜探查术。向患者和家属充分交代手术风险，取得知情同意。术前拔除盆腹腔及阴道引流管。

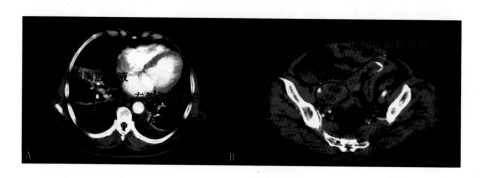

病例 26 图 3　复查胸腹部 CT

注：A：两侧胸腔积液，伴两肺膨胀不全；B：右侧腹腔及盆腔不规则低密度影。

4. 手术治疗　于 2020 年 7 月 3 日行腹腔镜探查术，腹腔镜下可见部分小肠、结肠与前腹壁形成广泛粘连，部分小肠、结肠、膀胱与子宫及双侧附件形成致密粘连，封闭整个盆腔（病例 26 图 4）。分离粘连恢复正常解剖过程中可见组织间隙存在多个脓腔，内有黄色脓液共约 200ml，右侧输卵管炎性水肿明显，质地糟脆，直径约 6cm，横跨子宫表面与左侧输卵管及子宫紧密粘连，内含黄色浓稠脓液，左输卵管亦增粗水肿，子宫萎缩，表面充血，双卵巢萎缩。松解粘连清除脓腔后切除双侧输卵管及卵巢。术中置盆腔引流管两根。患者术毕入 ICU 治疗。

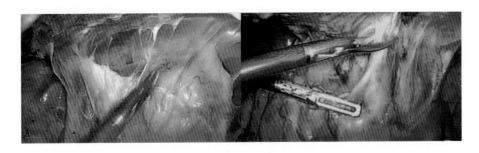

病例 26 图 4　术中探查所见

注：A：肠管与腹壁广泛粘连；B：肠管与子宫双附件致密粘连并将其包裹。

5. 术后处理　术后给予头孢哌酮舒巴坦钠 3g 静脉滴注 1 次 /8 小时＋奥硝唑 0.5g 静脉点滴 2 次 / 日抗感染治疗，呼吸机辅助呼吸，抑酸、降压、降糖、维持电解质平衡。低分子肝素钙 4100U 皮下注射 1 次 /12 小时抗凝治疗。术后 3 天内间断发热，体温最高达 38.6℃，血培养回报为多重耐药菌感染，改用敏感药物哌拉西林他唑巴坦钠 3.375g 静脉点滴 1 次 /8 小时＋奥硝唑 0.5g 静脉点滴 2 次 / 日抗感染治疗。

病理回报：双侧输卵管化脓性炎症。

术后 12 小时脱离呼吸机；24 小时下床活动；48 小时排气；第 6 天复查血常规：白细胞 4.8×10^9/L，中性粒细胞百分比 70%，血红蛋白 119g/L，C- 反应蛋白 28.71mg/L；术后第 7 天体温降至正常；第 11、第 12 天分别拔除右下腹及左下腹引流管；术后第 14 天，医嘱出院。

随访：术后 1 个月、3 个月随访患者，无腹痛腹胀症状，生化指标、血常规均正常，妇科超声未见异常，血糖控制良好。

二、病例分析

患者老年女性；绝经状态，阴道低雌激素水平及绝经后泌尿生殖道萎缩状态是老年女性下生殖道感染的潜在高危因素；患者 2 型糖尿病，既往未曾诊治，血糖并未控制，是感染发生的易感因素；另外，患者牵拉尾丝取出宫内节育器，是盆腔炎性疾病发病的诱因。患者首次发病是取器术后 5 天，初步诊断为胃肠炎，没有规范治疗，感染未得到有效控制，进一步进展为盆腔脓肿。患者高危因素较多，合并出现糖尿病酮症、低蛋白血症、酸碱平衡和电解质紊乱、下肢静脉血栓等，影响了手术时机的选择。急性盆腔炎性疾病、盆腔脓肿的治疗，在抗炎支持治疗的同时，积极纠正患者并发的代谢紊乱，警惕休克，尤其是老年人合并慢性病，对肥胖者，预防长期卧床并发的坠积性肺炎、下肢静脉血栓、褥疮、皮肤蜂窝织炎等并发症尤为重要。抗炎支持治疗的同时积极准备手术，做好围术期评估，选择恰当的手术时机至关重要。综合分析患者病情，入院后经多学科联合诊治，给予抗炎补液、降糖纠正酮症、纠正低蛋白血症和电解质紊乱等处理，行盆腔脓肿穿刺引流脓液缓解症状，并抗凝治疗，给择期手术创造条件。待各项指标基本纠正，手术时机成熟，进行腹腔镜探查，彻底清除感染病灶，取得满意疗效。

三、疾病介绍

1. 概述　盆腔炎性疾病指女性上生殖道的一组感染性疾病，主要包括子宫内膜炎、输卵管炎、输卵管卵巢脓肿、盆腔腹膜炎，其中以输卵管炎和输卵管卵巢炎最常见[1]。盆腔脓肿为一种盆腔炎性疾病，包括输卵管脓肿、卵巢脓肿、输卵管卵巢脓肿（tub-ovarian abscess，TOA）、急性腹膜炎与急性盆腔结缔组织炎所致的盆腔脓肿以及盆腔手术后的感染，邻近感染灶的感染蔓延，如阑尾炎和憩室炎导致的盆腔脓肿。盆腔脓肿病因复杂，临床表现多样，治疗不当可导致多器官衰竭和脓毒败血症而死亡[2]。

2. 发病高危因素　了解高危因素有利于盆腔炎性疾病的正确诊断及预防。

（1）年龄：据美国资料，高发年龄为 15 ～ 25 岁。

（2）性活动：多发生在性活跃期女性。

（3）下生殖道感染：如淋病奈瑟菌性宫颈炎、衣原体性宫颈炎和细菌性阴道病。

（4）子宫腔内手术操作后感染：由于手术所致生殖道黏膜损伤、出血、坏死，导致下生殖道内源性病原体上行感染。

（5）性卫生不良：经期性交、使用不洁月经垫等。

（6）临近器官炎症直接蔓延：如阑尾炎、腹膜炎等蔓延至盆腔。

（7）盆腔炎症疾病再次急性发作：盆腔炎性疾病所致的盆腔广泛粘连、输卵管损伤、输卵管防御能力下降，容易造成再次感染，导致急性发作。

3. 临床表现

（1）症状：常见症状为下腹痛、阴道分泌物增多。腹痛多为持续性，活动或性交后加重。若病情严重可出现发热甚至高热，寒战、头痛、食欲缺乏。伴随腹膜炎，出现消化系统症状如恶心、呕吐、腹胀、腹泻等。脓肿形成可有下腹部包块及局部压迫刺激症状，若包块位于子宫前方可出现膀胱刺激症状，如排尿困难、尿频等，若包块位于子宫后方可有直肠刺激症状等。

（2）体征：差异较大，轻者无明显异常发现，或妇科检查仅发现宫颈举痛或附件区压痛。严重病例呈急性病容，体温升高，心率加快，下腹部压痛、反跳痛及肌紧张，甚至出现腹胀、肠鸣音减弱或消失。妇科检查阴道可见脓性分泌物，宫颈充血、水肿、举痛，宫体稍大、压痛，活动受限，子宫两侧压痛明显，若有盆腔脓肿形成且位置较低时，可扪及后穹隆或侧穹隆有肿块且有波动感。

4. 辅助检查

（1）实验室检查：血白细胞、C-反应蛋白、红细胞沉降率均升高，有些患者合并血糖升高。近年来，国外一些研究认为，当严重细菌、真菌、寄生虫感染以及脓毒症和多脏器功能衰竭时降钙素原在血浆中的水平升高，在诊断感染方面有一定作用。

（2）影像学检查：包括妇科超声、计算机断层扫描（CT）、磁共振成像（MRI）。相对于CT、MRI而言，超声简便、有效、无创且价格低廉，是临床诊断的首选方法之一。

5. 诊断　根据病史、症状、体征及实验室检查可做出初步诊断。由于临床正确诊断盆腔炎性疾病比较困难，而延误诊断又导致盆腔炎性疾病后遗症的发生。2015年美国疾病控制中心（CDC）推荐的盆腔炎性疾病诊断标准[3]，旨在对年轻女性腹痛或有异常阴道分泌物或不规则阴道流血者，提高对盆腔炎性疾病的认识，对可疑患者进一步评价，从而及时治疗，减少后遗症的发生。

最低标准：宫颈举痛或子宫压痛或附件区压痛。

附加标准：体温超过38.3℃（口表）；宫颈异常黏液脓性分泌物或宫颈脆性增加；阴道分泌物生理盐水湿片见大量白细胞；红细胞沉降率升高；血C-反应蛋白升高；实验室证实宫颈淋病奈瑟菌或衣原体阳性。

特异标准：子宫内膜活检组织学证实子宫内膜炎；阴道超声或磁共振检查显示输卵管增粗，输卵管积液，伴或不伴有盆腔积液、输卵管卵巢肿块，或腹腔镜检查发现盆腔炎性疾病征象（如输卵管充血）。

6. 治疗　对于盆腔炎性疾病，主要为抗生素药物治疗，必要时手术治疗。抗生素治疗可清除病原体，改善症状与体征，减少后遗症。要遵循经验性、广谱、及时与个体化的抗生素治疗原则。由于盆腔炎性疾病的病原体多为淋病奈瑟菌、衣原体及需氧菌、厌氧菌等混合感染，故应选择广谱抗生素以及联合用药。在盆腔炎性疾病诊断48 小时内及时用药将明显降低后遗症的发生。

手术治疗主要用于治疗抗生素控制不满意的输卵管卵巢脓肿或盆腔脓肿。手术指征包括：

（1）药物治疗无效：输卵管卵巢脓肿或盆腔脓肿经药物治疗 48 ~ 72 小时，体温持续不降，患者中毒症状加重或包块增大者。

（2）脓肿持续存在：经药物治疗病情有好转，继续控制炎症数日，包括仍未消失但已局限，应手术切除，以免日后再次急性发作。

（3）脓肿破裂：突然腹痛加剧，寒战、高热、恶心、呕吐、腹胀，检查腹部拒按或有中毒性休克表现，应怀疑脓肿破裂。脓肿破裂若未及时诊治，死亡率高，因此，一旦怀疑脓肿破裂，需立即在抗生素治疗的同时剖腹探查。

四、病例点评

盆腔脓肿是盆腔炎性疾病中较为常见且凶险的疾病，尤其是对于老年女性，合并糖尿病等慢性疾病、一般状况较差的女性，病情进展迅速，严重威胁女性健康，若形成脓毒症和感染性休克，可迅速发展为多器官功能障碍和衰竭，伴随累及的器官增多而死亡率升高[4]。

妇女绝经后由于卵巢功能衰退，阴道、宫颈、子宫体逐渐萎缩，以及合并内科、外科疾病的机会增多，因此绝经后宫内节育器取出手术属于计划生育高危手术范畴[5]。此外，取器手术属于清洁 - 污染手术，阴道内存在大量寄植菌群，术前和术中进行的消毒虽然能减少微生物的浓度，但不能达到灭菌；宫颈管具有屏障功能，能防止正常情况下无菌的上生殖道被阴道生态系统中的微生物感染，宫腔操作可破坏此屏障，给阴道细菌侵犯上生殖道提供机会[6]。本例患者取器过程顺利，器械未进入宫腔，牵拉尾丝即取出，术后未应用抗生素。同时取器前否认糖尿病病史，影响了治疗，使下生殖道病原体易于上行感染，导致了盆腔炎性疾病和盆腔脓肿的发生。

本例患者发病初期未及时控制感染，且患者为老年女性，合并症多，包括糖尿病酮症、低蛋白血症、低钾血症、呼吸性碱中毒、下肢静脉血栓等，入院后给予抗感染、降糖、纠正低蛋白血症和酸碱平衡紊乱、抗凝等治疗，多科室协作治疗合并症同时先后2次脓肿穿刺引流，不过最终有效的治疗还是手术去除感染病灶，否则患者的结局恐难预料。对于此类病例，清除感染灶比使用抗生素重要得多。本例患者因糖尿病酮症和下肢静脉血栓两次推迟手术，能否缩短术前准备时间有待商榷，多学科通力合作至关重要，各项指标基本纠正后，紧紧抓住手术时机，及时行腹腔镜手术，切除双侧附件，使感染得以控制，治愈出院，患者最终取得良好结局。

（病例提供：河北省沧州市沧县医院 张梅霞 宋双芬）

（病例点评：河北医科大学第二医院 江 静）

参考文献

［1］谢幸，孔北华，段涛，等.妇产科学（第9版）［M］.北京：人民卫生出版社，2018：251-258.

［2］张潇杰，牛战琴.盆腔脓肿的诊治进展［J］.中国生育健康杂志，2020，31（5）：500-503.

［3］刘晓娟，范爱萍，薛凤霞.《2015年美国控制和预防中心关于盆腔炎性疾病的诊治规范》解读［J］.国际妇产科学杂志，2015，42（6）：674-684.

［4］程宁宁，樊尚荣."2016年脓毒症和感染性休克处理国际指南"解读［J］.中华产科急救电子杂志，2017，6（3）：180-187.

［5］中华医学会计划生育学分会.绝经后宫内节育器取出技术指南［J］.中华妇产科杂志，2019，54（10）：649-653.

［6］中华医学会计划生育学分会.人工流产手术预防性抗菌药物应用的中国专家共识［J］.中国计划生育和妇产科，2019，11（8）：10-12.

病例 27　输精管结扎术后痛性结节——烦人的小硬块

一、病历摘要

基本信息：患者，男，30岁。主诉：双侧输精管结扎术后6个月，阴囊疼痛1周。

现病史：6个月前患者于我院行双侧输精管结扎术，手术顺利，1周前，患者无明显诱因下出现阴囊疼痛，偶在性兴奋时加剧，伴随腹股沟处疼痛，为寻求进一步治疗来我院门诊，门诊查体结合病史考虑诊断为"痛性结节"。病程中，患者无畏寒、发热，无腹痛、腹胀，无恶心、呕吐，食欲、睡眠可，大小便正常，体重较前无明显变化。

既往史：平素健康状况：良好。既往无结核病史，无肝炎史。无外伤史。无手术史。无过敏史。无糖尿病病史，无高血压病史，无急性心肌梗死病史，无肺功能异常史，无恶性肿瘤病史，无炎症性肠病，无VTE病史。近1个月内无脓毒症史，无严重肺病史，无充血性心力衰竭、卒中史。无易栓症。既往无输血史。既往无其他慢性病史。无特殊药物服用史。预防接种史：不详。

个人史：14天内无国内新冠病毒感染疫区接触史；无境外国家旅行居住史与入境人员密切接触史；无疑似或确诊新冠病毒感染者接触史；无聚集性发病史；无其他疫水疫区接触史。无吸烟史；无饮酒史。无吸毒或其他药物嗜好。无工业毒物、粉尘、放射性物质接触史。无冶游史。

家族史：父亲：健在，母亲：健在，无患病。家族中无类似患者，否认家族遗传病。无VTE家族史。

体格检查：

1. 全身检查　头颅五官、心肺腹检查未见明显异常。

2. 专科检查　阴毛呈男性分布，尿道外口无异常分泌物，尿道外口无狭窄，双侧睾丸及附睾扪及满意，双侧输精管残端可触及约1cm大小结节，有压痛。

辅助检查：

1. 尿常规　未见异常。

2. 阴囊 B 超　双侧睾丸、附睾未见异常，双侧输精管见一结节光影。

诊断： 输精管结扎术后痛性结节。

诊疗经过： 患者完善相关检查后，于门诊行局部封闭治疗。治疗方法：采用庆大霉素 4 万 U、醋酸泼尼松 12.5mg、1% 盐酸普鲁卡因 3ml，亦可加入糜蛋白酶 5mg 混合均匀后，将输精管结节固定在阴囊皮下表浅位置，将药物注射在结节周围，并观察 30 分钟，检查无出血肿胀、无红疹等不适，疼痛症状好转后离院。

随访： 患者 1 个月后电话随访联系，自诉疼痛症状较入院前明显减轻，偶有轻微不适，休息后可缓解。

二、病例分析

1. 病例特点　①患者因 6 个月前行双侧输精管结扎手术后出现局部疼痛；②患者症状和体征明显，双侧输精管残端可触及约 1cm 大小结节，有压痛。

2. 诊疗思路　①患者诱因明确，6 个月前有双侧输精管结扎手术史；②患者局部疼痛症状和体征明显，双侧输精管残端可触及约 1cm 大小结节，有压痛；③辅助检查支持相应诊断。结合患者既往病史和体检，考虑患者为：输精管结扎术后痛性结节。

三、疾病介绍

大多数痛性结节为精子肉芽肿或其他病理改变所导致的有症状的输精管残端周围炎，可在术后近期或数年后出现，发生概率为 0.1% ~ 3%[1-2]。疼痛的原因可能是炎症波及周围组织，局部肿胀的机械性压迫及随炎症产生的血管活性胺，缓激肽兴奋痛觉神经；射精时生殖道强烈蠕动对结节冲撞；或增生小管累及精索神经[3]。疼痛一般表现在手术部位，可在性兴奋或射精时加剧，疼痛可向腹股沟、下腹部、腰骶部放射，甚至引起股内收肌群的痉挛，耻骨结节出现明显压痛。结节常随病变发作而增大，随炎症消退而减小[4]。

治疗上一般以保守治疗为主，可选择局部封闭治疗。常用药物为庆大霉素 4 万 U、醋酸泼尼松 12.5mg、1% 盐酸普鲁卡因 3ml，亦可加入糜蛋白酶 5mg。将结节固定在阴囊皮下表浅位置，将药物注射在结节周围，每周 1 次，共 3 ~ 5 次。避免将药物注入结节而加重疼痛[5-6]。如若症状消失，则不需要重复注射。若保守治疗无效或症状持续不缓解，可在炎症控制后行手术治疗[7]。术中需彻底清除粘连的病理组织，烧灼并结扎输精管残端。为减少此类并发症的发生，需严格掌握手术适应证，避免过多的组织损伤和出血；结扎前，应将输精管周围组织分离干净，防止结扎过多血管和神经；术中如有出血，应用较细的线结扎，减少异物存留，残端包埋时，勿将阴囊皮下组织误认为精索筋膜，阴囊入口也不应过小，以免输精管嵌顿，此两种情况易造成输精管残端与阴囊壁粘连；电灼附睾端输精管黏膜，不伤肌层，可降低残端精子肉芽肿的发生率[8]。

四、病例点评

1. 痛性结节是输精管绝育术后少见的并发症，疼痛一般表现在手术部位，可在性兴奋或射精时加剧，疼痛可向腹股沟、下腹部、腰骶部放射，查体时可处输精管残端结节。

2. 该患者术后 6 个月出现阴囊疼痛，经查体发现输精管残端结节，考虑为痛性结节，首选保守治疗，予以 3 次封闭治疗后疼痛明显减轻，治疗有效。

3. 关于痛性结节，需做好手术准备，尽可能减少痛性结节的发生。

（病例提供：广东省生殖医院　张欣宗

南京鼓楼医院　王　京

广东省生殖医院　刘　晃）

（病例点评：广东省生殖医院　张欣宗）

参考文献

［1］Agnarsdóttir M，Carlén B，Willén R.Malacoplakia and spermatic granuloma complicating vasectomy［J］.Ups J Med Sci，2006，111（2）：227-230.

［2］Balogh K，Argényi ZB.Vasitis nodosa and spermatic granuloma of the skin：an histologic study of a rare complication of vasectomy［J］.J Cutan Pathol，1985，12（6）：

528–533.

［3］Llarena Ibarguren R，Vesga Molina F，Marín Lafuente JC，et al.Vasitis nodosa［Vasitis nodosa］［J］.Arch Esp Urol，1997，50（5）：534–536.

［4］Kiser GC，Fuchs EF，Kessler S.The significance of vasitis nodosa［J］.J Urol，1986，136（1）：42–44.

［5］邓赤，赖以光，李汉福，等.两种方法治疗输精管结扎术后痛性结节的比较研究［J］.微创医学，2013，8（04）：423–424+414.

［6］曾毅，黄明孔.综合治疗输精管结扎术后痛性结节症38例临床疗效观察［J］.中国性科学，2015，24（05）：102–104.

［7］叶福文，陈勇，黄国平.手术联合冷袋外敷对男性输精管结扎术后痛性结节的影响［J］.深圳中西医结合杂志，2019，29（02）：141–142.

［8］Seppan P，Krishnaswamy K.Long–term study of vasectomy in Macaca radiata––histological and ultrasonographic analysis of testis and duct system［J］.Syst Biol Reprod Med，2014，60（3）：151–160.

第十四章

科学备孕和优生优育

病例 28　家族性智力低下的遗传咨询

一、病历摘要

基本信息：咨询者，女，31 岁。主诉："中孕期引产史"就诊。停经 15⁺ 周，两次异常妊娠，要求遗传咨询。

现病史：2016 年早孕期（孕 8⁺ 周），胚胎停育稽留流产 1 次，未行流产组织物染色体检查。2018 年中孕期（孕 23⁺ 周），系统超声提示胎儿重复肾可能引产 1 次，未行产前诊断或流产后胎儿组织物染色体检查。孕妇现孕 15⁺ 周，此次妊娠前行夫妻双方染色体核型检查，孕妇本人染色体核型：46，XX，丈夫染色体核型 46，XY。要求行遗传咨询。孕妇平素月经规律，停经 40 天有恶心、呕吐等早孕反应，停经 2 个月自然消失。妊娠期无腹痛、阴道流血等病史，大小便正常、饮食正常，体重增加约 5kg。

既往史：既往体健，否认肝炎、结核等传染病史，否认外伤及输血史。2016 年因稽留流产行清宫手术。2018 年中孕引产。否认药物、食物过敏史。无有害及放射物接触史。

个人史：生于原籍，现居住于原籍，未到过疫区。已婚，无业。配偶为技术人员，无有害及放射物接触史。

月经史：13 岁月经初潮，平素月经规律，周期约 30 天，经期 4 ~ 7 天，量中，无痛经。末次月经 2019 年 3 月 16 日。

婚育史：27 岁结婚，G_3P_0，2016 年稽留流产，2018 年中孕引产。丈夫现 33 岁，体健。

　　家族史：孕妇大舅（母亲大哥）、二舅（母亲二哥）均表现为先天性智力低下、语言反应迟缓，疑似孤独症。孕妇母亲及其姨妈（母亲妹妹）均为正常表型人群。孕妇外婆的妹妹生育两个同样临床表现的男性患者及一个表型正常女性，该女性生育一同样症状的男性患者及一正常表型的女性（病例 28 图 1）。

　　孕妇丈夫表型正常，其家族史无特殊。

　　咨询者家族史描述，见病例 28 图 1。

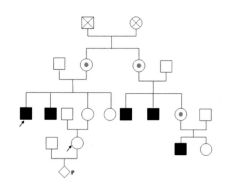

病例 28 图 1　家系图谱

　　体格检查：血压 110/75mmHg，身高 160cm，体重 52kg，宫高：脐耻之间，腹围 88cm，胎心 152 次 / 分。发育正常，营养良好，表情安静，神志清晰，对答切题，检查合作。

　　辅助检查：

　　3 周前超声检查：胎儿头臀径 58mm，NT 1.3mm，胎心 152 次 / 分。孕妇提供先证者（大舅）外院全外显子组测序报告，该报告提示：未检出与患者临床表型相关的致病 / 疑似致病变异 / 遗传模式相符的临床意义未明变异。

　　诊断：

　　1．G_3P_0 孕 15 周

　　2．遗传咨询

　　诊疗经过：孕妇因中孕期引产史就诊，未提及家族成员智力低下病史。经反复追问，发现孕妇母系家族多名男性成员智力低下。孕妇提供先证者（大舅）外院全外显子组测序报告，该报告提示：未检出与患者临床表型相关的致病 / 疑似致病变异 /

遗传模式相符的临床意义未明变异。

进一步对先证者（孕妇大舅）行外周血染色体核型分析，提示为正常核型46，XY。另采用重复引物PCR技术（Triplet primed PCR，TP-PCR）和荧光毛细管电泳进行脆性X综合征检测，结果显示：先证者FMR1基因5'非编码区CGG重复数为>200，属于全突变型。先证者确诊为脆性X综合征患者（病例28图2）。采用相同技术对孕妇行脆性X综合征检测，FMR1基因5'非编码区CGG重复数为30，属于正常型（病例28图3），无须对胎儿行脆性X综合征的产前诊断。

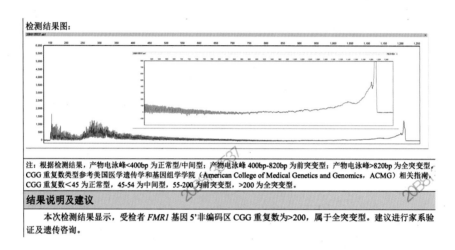

病例28图2　先证者脆性X综合征检测

采用TP-PCR和荧光毛细管电泳技术，对脆性X综合征相关的FMR1基因进行（CGG）n重复数目的分析。

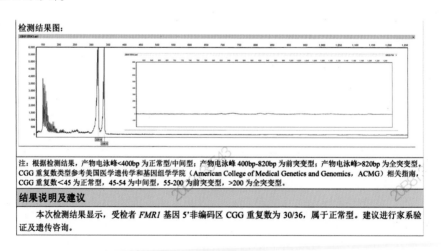

病例28图3　咨询者脆性X综合征检测

采用 TP-PCR 和荧光毛细管电泳技术，对脆性 X 综合征相关的 FMR1 基因进行（CGG）n 重复数目的分析。

随访： 孕妇因不良孕产史于孕 18 周行羊水穿刺核型分析及染色体微阵列分析，结果均提示未见明显异常。常规产检至 39$^+$ 周，顺产一活男婴，分娩过程顺利，新生儿表型未见明显异常。随访至今（20 个月龄）婴儿生长发育均未见明显异常。

二、病例分析

孕妇因中孕期引产史就诊行遗传咨询，经反复追问，发现孕妇母系家族多名男性成员智力低下。孕妇认为先证者已行全外显子测序未见明显异常，遗传因素可以排除。经与孕妇沟通全外显子测序的技术局限性，建议其家族先证者进一步行脆性 X 综合征检测。脆性 X 综合征为导致先天智力低下的常见病因，且男性患者多见，与孕妇家族史的遗传学特征相符。由于其病因主要为 FMR1 基因内（CGG）动态突变，全外显子测序无法对其进行检测。另选用 TP-PCR 和荧光毛细管电泳技术，对脆性 X 综合征相关的 FMR1 基因进行（CGG）n 重复数目进行分析[1]，先证者确诊为脆性 X 综合征。由于先证者为孕妇母系家族成员，孕妇母亲可能为携带者，孕妇本人也可能为携带者，故进一步行孕妇本人脆性 X 综合征基因前突变携带者，结果提示孕妇为正常基因型，因脆性 X 综合征是一种 X 连锁不完全显性遗传病，如女性通常为携带者，则男性下一代可能发病。孕妇无异常携带，故无须行胎儿脆性 X 综合征产前诊断。

三、疾病介绍

1. **概述**　脆性 X 综合征是一种 X 连锁不完全显性遗传病，是智力障碍和孤独症谱系最常见的遗传学原因。

2. **流行病学**　该疾病发病率高，据报道[2]，男性发病率为 1/3600，女性发病率为 1/6000 ~ 1/4000。美国一项最新的流行病学调查数据显示，对于具有智力障碍家族史的人，携带者频率为 1/86，对于没有已知脆性 X 综合征危险因素的妇女，携带者频率为 1/257。

3. **病因及发病机制**　脆性 X 综合征是位于染色体 X 上的 FMR1 基因异常引起的。

该基因 5'UTR 有一段 CGG 重复序列，在其上游 250bp 左右有一个 CpG 岛。FMR1 基因内（CGG）n 重复序列的不稳定性扩增及其上游 CpG 岛的异常甲基化是导致该病的分子基础[3]。CGG 动态突变为主要的突变类型，占 99% 突变检出率大于 95%。全突变型男性 100% 表现临床症状，女性则依据 X 染色体失活的不同而表现程度不等的临床症状。

4. 临床特点　患者主要表现出智力低下、语言发育障碍、自闭症、特殊体征（高额、长脸、突下颚、大耳、关节松弛、青春后期大睾丸）、行为异常等[4]。

5. 诊断依据　CGG 重复数＜ 45 为正常型，45 ~ 54 为中间型，55 ~ 200 为前突变型，＞ 200 为全突变型。全突变型（Full Mutation）男性 100% 表现出临床症状。

6. 鉴别诊断　脆性 X 综合征需与其他原因（如染色体数目或结构异常、染色体拷贝数变异等）导致的智力障碍、发育迟缓相鉴别，当出现上述异常情况应及时行相关遗传学检查，以明确病因，做出正确的诊断。

7. 治疗　脆性 X 综合征目前尚无有效治疗方法，只能针对个体表型进行对症治疗，如应用精神类药物治疗控制临床症状，行为干预、语言训练等康复措施可帮助改善患者生活质量。

8. 预后　脆性 X 综合征预后较差，早期干预及康复可能帮助部分症状较轻的患者恢复正常生活，症状较重的患者可能终生生活无法自理。

四、病例点评

1. 孕妇就诊原因为中孕期引产史，反复追问家族史后孕妇提供家族男性不明原因智力低下病史。在遗传咨询过程中，应重视问诊，对可疑病史应反复追问完整采集。

2. 脆性 X 综合征为临床常见的智力低下、孤独谱系的遗传学原因。对于具有脆性 X 综合征家族史，或疑似脆性 X 综合征相关智力障碍家族史，并准备受孕或已经受孕的妇女，建议进行脆性 X 前突变携带者筛查。并应向已知的脆性 X 前突变或全突变携带者提供产前诊断。

3. 基于 DNA 的分子检测方法（如 DNA 印迹法和 PCR）是诊断脆性 X 综合征和确定 FMR1 基因（CGG）n 三核苷酸重复数的首选方法。全外显子组测序无法对脆性

X 综合征进行分子诊断。

（病例提供：重庆医科大学附属第二医院 潘　鑫 董晓静 姚　宏）

（病例点评：重庆医科大学附属第二医院 姚　宏）

参考文献

［1］Biancalana V，Glaeser D，McQuaid S，et al.EMQN best practice guidelines for the molecular genetic testing and reporting of fragile X syndrome and other fragile X-associated disorders［J］.Eur J Hum Genet，2015，23（4）：417-425.

［2］Monaghan KG，Lyon E，Spector EB.ACMG Standards and Guidelines for fragile X testing：a revision to the disease-specific supplements to the Standards and Guidelines for Clinical Genetics Laboratories of the American College of Medical Genetics and Genomics ［J］.Genet Med，2013，15（7）：575-586.

［3］邬玲仟，刘俊涛.孕前期筛查与精准诊断［M］.上海：上海交通大学出版社，2020.

［4］P.S.哈珀，著.夏志，王晓玲，朱燕楠，等译.实用遗传咨询（原著第七版）［M］.北京：科学出版社，2017.

病例 29　婴儿期不明原因夭折的遗传咨询

一、病历摘要

基本信息： 咨询者，女，29 岁。主诉："两次婴儿夭折史"就诊。

现病史：2015 年因社会因素，足月剖宫产一子，孕期常规产检未见明显异常，剖宫产手术顺利，新生儿表型正常，6⁺ 个月后夭折，疑似肌无力，心肌衰竭（具体诊断不详），无相关病历或检查报告。2017 年因瘢痕子宫，足月剖宫产一子，孕期常规产检未见明显异常，剖宫产手术顺利，新生儿表型正常，6⁺ 个月后夭折，诊断为肥厚型心肌病，心肌衰竭，无相关病历或检查报告。要求行遗传咨询。咨询者精神、食欲、睡眠可，大小便正常，近期体重未见明显变化。

既往史：既往体健，否认肝炎、结核等传染病史。两次剖宫产史，一次人工流产手术史。否认外伤及输血史，否认药物、食物过敏史。无有害及放射物接触史。

个人史：生于原籍，现居住于原籍，未到过疫区。已婚，从事办公室文员工作。配偶从事物流工作，无有害及放射物接触史。

月经史：13 岁月经初潮，经期 3 ~ 4 天，周期 28 天，经量一般，无痛经史。末次月经 2019 年 1 月 28 日。

婚育史：共妊娠 3 次，1 次人工流产，2 次足月剖宫产（婴儿均夭折）。

家族史：夫妻双方家族成员均否认先天智力低下、新生儿或婴儿期夭折史、遗传性疾病等。

体格检查： 发育正常，营养良好，表情安静，神志清晰，对答切题，检查合作。

辅助检查： 1 周前妇科超声提示：子宫前位，前后径 3.6cm，内膜居中，厚 0.7cm，宫体实质回声均匀，未见占位。双附件区：双侧卵巢显示，双附件区未见确切占位。盆腔：未探及确切游离暗区。

诊断： 遗传咨询。

诊疗经过： 咨询者行单基因遗传病携带者筛查，检出 GAA 基因 1 个位点杂合突变，变异分类为疑似致病，已有该位点致病的相关报道。咨询者丈夫行单基因遗传病携带者筛查，检出 GAA 基因 1 个位点杂合突变，变异分类为致病突变。GAA 基因相关疾病为糖原累积症（glycogen storage disease，GSD）Ⅱ 型，为常染色体隐性遗传，即等位基因上存在两个有害突变可能导致疾病发生。糖原累积症 Ⅱ 型典型临床表现为大部分婴儿出生后第 1 个月即出现全身性肌肉无力、运动发育迟缓，多于生后 1 年之内死于左心衰竭或肺部感染后心肺功能衰竭。咨询者两次新生儿夭折史，其临床症状均与糖原累积症 Ⅱ 型相符。

建议夫妻双方行胚胎植入前遗传学诊断（PGD），通过上述方法对胚胎基因型进行检测及筛选，选择非 GAA 基因复合杂合变异的胚胎移植受孕。经反复沟通后，夫妻双方由于经济原因，选择再次自然妊娠后行产前诊断。

随访： 咨询者于 3 个月后再次就诊，确诊早孕 1⁺ 个月，常规产检至 17 周，羊膜腔穿刺行产前诊断。胎儿羊水核型分析及染色体微阵列分析均未见明显异常。羊水

GAA 基因型验证：同时检测到夫妻双方 GAA 基因两个有害突变（病例 29 图 1，病例 29 图 2），可能导致疾病发生。夫妻双方选择终止妊娠。再次沟通行 PGD，夫妻双方因经济原因选择行供精人工授精，已于 2020 年剖宫产一活男婴，手术顺利，新生儿表型正常。随访至今，婴儿发育均未见明显异常。

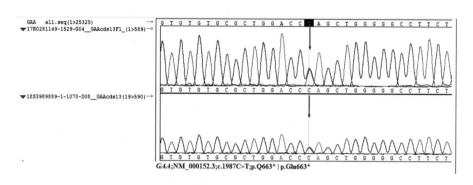

病例 29 图 1　女方 GAA 基因突变位点

采用高通量测序方法检出女方 GAA 基因突变位点。

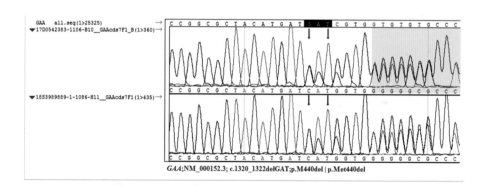

病例 29 图 2　男方 GAA 基因突变位点

采用高通量测序方法检出男方 GAA 基因突变位点。

二、病例分析

咨询者两次不明原因婴儿夭折史，临床症状高度一致，均为心力衰竭，死亡时间均为 6+ 个月，根据上述特征综合考虑其死亡原因可能为遗传代谢性疾病。由于夭折的婴儿未行遗传学检查，且无留存生物学样本可供检测，故建议夫妻双方行单基因遗传病携带者筛查。采用高通量测序方法对夫妻双方进行筛查，结果提示：夫妻双方均检出 GAA 基因位点突变。男方突变位点为致病变异,女方突变位点为疑似致病变异,根据其不良孕产史,女方该变异位点致病可能性大[1]。GAA 基因相关疾病为糖原累积症Ⅱ型,为常染色体隐性遗传,典型临床表现为大部分婴儿出生后第 1 个月即出现全身性肌肉无力、运动发育迟缓,多于生后 1 年之内死于左心衰竭或肺部感染后心肺功能衰竭。该病例遗传学检测结果与临床表现高度一致。故考虑糖原累积症Ⅱ型为两次婴儿夭折的原因,下次妊娠可行该疾病的产前诊断[2]。

三、疾病介绍

1. 概述 糖原累积症Ⅱ型是由 GAA 基因突变导致 a-1、4- 葡萄糖苷酶缺陷,造成糖原堆积在溶酶体和胞质中,使心肌、骨骼肌等脏器损害。

2. 流行病学 在国外,不同人种之间,GSD Ⅱ型发病率 1/14 000 ~ 1/10 000。中国台湾约 1/50 000。国内无准确的流行病学数据。

3. 临床特点 根据发病年龄、受累器官、严重程度和病情进展情况,可分为婴儿型(infantile-onset-pompe disease,IOPD)和晚发型(late-onset pompe disease,LOPD)。

GSD Ⅱ型婴儿型根据预后分为经典婴儿型和非经典婴儿型。经典婴儿型大部分在生后第 1 个月即出现全身性肌肉无力,运动发育迟缓。胸部 X 线片示心脏增大,心电图见高 QRS 波和短 PR 间期,心脏彩超见肥厚性心肌病改变,血肌酸激酶不同程度升高等,多于生后 1 年之内死于左心衰竭或肺部感染后心肺功能衰竭。非经典婴儿型在生后 1 年内出现肌肉无力,运动发育落后,多于幼儿期死于呼吸衰竭。

GSD Ⅱ型晚发型患者于 1 岁后起病,可晚至 60 岁发病。多表现为慢性、进行性近端肌力下降和呼吸功能不全,心脏受累少见,主要致死原因为呼吸功能衰竭。临床表现为易疲劳,仰卧起坐、上下楼梯、蹲起困难和行走无力,少数以突发呼吸衰竭起病。

4. 诊断依据 对于 1 岁前起病、肌无力、心脏扩大、心肌肥厚、血清 CK 升高的患者,应怀疑婴儿型 GSD Ⅱ型。所有缓慢进展的肌无力患者均应考虑晚发型 GSD Ⅱ型的可能。肌肉活检病理检查可见胞浆内大量空泡,PAS 染色糖原聚集,SBB 染色脂滴成分正常,酸性磷酸酶活性增高。外周血白细胞或皮肤成纤维细胞培养 GAA 酶活性明显降低有确诊意义。发现 GAA 基因 2 个等位基因致病突变也有确诊意义[3]。

5. 鉴别诊断 婴儿型 GSD Ⅱ型应注意与心内膜弹力纤维增生症、GSD Ⅲ型、GSD Ⅳ型、脊髓性肌萎缩 Ⅰ型、先天性甲状腺功能减低症、原发性肉碱缺乏症等鉴别。晚发型患者应注意与肢带型肌营养不良、多发性肌炎、线粒体肌病、Danon 病、强直性肌营养不良、GSD（Ⅲ型、Ⅳ型、Ⅴ型）等鉴别。

6. 治疗 该疾病的治疗以对症治疗为主，如抗心力衰竭、预防和控制呼吸道感染、营养治疗及康复治疗等。此外，尽早使用酶替代治疗可明显改善生活质量和延长生存时间。

四、病例点评

遗传代谢性疾病是指代谢功能缺陷的一类遗传病，多为单基因遗传病，目前已发现的疾病超过 500 种，为新生儿夭折的常见原因。

糖原累积症 Ⅱ型为常染色体隐性遗传病。患者父母再次生育再发风险为 25%。应对所有患者及其家庭成员提供必要的遗传咨询，对高风险胎儿进行产前诊断。

孕前单基因疾病筛查有利于发现无症状的遗传代谢性疾病携带者，并根据筛查结果提供遗传咨询及生育指导。

（病例提供：重庆医科大学附属第二医院 潘 鑫 董晓静 姚 宏）

（病例点评：重庆医科大学附属第二医院 姚 宏）

参考文献

［1］Committee Opinion No.691：Carrier Screening for Genetic Conditions ［J］. Obstet Gynecol，2017，129（3）：e41-e55.

［2］P.S.哈珀著，夏志，王晓玲，朱燕楠，等.译.实用遗传咨询（原著第七版）［M］，北京：科学出版社，2017.

［3］国家卫生健康委医政医管局.罕见病诊疗指南（2019 年版）.国家卫生健康委网站"医政医管"，2019.

第十五章

不孕不育

病例 30 Y 染色体微缺失——不育男性不可忽视的忧伤

一、病历摘要

基本信息：患者，男，37 岁。主诉：同居性生活正常，未避孕 7 年未育。

现病史：夫妻同居，性生活正常，2 ~ 3 次 / 周，能在阴道内射精，未避孕未育 7 年；女方平素月经规律，男方 5 年前就诊于某医院查精液提示"无精子症"，未系统诊治。患者精神、食欲正常，体力、体重无改变，睡眠可，大小便正常。

既往史：否认"睾丸附睾炎、阴囊外伤、糖尿病、乙肝"等病史；5 岁时患"腮腺炎"可能，2011 年患"腮腺炎"（具体不详）；否认手术史；否认药物及食物过敏史。

个人史：否认吸烟、饮酒嗜好，否认吸毒史，否认冶游史。

家族史：有两位兄弟，二弟已婚生育 1 子，三弟未婚。家族无类似病史患者，无遗传倾向疾病。

体格检查：

1. 全身检查　心肺腹未见明显异常。

2. 专科检查　胡须正常，外生殖器外观正常，双侧精索静脉未扪及明显曲张，阴茎长度约 6cm，右侧睾丸约 10ml，左侧睾丸约 12ml，质地稍软，附睾未见明显异常。

辅助检查：染色体核型：46，XY。Y 染色体微缺失检测：AZFb 区 sY1192 缺失。2020 年 12 月 2 日（某医院）激素测定：睾酮 5.49nmol/L，促黄体生成素 10.27U/L，促卵泡刺激素 19.67U/L。抑制素 B：< 10pg/ml。2020 年 11 月 11 日（某医院）精液常规分析：精液量 3.8ml，pH 7.5，离心后未见精子。2020 年 12 月 2 日（某医院）精

液常规分析：精液量 4.8ml，pH 7.5，离心后未见精子。2020 年 12 月 25 日（某医院）精液常规分析：精液量 4.7ml，pH 8.1，离心后未见精子。精浆生化：精浆锌 8.77，精浆中性 α–葡糖苷酶 53.17。

诊断：

1. 原发性不育

2. 无精子症

3. Y 染色体微缺失（AZFb 区 sY1192 缺失）

诊疗经过：患者门诊就诊后详细询问患者病史以及既往检查资料，结合体格检查，考虑该患者因"Y 染色体 b 区微缺失"导致的"无精子症"，患者有强烈生育需要，建议患者可采用睾丸 / 附睾穿刺取精或显微取精获取精子后行"试管婴儿（intracytoplasmic sperm injection，ICSI）"辅助生殖治疗，若仍未取得患者精子，可建议患者采用供精治疗。

随访：随访患者性激素情况，建议患者尽快生育或生育力保存。

二、病例分析

1. 病例特点　①育龄期男性，病程较长，病史明确；②体格检查未见异常体征，外生殖器发育正常；③辅助检查中多次精液分析提示：离心后未见精子；精浆生化未见明显异常；生殖激素正常；染色体核型：46，XY；Y 染色体微缺失检测：AZFb 区 sY1192 缺失。

2. 诊疗思路　结合患者既往检查资料和体检，考虑患者为：①无精子症；②Y 染色体微缺失（AZFb 区 sY1192 缺失），在患者知情同意，自由选择的原则下拟建议患者在睾丸穿刺或显微取精获取精子后进行辅助生育，若不能获得精子，可考虑供精辅助助育。

三、疾病介绍

在男性精子生成过程中，Y 染色体起着重要作用。Y 染色体微缺失是引起男性不育的一种主要遗传学因素，特别是其长臂上远侧端无精子因子（azoospermia factor，

AZF）微缺失。AZF 微缺失主要发生在 AZFa、AZFb、AZFc 3 个区域，AZFc 区微缺失发生率高达 80%[1]。AZF 基因控制着精子生成，3 个区域中任一基因位点发生微缺失均将引起不同程度的少弱精或原发无精。研究表明，这些区域较易发生染色体重排，常表现为 Y 染色体微缺失，可能是由于 Y 染色体上同源序列较多引起的[2]。Y 染色体微缺失可影响生精功能，导致男性不育。生育问题的严重程度通常取决于缺失的类型（位置）和范围。一般来说，AZFa 区缺失与唯支持细胞综合征（sertoli cell only syndrome，SCOS）或生精阻滞相关，AZFb 区完全缺失与睾丸生精阻滞相关，而 AZFa 区部分缺失、AZFb 区部分缺失和（或）AZFc 缺失可导致广泛的睾丸表型，包括 SCOS、精子发生阻滞或少精子症，偶见精液正常患者。目前，对于某些 AZF 区部分缺失与生精障碍的相关性尚有争论[3]。

欧洲男科学会和欧洲分子遗传学质量网络共识推荐使用 6 个 STS 标记检测 Y 染色体微缺失，包括 sY84 和 sY86(AZFa)、sY127 和 sY134(AZFb)、sY254 和 sY255(AZFc)，可检测临床相关和研究报道的 95% 缺失类型。另外，采用额外的 8 个 STS 位点可以进一步分析 AZFa 区和 AZFb 区是否发生区段的缺失，这些位点包括 sY82，sY83 或者 sY1064（AZFa 近），sY1065，sY1182 或者 sY88（AZF 远端）；sY105、sY121 或者 sY1224（AZFb 近端），sY143，sY1192 或者 sY153（AZFb 远端），这些位点可以提高 AZF 区域缺失的检出率[4-5]。

男性不育与 Y 染色体微缺失之间的联系已明确，但 Y 染色体微缺失导致男性不育是否存在个体差异以及其作用机制尚未完全清楚。男性生精功能可能受 Y 染色体上特殊基因点突变、微重排和缺失等影响。由于 Y 染色体是以单倍体形式存在的，基因缺失有可能产生明显的生物学效应。目前研究报道 Y 染色体部分缺失而临床表型不一致患者，可能存在以下 2 种原因：①2 个或多个 STS 位点可以判断相应 AZF 区的微缺失，而单独 1 个 STS 位点缺失由于其断裂点的不同存在多种可能性，与生精功能相关基因有可能并未缺失或者部分缺失，通过扩展体系 STS 标记，可以进一步分析确认缺失的存在和程度；②精子发生是多基因时序调控过程，除少量 Y 染色体基因单独缺失或突变能引起明显效应外，其他基因单独缺失时并不会表现出明显的表型效应[6]。另外，有研究报道由于下游引物存在单核苷酸多态性，可能会造成部分缺失假阳性结果（亚洲人群特有）[7]。

有研究报道 AZFb 区部分缺失也可表现少精子症，并且随着年龄增加精子密度逐年降低[8]。STOUFFS 等报道 2 例重度少精患者 AZFb 区大部缺失，仅 sY1192 位点保留，认为 sY1192 位点可以作为睾丸活检取精的重要标志物[9]。研究表明，部分 AZF 缺失患者会出现内分泌异常，表现为卵泡雌激素（follicle-stimulatinghormone，FSH）增高、促黄体生成素（luteinizinghormone，LH）正常或升高、睾酮（testosterone，T）正常或降低，精液表现为少精或无精。本病例患者 FSH 增高、LH 相应不同程度的增高。与以往研究结果相近。这可能是 Y 染色体微缺失导致睾丸功能受损，反馈下丘脑 - 垂体 - 性腺轴，导致 FSH、LH、T 异常表现。血清 FSH、LH 和 T 水平可以反映男性睾丸生精能力。AZF 微缺失、生殖激素水平均与男性不育患者生精功能密切相关。AZF 微缺失患者的睾丸间质细胞和支持细胞上 FSH、LH 受体发生变异，导致部分活性消失，T 水平降低，进而影响精子生成过程。因此，Y 染色体 AZF 微缺失可引起 FSH、LH 和 T 水平异常。AZF 微缺失中的 DAZ 基因拷贝类型差异是影响男性睾丸生精障碍的重要因素。DAZ 基因拷贝通过精子细胞中基因特异表达 DNA，调控 mRNA 编码 RNA 结合蛋白，从而影响男性的生精功能。

本病例患者单纯 AZFb 区 sY 1192 的缺失导致无精子症，可能是缺失的范围较大，推测相关生精基因完全缺失，仅保留了相邻的 STS 位点。

四、病例点评

1. Y 染色体部分缺失与精子发生关系有待进一步研究，需要大量临床资料证实和长期随访观察。

2. 本例 Y 染色体 AZFb 区 sY1192 缺失患者临床表现为无精子症，可能是缺失的范围较大，推测相关生精基因完全缺失，仅保留了相邻的 STS 位点。

3. 高通量测序技术的发展推动了男性不育相关基因研究，更多 AZF 缺失类型及其相关的其他基因突变将被发现，为 Y 染色体微缺失与男性不育的研究、诊疗带来更为精准依据和指导。

（病例提供：广东省生殖医院　张欣宗
贵州省黔东南州中医医院　吴育礼
广东省生殖医院　刘　晃）
（病例点评：广东省生殖医院　张欣宗）

参考文献

［1］范国庆，高勇，邓春华，等．男性生殖遗传学的临床研究进展［J］．临床泌尿外科杂志，2020，35（12）：1000-1006.

［2］Kaluarachchi NP，Randunu MH，Jainulabdeen M，et al.Complex Y chromosome anomalies in an infertile male［J］.JBRA Assist Reprod，2020，24（4）：510-512.

［3］Akbarzadeh Khiavi M，Jalili A，Safary A，et al.Karyotypic abnormalities and molecular analysis of Y chromosome microdeletion in Iranian Azeri Turkish population infertile men［J］.Syst Biol Reprod Med，2020，66（2）：140-146.

［4］Krausz C，Hoefsloot L，Simoni M，et al.European Academy of Andrology；European Molecular Genetics Quality Network. EAA/EMQN best practice guidelines for molecular diagnosis of Y-chromosomal microdeletions：state-of-the-art 2013［J］.Andrology，2014，2（1）：5-19.

［5］Zhu X，Li Z.New guidelines for molecular diagnosis of Y-chromosomal microdeletions in Europe［J］.Zhonghua Yi Xue Za Zhi，2015，95（36）：2900-2902.

［6］Ortac M，Ergul R，Gurcan M，et al.Indication for Y Chromosome Microdeletion Analysis in Infertile Men：Is a New Sperm Concentration Threshold Needed ？［J］.Urology，2020，146：113-117.

［7］Johnson M，Raheem A，De Luca F，et al.An analysis of the frequency of Y-chromosome microdeletions and the determination of a threshold sperm concentration for genetic testing in infertile men［J］.BJU Int，2019，123（2）：367-372.

［8］Okun N，Sierra S，Genetics Committee，et al.Pregnancy outcomes after assisted human reproduction［J］.J Obstet Gynaecol Can，2014，36（1）：64-83.

［9］Stouffs K，Lissens W，Tournaye H，et al.The choice and outcome of the fertility treatment of 38 couples in whom the male partner has a Yq microdeletion［J］.Hum Reprod，2005，20（7）：1887-1896.

第十六章

腔镜技术在计划生育技术服务中的应用

病例 31 宫腔镜技术处理黏膜下子宫肌瘤合并不全流产的应用

一、病历摘要

基本信息：患者，女，38 岁。主诉：停经 2^+ 个月，阴道流血 1^+ 个月。

现病史：2016 年 12 月 31 日因"停经 56 天，阴道流血 14 天"在外院超声检查提示黏膜下子宫肌瘤（41mm×25mm）、子宫腺肌病。予药物止血治疗无效。2017 年 1 月 7 日阴道流血增多并出现晕厥 2 次，在外院住院治疗（血红蛋白 97g/L、血 β-HCG 6462U/L、CA125 68.3U/ml），药物治疗后阴道流血减少。2017 年 1 月 18 日阴道流血再次增多，又到该院住院治疗（B 超：宫腔内见 21mm×11mm 环状暗区，血红蛋白 76g/L，血 β-HCG 3498U/L），次日予行清宫术，清除组织物送病理检查见滋养细胞。2017 年 1 月 22 日再次出现阴道出血量增多，2017 年 1 月 23 日转入我院住院。患者一般情况尚可，意识清醒，轻微头晕、眼花，稍感心悸、乏力，无头痛，无腹痛，大小便正常。近期体重无明显减轻。

既往史：无高血压、糖尿病、心脏病、血液病及血栓病史，6 年前因"子宫腺肌病"放置左炔诺孕酮宫内缓释系统，于半年前已取出。

个人史：无特殊。

月经史：13 岁月经初潮，周期 26～34 天，经期 7 天，末次月经 2016 年 11 月 5 日，色暗红，经量中等，量多时每日 4～5 片卫生巾，轻微痛经，可忍受、休息后缓解。

婚育史：23 岁结婚，丈夫体健，性生活正常，G_2P_1（顺产 1 次）。

家族史：无特殊。

体格检查：中度贫血貌，心率 95 次 / 分，律齐，双肺呼吸音清，腹软，无压痛反跳痛，耻骨联合上两横指可扪及子宫。外阴发育正常，阴道通畅，少量血性白带，无异味。宫颈光滑，闭合，无接触性出血，无异常赘生物，子宫增大，如孕 3⁺ 个月，质地稍硬，轻压痛，双侧附件区未及异常包块或压痛。

辅助检查：

1. 超声检查（病例 31 图 1）　子宫 98mm×105mm×92mm。宫腔回声前移，子宫肌层回声不均匀，光点增粗增强。宫腔内见一混合回声团，以低回声为主，大小约 66mm×25mm，边界清，内见 1 个无回声区，大小约 22mm×8mm。CDFI：混合性回声团边缘及内部可见少许彩色血流信号。双侧附件未见明显包块。

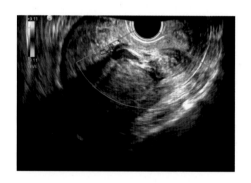

病例 31 图 1　超声检查所见

宫腔内一混合回声团，以低回声为主，大小约 66mm×25mm，边界清，内见 1 个无回声区，大小约 22mm×8mm。

2. 孕酮 11.1nmol/L，β–HCG 2811.3U/L。

诊断：

1. 黏膜下子宫肌瘤合并不全流产

2. 子宫腺肌病

3. 中度贫血

诊疗经过：宫腔镜检查（病例 31 图 2）：宫腔内见一大小约 60mm×50mm 肌瘤样结节，质地较硬，表面光滑，可见血管覆盖，蒂部附着于前壁，蒂宽约 30mm，与肌层夹角小于 90°，考虑 I 型黏膜下子宫肌瘤。瘤体左后壁表面见一大小约 30mm×20mm 的紫蓝色孕囊组织。在宫腔镜下以环状单极电导逐步切削肌瘤组织及孕囊组织，取出肌瘤组织及妊娠组织共 30g，送病理检查。术后病理：子宫黏膜下平滑肌瘤，肿瘤组织破碎，直径约 45mm。见绒毛及蜕膜组织。

随访： 术后 1 个月月经恢复正常，复查血 β–HCG < 1.2U/L。超声：子宫 87mm×78mm×82mm。宫内膜厚 4mm，宫腔回声前移，子宫壁肌层回声不均匀，光点增粗增强。考虑子宫腺肌症声像，双侧附件未见明显包块。

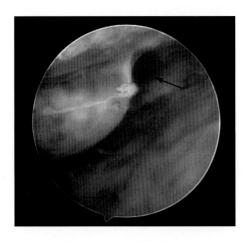

病例 31 图 2 宫腔镜检查所见

Ⅰ型黏膜下肌瘤（黑色箭头处）及附着黏膜下肌瘤上的妊娠囊（红色箭头处）。

二、病例分析

本病例患者妊娠囊种植于黏膜下子宫肌瘤表面是极其罕见的病例。患者因"停经 1⁺ 个月，阴道大量出血"第一次在当地医院就诊时，超声检查发现黏膜下子宫肌瘤，未做妊娠相关性检查，仅仅考虑是黏膜下子宫肌瘤引起的出血，忽略了合并妊娠的情况。后因反复阴道流血不止，再次就诊时才发现是黏膜下子宫肌瘤合并妊娠状态，这种情况下又选择了盲视下清宫，因妊娠囊着床位置特殊，清宫时未能清除妊娠囊，也未处理黏膜下子宫肌瘤，因此术后反复出现阴道大量流血而转入上级医院。由经验丰富的医生进行了宫腔镜检查，仔细探查了妊娠囊的位置，发现妊娠囊种植于Ⅰ型黏膜下子宫肌瘤表面，术中同时切除了黏膜下肌瘤和妊娠囊，术后患者 HCG 逐渐下降至正常，恢复了正常月经。

首先，出现异常子宫出血时一定要注意排除妊娠相关性疾病。其次，虽然宫腔镜检查一般是在无阴道出血或阴道出血较少的情况下实行，但是随着宫腔镜技术的发展和宫腔镜医生经验的丰富，阴道出血量多不再是宫腔镜检查的绝对禁忌证。即使是阴道出血多的情况下，为了明确宫腔镜内情况，也可以选择宫腔镜诊治，但要由经验丰富的宫腔镜医生施行，才能更好地辨识宫腔情况，对病情做出充分评估，选择最恰当的治疗方法。

三、疾病介绍

1. 概述　子宫肌瘤是常见的子宫良性肿瘤，育龄期妇女发病率 20% ~ 40%。妊娠合并子宫肌瘤的估计发生率为 0.1% ~ 3.9%[1]。妊娠合并子宫肌瘤尤其是黏膜下肌瘤容易引起不全流产等并发症，肌瘤的存在降低了子宫收缩的强度和协调性，可能出血时间长、出血量大，处理棘手，常引起休克、大量输血等严重并发症，如何安全地进行临床处理，选择恰当的手术时机和方式尚缺乏研究，需引起重视。

2. 病因及发病机制　妊娠期间，雌、孕激素水平明显增高、子宫平滑肌细胞肥大、血液循环增多等因素，引起子宫肌瘤体积增大。有学者通过超声测量妊娠期子宫肌瘤体积发现，31.6% 子宫肌瘤体积会在妊娠期增大，增长主要在妊娠期的前 10 周。FIGO 2 型和 3 型肌瘤，孕期向宫腔面增长较快，包膜界限超过内膜转变为 0 型或 I 型黏膜下肌瘤。黏膜下子宫肌瘤和胎盘附着处的肌瘤会导致阴道出血、流产、不全流产等并发症。

早孕合并子宫肌瘤的人工流产易发生不全流产的原因包括：子宫肌瘤生长在宫腔内，宫腔变大，子宫颈方向和宫腔形态改变，孕囊则相对狭小，增加吸刮宫腔难度，很容易导致漏吸。人工流产术后子宫的收缩能力差，以至于宫腔出血、积血、蜕膜排出受阻，以致胚物残留。

3. 临床表现与鉴别诊断　对有子宫肌瘤病史的患者出现异常子宫出血需注意排除妊娠相关疾病；停经后阴道出血，伴或不伴腹痛，注意和异位妊娠鉴别。

4. 辅助检查

（1）超声检查：子宫肌瘤多呈类圆形或椭圆形低回声的实性结节，单发或多发，大多界限清楚。较大肌瘤的内部回声不均，可见片状低回声。肌瘤周围有较清晰的直条状血流，同时还表现为半环状、环状及弓状血流信号，肌瘤实质内可有稀疏或丰富点状、短线状、细条状和小分支血流或无血流信号。肌瘤可能引起内膜线变形或遮挡孕囊，检查时需仔细探查孕囊。经阴道超声检查最常用，但对超出盆腔的肿物需结合经腹壁超声检查。三维超声的图像逼真，能明确肌瘤与子宫内膜及肌壁的关系，对肌瘤大小的估测值也较二维超声更可靠，对较小的黏膜下肌瘤诊断敏感性更佳。

（2）MRI 检查：具有软组织分辨率高、空间三维成像等优点，能清楚显示肌瘤的数量、大小、位置及与宫腔的关系，特别是对于多发性及较小的子宫肌瘤，同时能清楚显示孕囊情况。

5. 治疗　早孕合并子宫肌瘤患者行人工流产属高风险手术，不但给行手术者带来巨大的困难，且之于患者容易发生感染、宫内残留等，引起手术并发症[2]。尤其是早孕合并黏膜下子宫肌瘤的人工流产，应该由宫腔镜手术经验丰富的医生在宫腔镜检查的情况下实行，同时宫腔镜进入宫腔后应该仔细探查孕囊着床部位，有条件在直视下清除妊娠囊，或者盲视清除妊娠囊后再宫腔镜检查核查妊娠囊的清除情况。黏膜下肌瘤容易影响子宫收缩，0 型或 I 型的黏膜下肌瘤在人工流产时可考虑同时切除肌瘤[3]。对于子宫明显增大且阴道出血量多时无法经宫腔处理，在积极支持治疗和抗感染同时可经腹部剔除肌瘤和清除妊娠组织物，对于无生育要求患者可考虑建议切除子宫。

6. 预防

（1）人工流产术前应该了解妊娠的时间，尽量确定子宫肌瘤的数目、大小、类型、位置及孕囊的大小和位置。

（2）尽量由经验丰富的医生通过宫腔镜检查确定孕囊位置并行清宫术。

（3）对于在人工流产手术中未检测到绒毛组织的患者，应在 B 超的引导下再次手术。

（4）叮嘱患者定期复查，注意术后阴道出血情况，必要时超声检查了解胚物残留情况。

四、病例点评

妊娠合并黏膜下子宫肌瘤，并且妊娠囊着床在肌瘤表面是比较罕见的病例。子宫肌瘤患者出现异常子宫出血就诊要注意首先排除妊娠情况，避免延误病情。早期妊娠合并黏膜下肌瘤的流产或胚物残留的手术治疗首选宫腔镜，应由有经验的宫腔镜医生实施。在实施过程仔细辨识肌瘤及孕囊情况，以免漏吸或不全流产。

（病例提供：广东省妇幼保健院　曾俐琴　黄晓晖）

（病例点评：广东省妇幼保健院　曾俐琴）

参考文献

［1］子宫肌瘤的诊治中国专家共识专家组.子宫肌瘤的诊治中国专家共识［J］.中华妇产科杂志，2017，52（12）：793-800.

［2］杨永红，赵磊.早孕合并子宫肌瘤药物流产临床观察［J］.中外医学研究，2016，14（9）：138-139.

［3］顾向应，曾俐琴，刘欣燕，等.合并子宫体良性疾病的早期人工流产专家共识［J］.中华生殖与避孕杂志，2020，40（12）：972-977.

病例 32　宫腔镜技术处理子宫穿孔合并输卵管嵌顿的应用

一、病历摘要

基本信息：患者，女，32 岁。主诉：清宫术后月经量减少 8⁺ 个月。

现病史：患者缘于 2018 年 2 月 22 日因"孕 18⁺ 周、胎儿异常"在外院引产后胎盘粘连，行床边超声监视下钳刮术。2018 年 3 月复查超声考虑"胚物残留"再次行清宫术。术后 1⁺ 个月恢复月经，但月经量较前减少约 1/3。2018 年 11 月 6 日我院门诊宫腔镜检查发现宫腔中部缩窄环，质韧，无法钝性分离，子宫内膜较薄，宫角及输卵管开口可见，宫腔缩窄环稍下方左侧前壁见一大小约 3cm×1cm 赘生物。患者精神、胃纳、睡眠尚可，大小便如常，近期体重无明显变化。

既往史：既往体健，否认肝炎、结核等传染病史，既往剖宫产手术史，否认外伤及输血史，否认药物、食物过敏史。无有害及放射物质接触史。

个人史：否认嗜酒史、吸烟史。无常用药品及麻醉毒品嗜好。否认工业毒物、粉尘、放射性物质接触史。否认冶游史。

月经史：13 岁月经初潮，经期 5 ~ 6 天，周期 28 ~ 30 天，末次月经 2018 年 11 月 17 日。

婚育史：已婚，$G_3P_1A_2$（剖宫产 1 次，人工流产 1 次，引产 1 次）。

家族史：否认家族中有"高血压、冠心病"等病史，否认家族中有"肝炎、结核"等传染病史，否认家族中有遗传病史、精神病史。

体格检查：生命体征平稳，心肺查体无特殊，腹软，无明显压痛及反跳痛。妇科检查：外阴正常，阴道畅，见少许分泌物；宫颈常大，轻度糜烂样改变，未见赘生物；子宫前位，正常大小，质中，无明显压痛及反跳痛；双侧附件区未扪及明显异常。

辅助检查：

1. 超声（病例 32 图 1）　宫腔内混合回声声像 27mm×10mm，性质待查，双侧附件未见明显包块（2018 年 11 月 2 日我院）。

2. 宫腔镜检查（病例 32 图 2）　宫腔中部缩窄环，质韧，无法钝性分离，子宫内膜较薄，宫角及输卵管开口可见，宫腔缩窄环稍下方左侧前壁见一大小约 3cm×1cm 赘生物，考虑"宫腔粘连、子宫内膜息肉？"（2018 年 11 月 6 日我院门诊）。

诊断：

1. 宫腔粘连（AFS 评分 8 分）

2. 子宫内膜息肉？

3. 瘢痕子宫

诊疗经过：入院后行宫、腹腔镜检查。宫腔镜下所见（病例 32 图 2）：宫腔形态失常，宫腔中段侧壁缩窄内聚，苍白色纤维性粘连环状质韧组织，内膜薄，双侧子宫角呈较深漏斗状，完全展开后于其顶端可见输卵管口，缩窄环稍下方左侧前壁见一大小约 3cm×1cm 赘生物，外观似输卵管伞端结构。

腹腔镜下所见（病例 32 图 3）：右侧输卵管远端扭曲折叠嵌顿于子宫后壁近左侧宫角处的子宫肌层内，松解取出嵌顿的右侧部分输卵管并修补子宫破裂口。

在腹腔镜监视下，在宫腔镜下以针状电极切开宫腔两侧壁粘连，直至宫腔容积恢复正常，并取出输卵管部分伞端。宫腔内放置中号圆形金属节育器一枚，防止粘连再发。术后予戊酸雌二醇＋地屈孕酮人工周期治疗。术后 1 个月，月经来潮，经量如常。

随访：术后 3 个月返院复查宫腔镜检查术＋宫腔粘连分离术＋宫内节育器取出术。

2020 年 6 月宫内妊娠，现孕期正常产检。

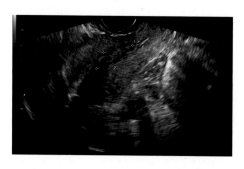

病例 32 图 1　超声检查所见：宫腔内混合回声声像大小约 27mm × 10mm

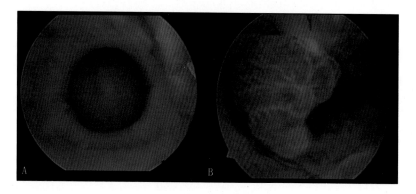

病例 32 图 2　宫腔镜下所见

A：宫腔中段缩窄环，质韧；B：缩窄环稍下方左侧前壁见一大小约 2cm×1cm 赘生物，外观似输卵管伞端结构。

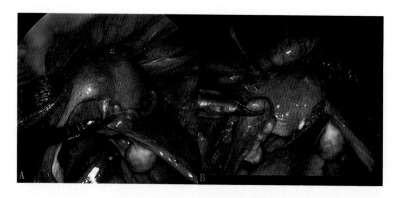

病例 32 图 3　腹腔镜检查所见

A：右侧输卵管扭曲折叠嵌顿于子宫后壁近左宫角处；B：取出嵌顿右侧输卵管（嵌顿于宫腔的伞端经宫腔镜取出）。

二、病例分析

子宫穿孔和脏器嵌顿是计划生育宫腔手术操作过程中发生的严重并发症，多数在术中或术后能及时发现并得到有效处理，但也有少部分患者症状隐匿或无明显症状，形成陈旧性子宫穿孔难以被发现。本病例既往有多次宫腔操作手术史，且手术当时和术后无明显不适症状，仅因月经量减少考虑"宫腔粘连"在门诊行宫腔镜检查，发现宫腔内赘生物时误认为是子宫内膜息肉可能，未考虑是陈旧性子宫穿孔和输卵管伞端嵌顿。入院后行宫、腹腔镜联合检查，发现输卵管伞端嵌顿于子宫后壁肌层内。

回顾分析：①患者既往多次宫腔操作手术史，不能具体明确何次手术造成了子宫穿孔和输卵管伞端嵌顿；②对于多次宫腔操作手术史的患者，再次行宫腔操作前因详细询问过程及术后有无隐匿性临床症状；③对于陈旧性子宫穿孔合并脏器嵌顿时，可通过宫、腹腔镜联合检查明确诊断，并同时处理。

三、疾病介绍

子宫穿孔是指宫腔手术所造成的子宫壁全层损伤，使得宫腔与腹腔，或其他脏器相通。子宫穿孔是比较少见而又严重的并发症，如果合并内出血、感染、脏器损伤等，而又诊治不及时可危及生命[1]。当子宫穿孔超过 3 个月而未处理称之为陈旧性子宫穿孔，可伴宫外其他组织，如肠管、肠脂肪垂、大网膜、输卵管等组织的粘连或嵌顿，是临床上较为少见的妇科疾病，若处理欠佳可导致严重后果[2-4]。

1. 病因及高危因素 子宫穿孔是宫腔操作中较严重的并发症，其发生率与手术操作者的技术水平密切相关，经验丰富的操作者行早孕期人工流产手术时发生子宫穿孔的危险性为 1%[5]。受术者通常存在高危因素，如子宫过度前倾或后屈、哺乳期、瘢痕子宫再次妊娠、子宫畸形、孕周过大者均为高危因素。在宫腔镜手术中，宫腔内操作、置镜、扩宫颈等均可导致子宫穿孔的出现，子宫壁薄弱、宫腔手术史、宫颈软化程度不足、中重度宫腔粘连、多发肌瘤等均是子宫穿孔的高危因素[6-7]。

2. 临床表现 子宫穿孔诊断并不困难，但手术者往往因不能及时发现而造成严重后果，因此早期诊断及处理非常重要。手术者若术中感觉器械超过实际宫腔深度并有"无底感"，患者术中或术后有时感到剧烈腹痛，应考虑子宫穿孔。手术后下腹压痛、反跳痛，如穿孔损伤大血管，短时间内即可有内出血典型表现，并迅速发生休克。而陈旧性子宫穿孔常无特异性临床表现，合并大网膜、肠管粘连或嵌顿时，有时无明显症状或仅有腹胀、恶心、呕吐、腹部隐痛等轻微症状；合并输卵管或卵巢嵌顿通常症状不明显或无症状，有时为手术过程中偶然发现。

3. 诊断依据　子宫穿孔症状相对明显，故而相对容易诊断，手术过程中患者自觉疼痛或查体明显压痛、反跳痛，术中自觉有"落空感"，或见器械携带出腹腔内组织，均可考虑诊断子宫穿孔。陈旧性子宫穿孔往往因为缺乏特异性临床表现，故极易漏诊或误诊。因此，诊断时应详细询问生育史，尤其流产后、引产/顺产后是否立即有宫腔操作，若无其他临床症状，但有多年不孕史，应考虑到该病的可能。

（1）超声检查[8]：有文献报道，经手术确诊为陈旧性子宫穿孔的患者，术前超声检查其诊断准确率高达90.32%。子宫穿孔超声影像学表现为：①单纯子宫穿孔：损伤较轻未造成大血管破裂及网膜、肠管嵌入。超声：声像图表现与子宫腔强回声线相连接子宫肌壁上线状强回声，强回声可以达子宫浆膜层；②不完全子宫穿孔：声像图表现为与子宫腔强回声线相连接子宫肌壁上线状强回声，线状强回声仅局限靠近宫腔肌层内，线状强回声未达浆膜层；③子宫穿孔合并大网膜及肠管嵌入：声像图表现强回声光带与肌壁呈贯通，子宫浆膜层连接完全中断；肌壁回声中断处宫旁有强回声区，与光带间无明显界面，宫腔内见呈楔形，回声增强，尖端指向宫腔；④子宫穿孔合并腹盆腔出血及血肿：除外子宫穿孔声像图表现外，在子宫周围可见到中低回声游离液体及包块。

（2）宫、腹腔镜检查：通常情况下，近期子宫穿孔史是宫腔镜检查的相对禁忌证[9]，因为膨宫压力过大可能加重穿孔损伤及出血风险，膨宫液经损伤处进入肌层血流或流入盆腔等。但对于陈旧性子宫穿孔患者，在充分评估患者后可采用宫腔镜检查明确损伤部位及性质，进一步明确诊断。必要时可联合腹腔镜检查，同时术中对损伤部位进行修补。

4. 鉴别诊断　子宫穿孔多数术中或术后可及时发现，对于陈旧性子宫穿孔，因其临床症状缺乏特异性而极易漏诊或误诊。因此，诊断时需详细询问生育史，尤其是流产后、引产/顺产时是否有胎盘粘连或产后大出血而立即行清宫术的宫腔操作史，若无其他特异性临床症状，应考虑该疾病[10]。

5. 治疗方案

（1）子宫穿孔[11]：手术过程中一旦发现，立即终止操作，全面分析病情，给予正确处理。若手术已完成时发现子宫穿孔，若受术者一般情况可，无出血，无邻近器官损伤，可采取保守治疗。给予促进子宫收缩、抗感染、留院观察等相关对症处理。如观察过程中出现明显内出血或脏器损伤，随时急诊行剖腹探查。若人工流产手术尚未完成，患者情况良好，穿孔口小，无内出血，则可请有经验的医师在床边超声引导下行吸宫术。若有以下情况需立即剖腹探查或腹腔镜探查，并在直视下吸宫及及时修补术：①穿孔口大，如为吸管、卵圆钳损伤或穿孔部位不明确；②腹腔内脏器损伤或可疑时；③有内出血者；④保守治疗过程中出现严重感染而不能控制者。

（2）陈旧性子宫穿孔：宫腹腔镜联合检查是陈旧性子宫穿孔最佳的确诊与治疗方法[12]，腹腔镜检查可以明确穿孔部位及嵌顿组织，并同时进行修补。宫腔镜检查可以探查宫腔内是否有嵌顿组织，且对于机化粘连难以从腹腔内取出的嵌顿物，可在宫腔镜下进行切除。

（3）防治措施：子宫穿孔虽是宫腔操作中较严重的并发症，但可以通过采取预防措施有效的降低发生率。培养初学者或低年资医师操作能力[13]，对于高危患者，应由经验丰富的高年资医师进行操作，可有效地减少或避免子宫穿孔的发生。另外，子宫位置的过度倾屈也是穿孔的另一高危因素，可通过术前充分妇科检查了解位置，人为进行矫正，在一定程度上减少穿孔的发生[14]。对于合并有宫腔粘连或合并有子宫畸形的患者，因宫腔形态失常，必要时可能需辅助床边超声或宫腹腔镜联合监视下进行操作[15]。

四、病例点评

1. 子宫穿孔是宫腔操作过程中严重的并发症之一，若对病情辨别不准确，处理不当，可使得病情迁延不愈发展成为陈旧性子宫穿孔，甚至严重时可能危及生命。对于一些陈旧性子宫穿孔，通常因为其临床症状不典型，极易被忽略或误诊。

2. B超、宫腹腔镜联合检查通常是主要的诊断辅助检查，超声具有检查便利、准确度高等优势，但对于损伤无法同时进行修补，同时对于一些组织难以分辨。宫腹腔镜联合检查可在确诊的同时对患者进行治疗。

3. 子宫穿孔虽是宫腔操作中较严重的并发症，但可以通过采取预防措施有效的降低发生率。对于有高危因素患者因有高年资医师处理或指导处理，同时加强对年轻医师培训。对于有子宫屈度异常或合并有宫腔粘连、子宫畸形的患者，必要时可能需辅助床边超声或宫腹腔镜联合监视下进行操作以减少不必要的损伤。

（病例提供：广东省妇幼保健院　曾俐琴　吴歆怡）

（病例点评：广东省妇幼保健院　曾俐琴）

参考文献

[1] 华克勤，丰有吉.实用妇产科学［M］.北京：人民卫生出版社，2016：757-758.

[2] Augustin G，Majerovic M，Luetic T. Uterine perforationas a complication of surgical abortion causing small bowelobstruction：a review［J］.Arch Gynecol Obstet，2013，228（2）：311-323.

[3] 蔡良珠.陈旧性子宫穿孔并肠脂肪垂嵌顿及宫内节育器异位于乙状结肠一例［J］.中华妇产科杂志，1999，34（1）：29.

[4] 白爱民，张颖颖.陈旧性子宫穿孔并大网膜嵌顿1例［J］.中国实用妇科与产科杂志，2007，23（8）：646.

[5] Stubblefield PG，Carr-Ellis S，Borgatta L.Methodsforinducedabortion［J］.Obstet Gynecol，2004，104（1）：174-185.

[6] 宋华梅，郑文斐.宫腔镜手术并发子宫穿孔的回顾性分析［J］.公共卫生与预防医学，2017，28（6）：140-141.

[7] Bouillon K，Bertrand M，Bader G，et al.Association of hysteroscopic vs laparoscopic sterilization with procedural，gynecological，andmedical outcomes［J］.JAMA，2018，319（4）：375.

[8] 任新翠.子宫穿孔的超声诊断价值评价［J］.临床医学，2014，34（02）：102-103.

[9] 关铮.现代宫腔镜诊断治疗学［M］.北京：人民军医出版社，2001：15.

［10］李爱明，马亚宁，白雪，等.陈旧性子宫穿孔伴输卵管嵌顿1例及文献复习［J］.中国计划生育和妇产科，2020，12（02）：89-92+95.

［11］曹泽毅.中华妇产科学（第3版）［M］.北京：人民卫生出版社，2014.

［12］Ceccaldi PF，Nguyen T，Mandelbrot L.Unusual synechia at hysterosalpingography：intrauterine fallopian tubeafter surgical abortion［J］.Fertil Steril，2011，95（6）：2078-2079.

［13］Coughlin LM，Sparks DA，Chase DM，et al.Incarcerated small bowel associated with elective abortion uterineperforation［J］.J Emerg Med，2013，44（3）：303-306.

［14］Damiani GR，Tartagni M，Crescini C，et al.Intussusception and incarceration of a fallopian tube：report of 2atypical cases，with differential considerations，clinical e-valuation，and current management strategies［J］.J Minim Invasive Gynecol，2011，18（2）：246-249.

［15］张紫寒，王淑珍，张震宇.妇科微创技术在计划生育手术并发症诊治中的应用［J］.中国计划生育和妇产科，2015，7（10）：1-3.

病例 33　宫腔镜技术在子宫内节育器嵌顿／残留中的应用

一、病历摘要

例1：

基本信息：患者，女，34岁。主诉：月经量减少2⁺年，取器失败4天。

现病史：患者近2⁺年出现月经量明显减少（减少约2/3），经期和周期正常。2020年9月2日在外院宫腔镜取器失败转入我院。平素无周期性腹痛、痛经等不适。患者精神、胃纳、睡眠尚可，大小便如常，近期体重无明显变化。

既往史：既往体健，否认肝炎、结核等传染病史，否认手术、外伤及输血史，否认药物、食物过敏史。无有害及放射物质接触史。

个人史：否认嗜酒史、吸烟史。无常用药品及麻醉毒品嗜好。否认工业毒物、粉尘、放射性物质接触史。否认冶游史。

月经史：13 岁月经初潮，周期 30 天，经期 6 天，末次月经 2020 年 8 月 25 日。近 2^+ 年出现月经量减少，自觉较前减少 2/3，经期 3 天，周期如常。

婚育史：已婚，$G_2P_1A_1$（顺产 1 次，人工流产 1 次）。2005 年流产后上金属圆形节育器，2015 年更换节育器。

家族史：否认家族中有"高血压、冠心病"等病史，否认家族中有"肝炎、结核"等传染病史，否认家族中有遗传病史、精神病史。

体格检查：生命体征平稳，心肺查体无特殊，腹软，无明显压痛及反跳痛。

妇科检查：外阴正常，阴道畅，见少许分泌物；宫颈常大，光滑，未见赘生物；子宫后位，常大，质中，无明显压痛及反跳痛；双侧附件区未扪及明显异常。

辅助检查：

1. 宫腔镜检查　宫腔形态狭小呈试管状，内膜薄，宫腔下段见部分金属圆形节育器（约 1/3），镜体未能进入宫腔（2020 年 9 月 2 日外院）。

2. 超声　宫内膜厚 9mm，内膜回声不均匀，节育器上极距宫底 14mm。子宫宫底壁见 1 个低回声团 9mm×6mm，边界清，内部回声分布均匀，双侧附件未见明显包块（2020 年 9 月 6 日我院）。

诊断：

1. 宫腔粘连

2. 子宫内避孕装置嵌顿？

3. 子宫肌瘤

诊疗经过：宫腔镜检查术中所见（病例 33 图 1）：宫颈管近宫内口处见肌性粘连，宫腔形态呈管状，宫腔狭窄，容积缩小约 3/4，宫腔侧壁缩窄内聚，宫腔下段近内口处可见 1/3 部分金属节育器，宫腔见致密纤维性及肌性粘连带，节育器其余部分嵌顿于粘连组织中，局部见少许菲薄内膜，双侧子宫角及输卵管口粘连封闭未能显示。

在超声监视下使用宫腔镜针状电极切开宫腔中段及双侧壁粘连带后完整暴露节育器，完整取出一 "O" 型金属节育器。

随访：术后 1 个月复查宫腔镜，再次行宫腔粘连松解术，术后行人工周期治疗。

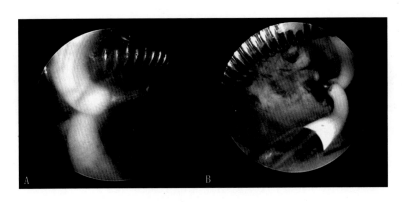

病例 33 图 1　复查宫腔镜

A：宫腔镜下见宫腔下段近内口处见 1/3 金属节育器，其余部分嵌顿于粘连组织中；B：宫腔镜下针状电极逐渐切开粘连带，逐步暴露节育器。

例 2：

基本信息： 患者，女，45 岁。主诉：取器术后 5$^+$ 年，反复不规则阴道流血 1$^+$ 个月。

现病史： 患者自诉 10 余年前外院放置节育器一枚，5 年前至当地计生服务站取器术，自诉取器过程顺利。近 1 个月无明显诱因出现不规则阴道流血。我院门诊行宫腔镜检查，见宫腔内节育器蓝色尾丝约 4cm 盘踞其内，尾丝根部嵌入于宫底部子宫肌层，牵拉尾丝后见尾丝中部断裂，取出部分尾丝约 3cm，另有尾丝根部仍嵌入于宫底中央约 1cm，无法取出。患者精神、胃纳、睡眠尚可，大小便如常，近期体重无明显变化。

既往史： 自诉对"阿莫西林"过敏。自诉患痔疮 2$^+$ 年，间断口服及外用药物治疗（具体不详）。否认其他系统急慢性疾病史。否认遗传病史。否认传染病史。否认重大手术、外伤、输血史。

个人史： 否认嗜酒史、吸烟史。无常用药品及麻醉毒品嗜好。否认工业毒物、粉尘、放射性物质接触史。否认冶游史。

月经史： 13 岁月经初潮，周期 30 天，经期 5 ～ 6 天，末次月经 2018 年 10 月（具体不详）。

婚育史： 丧偶，$G_2P_1A_1$（顺产 1 次，药物流产 1 次）。

家族史： 否认家族中有"高血压、冠心病"等病史，否认家族中有"肝炎、结核"等传染病史，否认家族中有遗传病史、精神病史。

体格检查： 生命体征平稳，心肺查体无特殊，腹软，无明显压痛及反跳痛。

妇科检查：外阴正常，阴道畅，见少许分泌物；宫颈常大，光滑，未见赘生物；

子宫前位，稍增大，质中，无明显压痛及反跳痛；双侧附件区未扪及明显异常。

辅助检查：

1. 宫腔镜检查（病例33图2） 宫腔容积正常，节育器蓝色尾丝约4cm盘踞其内，尾丝根部嵌入于宫底部子宫肌层，牵拉尾丝后见尾丝断裂，取出部分尾丝约3cm，另有尾丝根部仍嵌入于宫底中央约1cm，无法取出（2019年3月1日我院门诊）。

2. 诊刮病理检查 极少许破碎的子宫内膜组织（2019年3月1日门诊）。

3. 盆腔X线提示 骨盆平片未见明显异常（2019年3月5日）。

诊断：

1. 异常子宫出血

2. 子宫内避孕装置残留（节育器尾丝）

诊疗经过：宫腔镜检查术（病例33图3）：宫颈管、宫腔形态及容积正常，宫底部见节育器残留蓝色尾丝，长约1cm，部分嵌入子宫底部肌层，内膜平滑，散在腺管开口，未见异形血管，两侧宫角及输卵管开口正常。

术中使用宫腔镜微型剪刀尾丝根部处子宫黏膜和部分子宫肌层，隐约可见尾丝顶端线结，使用微型钳钳夹尾丝，顺利拔出尾丝，见尾丝顶端线结完整。再次置镜，宫腔镜下见宫腔内壁较平整，未见活动性出血。

随访：随诊无异常。

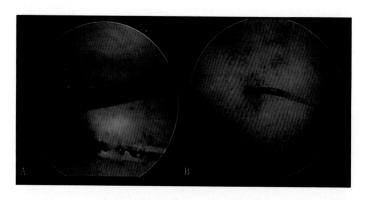

病例33图2 门诊宫腔镜下所见

A：宫腔形态及容积正常，内见蓝色节育器尾丝约4cm盘踞其内；B：钳夹出部分尾丝后见尾丝植于宫底部肌层。

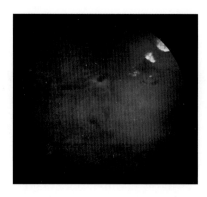

病例 33 图 3 住院宫腔镜下所见

用微型剪刀分离尾丝根部子宫肌层，用微型钳取出尾丝，见顶端线结。

二、病例分析

宫内节育器嵌顿是放置宫内节育器较严重的并发症之一，部分病例无明显临床表现而常常被忽略。本案例中的两个病例均在首次宫腔镜取环失败转入住院后完整取出节育器及节育器尾丝。

回顾分析：①取器前需充分了解病史，包括放置节育器放置宫内节育器手术史、取宫内节育器手术史、宫腔粘连手术史等，应警惕合并特殊情况（IUD 嵌顿或残留）可能；②对于高危取环（如多次宫腔操作史、绝经后取器、子宫过度倾屈等）或高度怀疑节育器嵌顿的患者，应首选宫腔镜检查，评估节育器在宫腔内的情况；③术前应结合影像学检查评估节育器嵌顿深度、位置，必要时需结合腹腔镜检查。

三、疾病介绍

1. 概述 宫内节育器（intrauterine device，IUD）是一种置于子宫腔内、可摘取、并通过机械刺激或缓释药物来抑制女性受孕的避孕工具，因其长效并且可逆，是我国女性常用的避孕措施。但放置 IUD 可能出现出血、腰痛、脱落或嵌顿等并发症，其中 IUD 嵌顿较为严重。IUD 嵌顿指由多种原因导致 IUD 部分或完全嵌入到子宫肌层，或异位至子宫外，导致脏器或组织损伤等一系列并发症[1]。

2. 高危因素及起病机制[2-6] IUD 嵌顿通常与 IUD 放置时间过长、断裂或妇女进入绝经期后未及时取器相关。目前研究认为节育器嵌顿的主要因素有：①痛经及妇科炎症：节育器放置于宫腔内作为异物反复刺激子宫内膜，使得内膜的生理状态被扰乱，在经期宫底收缩时，宫内节育器受到压迫使得节育器更易被嵌入肌层内；②放置宫内节育器时间：其中哺乳期放置宫内节育器因子宫肌壁较软且薄弱，节育器也可对子宫产生慢性刺激，最终导致子宫内膜局部缺血坏死，子宫不断收缩导致节育器异位，继而嵌入子宫肌壁或宫腔中；人工流产术中同时放置节育器，可能因人工流产术对子宫肌壁损伤，且术前宫腔处于偏大状态，术后子宫逐渐缩小，导致节育器不断受到挤压力，从而发生嵌顿；③带环时间：带环时间越长，嵌顿风险越大，子宫组织顺应性、大小、形态可随着时间发生变化，且在一定程度上降低子宫壁韧性，使得更易发生嵌顿。

3. 临床表现　IUD 嵌顿可能出现避孕失败、出血、疼痛、脏器及组织损伤，少部分患者也可能无明显临床症状，仅在取环过程中偶然发现[7]。

4. 临床分型[8]　宫内节育器根据嵌顿程度分为 3 类：①部分嵌顿：IUD 部分嵌顿入子宫肌层；②完全嵌顿：IUD 完全嵌入子宫肌层；③子宫外异位：IUD 在子宫外，处在盆腹腔中。

5. 诊断依据　IUD 嵌顿严重者可能影响患者身心健康，甚至可能导致脏器损伤危及生命，故准确诊断在诊疗过程中起到重要的作用[9]。

（1）盆腔 X 片射线[10]：IUD 位置正常时位于人体中线左右偏差 ≤ 2cm，位于耻骨联合上到双侧骶髂关节连线之间；IUD 低位提示下移、部分脱落；当 IUD 完全脱落，盆腔内未见 IUD。但在节育器嵌顿时，该检查不能评估节育器与组织或肌层间的关系。

（2）超声：通常通过子宫浆膜层到 IUD 的顶端距离来判断宫内 IUD 的位置，同时超声可描述节育器与肌层间的关系。但对于"曼月乐""吉妮环""爱母环"等特殊类型的节育器可能不易诊断[11]。

（3）宫腔镜检查[12]：通过宫腔镜检查，可直视下了解宫内节育器的形态、位置，初步判断手术难易程度，减少盲目操作对患者造成的不必要的损伤。对于节育器嵌顿于子宫深肌层、浆肌层、或异位至腹腔的患者，需联合腹腔镜检查。

6. 治疗方案

（1）单纯取器术：月经干净后 3 ~ 7 天，用取环钳或取环钩触及并钳夹或钩取节育器下缘后，轻轻向外牵拉或顺时针旋转取出节育器。该方法操作简便，门诊手术即可，但取环过程中易出现节育器断裂、甚至加重嵌顿等风险。不作为首选方案推荐。

（2）超声引导下取器术：超声监视下可清楚地显示子宫的情况以及 IUD 与子宫的关系，了解嵌顿的部位、深浅、范围，同时也可判断 IUD 是否断裂或残留等宫内情况。但操作过程中，膀胱充盈不足可能显示不清，过度充盈可能影响取器操作导致损伤。

（3）宫腔镜下取器：更直观、清晰显示节育器的形状及状态。由于节育器嵌顿的患者常合并有宫腔局部解剖结构损伤、粘连、炎症等情况，常规方法可能加重损伤，宫腔镜直视下根据具体情况灵活地选择取环方式，减少创伤，同时对于部分疾病可一并给予治疗[13]。

（4）宫、腹腔镜联合检查：对于节育器嵌顿于子宫深肌层、浆肌层，或异位至腹腔的患者，仅仅用宫腔镜无法取出节育器，而且可能增加子宫穿孔等并发症的发生，甚至导致腹腔脏器的损伤。宫、腹腔镜联合检查，可对节育器所处位置进行全面评估，同时对节育器嵌顿所带来的损伤进行修补及治疗[14]。

（5）防治措施：放置 IUD 时严格选择月经干净后 3 ~ 7 天进行，放置前通过影像学及妇科查体充分评估，选择合适形状及大小的节育器；取 IUD 前应充分了解病史，通过影像学检查了解节育器形状及位置，减少人为造成的损伤；放置节育器后定期监测节育器位置，在节育器发生异位或到期时及时取出或更换；对于绝经后患者，应在绝经 1 年内取出。

四、病例点评

1. IUD 嵌顿是 IUD 避孕较严重的并发症，可能对子宫内膜或子宫肌层造成损伤，严重时可能导致腹腔内脏器受损。

2. X 线、超声、宫腔镜联合检查是主要的辅助检查。超声检查使用方便且准确性高，但对于嵌顿超出子宫或盆腔范围时则需借助骨盆平片进行节育器定位，而宫腔镜检查是诊断的金标准，同时可在诊断过程中进行有效的治疗，对于 IUD 嵌顿超出子宫浆膜层时，需要结合腹腔镜手术。

3. IUD 嵌顿虽是严重的并发症，但对于操作者而言，叮采取有效的措施降低其发生概率。严格选择节育器放置及取出的时间、放置或取出节育器前进行充分评估、放置后定期监测节育器位置，在节育器发生异位或到期时及时取出或更换。

（病例提供：广东省妇幼保健院　曾俐琴　吴歆怡）

（病例点评：广东省妇幼保健院　曾俐琴）

参考文献

［1］杨华，彭萍，刘欣燕，等.宫内节育器嵌顿临床特点及诊疗方式［J］.协和医学杂志，2019，10（04）：364-366.

［2］杨娇阳，程红琪.60例放置宫内节育器后嵌顿的诊疗分析［J］.中国计划生育学杂志，2015，23（06）：404-406.

［3］涂琴.宫内节育器嵌顿的相关影响因素［J］.中国当代医药，2019，26（07）：149-151.

［4］叶晓虹，徐志红.宫内节育器嵌顿发生的影响因素分析［J］.中国性科学，2015，24（08）：77-79.

［5］杨娇阳，程红琪.60例放置宫内节育器后嵌顿的诊疗分析［J］.中国计划生育学杂志，2015，23（06）：404-406.

［6］曹任敏，蒋春锋.56例宫内节育器嵌顿相关因素分析［J］.中国妇产科临床杂志，2010，11（03）：220-221.

［7］巩硕，郭瑞霞，雷佳，等.宫内节育器异位及嵌顿66例临床分析［J］.中国妇产科临床杂志，2013，14（02）：136-138.

［8］曹泽毅.中华妇产科学（第3版）［M］.北京：人民卫生出版社，2014.

［9］岑燕妮.宫内节育器嵌顿原因分析［J］.临床合理用药杂志，2015，8（26）：104-105.

［10］李梦鹤.妇产科X线诊断学［M］.北京：人民卫生出版社，1983：132-133.

［11］谢彦妍，何淑英.几种新型宫内节育器超声检查误诊原因分析［J］.中国计划生育学杂学，2010，18（03）：175-176.

［12］郑芹林，王明明，秦明丽，等.联合腔镜技术在宫内节育器嵌顿/异位诊治中的应用［J］.中国现代医药杂志，2015，17（10）：13-15.

［13］康雪枫，李艳.宫腔镜下取嵌顿环与常规方式取嵌顿环的临床对比［J］.航空航天医学杂志，2013，24（10）：1204-1205.

［14］唐艳，徐克惠，钟兰萍.宫内节育器并发症临床分析［J］.中华妇幼临床医学杂志（电子版），2010，6（1）：47-49.

病例 34　宫腔镜技术在处理特殊胚物残留中的应用

一、病历摘要

例 1：胚物残留合并宫腔粘连

基本信息：患者，女，24 岁。主诉：清宫术后超声提示宫内组织物残留 3+ 个月。

现病史：患者 2018 年 2 月 1 日因"孕 1+ 个月要求药流"在外院行药流及清宫术，术后 1 个月月经复潮，但经量较前明显减少。外院多次复查超声均提示宫腔内异常斑块，2018 年 4 月 30 日在外院再次行清宫术，术后病理提示增生期子宫内膜、未见绒毛。术后外院多次复查超声仍提示宫腔内混合性回声团，2018 年 6 月 25 日我院复查超声提示"宫腔内混合性声像 16mm×7mm，宫腔回声部分中断，考虑宫腔粘连"。于 2018 年 7 月 2 日收住院治疗，患者一般情况好，无腹痛、无阴道流血、无头晕眼花等不适，大小便正常，近期体重无明显改变。

既往史：无特殊。

个人史：无特殊。

月经史：13 岁月经初潮，周期 30 天，经期 4～5 天，末次月经 2018 年 5 月 13 日，经量中等，轻微痛经，可忍受、休息后缓解。

婚育史：未婚，有性生活史。$G_3P_0A_3$（人工流产 2 次，药流后清宫 1 次）。

家族史：无特殊。

体格检查：无异常。

辅助检查：

1. 超声检查（病例 34 图 1）　子宫 45mm×34mm×40mm。宫腔内见混合性回声团大小 16mm×7mm，其边缘见少许彩色血流信号。宫腔回声部分中断，考虑宫腔粘连。

2．人绒毛膜促性腺激素（HCG）1.2U/L。

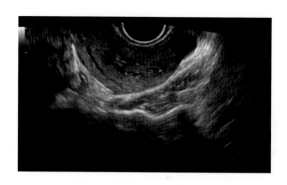

病例 34 图 1　超声检查所见

诊断：

1．胚物残留

2．重度宫腔粘连（AFS 评分 10 分）

诊疗经过： 2018 年 7 月 3 日宫腔镜检查见双侧宫壁粘连内聚，宫腔呈圆锥状，容积缩小约 1/2，双侧宫角及双侧输卵管开口不能暴露。切开左侧宫壁粘连后，见粘连后方近左宫角处有一直径约 1.5cm 黄白色机化残留胚物（病例 34 图 2）。用不通电环形电极直视下将胚物取出。宫腔内放置中号金属圆环一枚预防粘连，予人工周期 2 个月。术后病理：（宫腔）高度退变的绒毛及蜕膜组织。

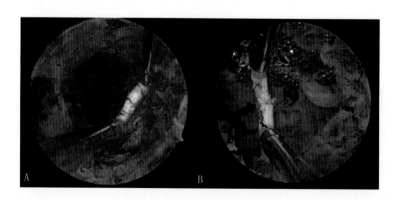

病例 34 图 2　宫腔镜手术所见

A：宫腔呈锥状；B：切开左侧宫壁粘连后见近左宫角处有一球形机化黄白色残留胚物约 10mm×12mm（箭头标识处）。

随访： 术后 2⁺ 个月第 1 次复查宫腔镜（病例 34 图 3）：宫腔呈倒三角形，容积正常，内见完整金属圆环，左侧宫壁中下段可见少许纤维样粘连带，近右侧宫角见柱状纤维肌性粘连带，其余内膜基本平滑。双侧宫角呈漏斗状，双侧输卵管开口可见。分离粘连带及取出完整圆环。再次予人工周期 1 个月。

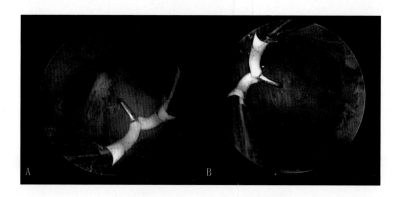

病例 34 图 3　第 1 次复查宫腔镜所见：宫腔呈倒三角形，容积正常

A：左侧宫壁中下段可见少许纤维样粘连带，B：右侧宫角处见柱状纤维肌性粘连带 10mm×5mm，其余内膜平滑。

术后 3⁺ 个月第 2 次复查宫腔镜（病例 34 图 4）：宫腔呈倒三角形，容积正常。宫颈内口见膜状粘连带、宫腔两侧壁见少许纤维状粘连带，其余内膜平滑，两侧宫角及输卵管开口正常。分离宫腔粘连，术后继续予人工周期 3 个月。

术后 7⁺ 个月第 3 次复查宫腔镜（病例 34 图 5）：宫腔形态及容积正常，内膜平滑。

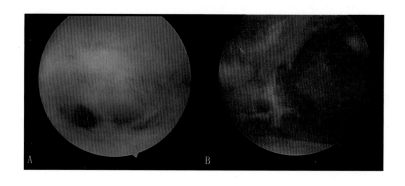

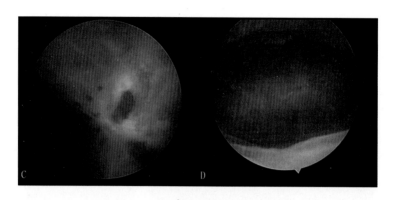

病例 34 图 4　第 2 次复查宫腔镜所见

A：宫颈内口膜状粘连带；B、C：宫腔两侧壁少许纤维状粘连带；D：其余内膜平滑，两侧宫角及输卵管开口正常。

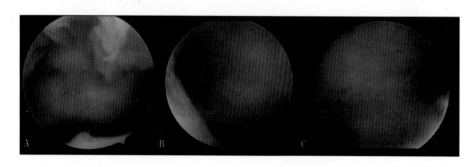

病例 34 图 5　第 3 次复查宫腔镜所见

A：宫腔形态及容积正常，内膜平滑；B、C：两侧宫角及输卵管开口正常。

例 2：胚物残留合并子宫壁假道

基本信息：患者，女，41 岁。主诉：清宫术后胚物残留并阴道流血 1+ 个月。

现病史：2018 年 3 月 9 日患者因"停经 2+ 个月，稽留流产"在外院行清宫术，术后一直少量阴道出血，2018 年 4 月 12 日外院超声检查示子宫内稍高回声光团，考虑胚物残留，血 β–HCG 24.48U/L。2018 年 4 月 20 日外院行宫腔镜检查提示宫颈内口处可见分隔带将宫腔分隔成上、下两个腔（上腔未能进入，下腔内膜菲薄，未见输卵管开口），清宫失败，2018 年 4 月 22 日考虑"胚物残留合并宫腔粘连"转入我院住院治疗。患者一般情况好，有少量阴道出血，无腹痛、无头晕眼花等不适，大小便正常，近期体重无明显改变。

既往史：2006 年外院行 IVF ET 前曾行宫腔镜检查，提示宫颈内口处可见分隔带将宫腔分隔成上、下两个腔（上腔未能进入，下腔内膜菲薄，未见输卵管开口）。

个人史：无特殊。

月经史：13岁月经初潮，周期25～28天，经期7天，末次月经2017年12月17日，经量中，无痛经。

婚育史：26岁结婚、丈夫体健，性生活正常。$G_4P_1A_3$（剖宫产1次，人工流产1次，药物流产1次，稽留流产1次）。

家族史：无特殊。

体格检查：无特殊。

辅助检查：

1. 超声检查（病例34图6）　子宫56mm×46mm×47mm。宫腔内见混合性回声团18mm×12mm，其边缘及内部未见彩色血流信号。

2. 血β–HCG 7.25U/L。

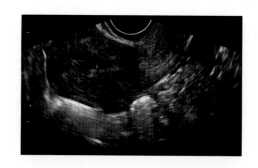

病例34图6　超声检查所见

宫腔内混合性回声团18mm×12mm（箭头所指处），其边缘及内部未见彩色血流信号。

诊断：

1. 胚物残留？

2. 宫腔粘连？

诊疗经过：宫腔镜检查：宫颈管呈圆筒状，宫颈内口呈圆形，宫颈内口下方宫壁见一陈旧性假道深约3cm，宽约1.5cm，由正常宫颈内口进入宫腔，宫腔形态正常，双侧宫角及输卵管开口正常，宫底及子宫后壁中央见机化苍白色不规则残留胚物，大小约20mm×20mm，其余内膜平滑（病例34图7），清除5g陈旧组织物送病理检查。术后病理：宫腔退变绒毛及蜕膜组织。术后予人工周期2个月。

随访：术后1个月月经复潮，经量正常。术后2^+个月（2018年6月29日）外院复查宫腔镜提示重度宫腔粘连。2018年7月3日再次来我院复查宫腔镜：颈管呈圆状筒，宫颈内口呈圆形，其下方宫壁见一陈旧性假道深约3cm，宽约1.5cm。由正常宫内口进入宫腔，见宫腔形态及内膜均正常（病例34图8）。

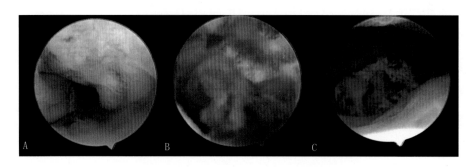

病例34图7　我院第1次宫腔镜检查所见

A：宫腔镜下正常宫内口；B：子宫壁假道内；C：正常宫腔内的残留胚物。

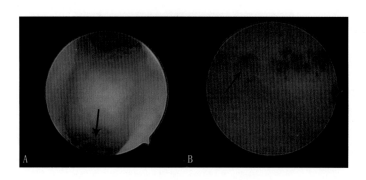

病例34图8　我院第2次宫腔镜检查所见

A：箭头所指处为陈旧假道开口处，上方是正常宫颈内口进入宫腔处；B：正常宫腔的右侧输卵管开口（箭头所指处）。

例3：左输卵管间质部位胚物残留

基本信息：患者，女，28岁。主诉：清宫术后胚物残留并阴道流血2⁺个月。

现病史：患者2019年4月因"停经1⁺个月，稽留流产"在外院行两次清宫术，术后一直少量阴道流血，超声提示"胚物残留"，2019年6月5日我院超声检查提示"胚物残留"。于2019年6月10日收住院治疗，患者一般情况好，有少量阴道出血，无腹痛、无头晕眼花等不适，大小便正常，近期体重无明显改变。

既往史：无特殊。

个人史：无特殊。

月经史：13 岁月经初潮，周期 30 天，经期 3 ~ 4 天，末次月经 2019 年 2 月初，色暗红，无痛经。

婚育史：已婚，丈夫体健，性生活正常。$G_3P_1A_2$（足月顺产 1 次，孕 5^+ 个月胎死宫内 1 次，稽留流产 1 次）。

家族史：无特殊。

体格检查：无特殊。

辅助检查：

1. 超声检查　子宫 50mm×35mm×60mm，宫腔内左侧宫角处见混合性回声团大小 20mm×11mm，其边缘及内部未见彩色血流信号。

2. 血 β–HCG < 1.2U/L。

诊断：胚物残留。

诊疗经过：2019 年 6 月 11 日宫腔镜手术（病例 34 图 9）：左侧宫角近输卵管开口处前后壁之间见一纵行肌性粘连带，粘连带后方左侧输卵管开口膨大直径约 25mm，左输卵管开口后方间质部内见机化的黄色胚物大小约 20mm×10mm，宫腔其余部位未见异常，内膜平滑。宫腔镜直视下分离宫腔粘连，机械旋切全部残留胚物。术后病理：宫腔退变绒毛及蜕膜组织。

　随访：术后 1^+ 个月月经恢复正常，复查宫腔镜宫腔及内膜正常（病例 34 图 10）。

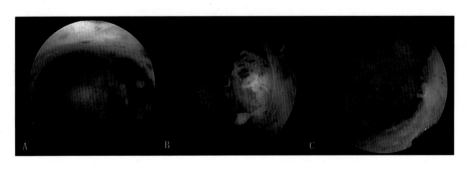

病例 34 图 9　2019 年 6 月 11 口第 1 次宫腔镜手术所见

　A：左侧宫角输卵管开口处前后壁之间纵行肌性粘连带，宽约 10mm，粘连带后方输卵管开口后方见机化黄色残留胚物组织；B：左侧输卵管开口膨大直径约 25mm，输卵管间质部内见机化的黄色胚物组织大小约 20mm×10mm；C：分离粘连带后机械旋切全部残留胚物组织。

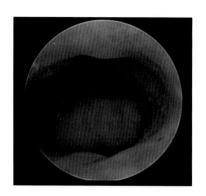

病例 34 图 10　2019 年 7 月第 2 次宫腔镜检查所见

术后 1⁺ 个月复查宫腔及内膜正常。

二、病例分析

本文 3 个病例均是特殊情况的胚物残留。

例 1 是"胚物残留合并宫腔粘连"。患者既往有多次人工流产史,此次为第 3 次流产,药流失败后清宫术应该选择宫腔镜下操作。然而,该病例此次药流失败后的两次清宫都没有选择宫腔镜检查,而是盲视清宫。多次人工流产是发生宫腔粘连的高危因素,此次流产反复清宫更加重了宫腔粘连,增加了清理残留胚物的难度。我们采取了宫腔镜直视下操作,可以清楚显示宫腔形态、残留胚物的大小及位置、了解是否合并宫腔粘连及严重程度,在尽量减少子宫内膜损伤的前提下尽量一次性清除干净残留胚物,并且能同时分离已发生的宫腔粘连。因此,有多次流产史、药流失败或不完全人工流产患者的胚物残留,手术治疗时应首选宫腔镜下操作。

例 2 是"胚物残留合并子宫壁假道"。患者可能在多年前行 IVF-ET 前常规宫腔镜检查时就已经发生了损伤,造成子宫壁假道,但流产后胚物残留行宫腔镜检查时,医生对子宫壁假道的认识不足,镜体进入假道而错误判断为严重宫腔粘连,甚至在上级医院处理了胚物残留后再次复查宫腔镜,仍将子宫壁假道误判为宫腔粘连。因此,宫腔镜技术应用于胚物残留,尤其是经历了反复宫腔操作手术的胚物残留时,对宫腔镜医生的技术要求较高,需对宫腔的镜下形态、残留胚物的情况及人工流产并发症的镜下表现有充分的认识和丰富的经验。

例 3 是"左输卵管间质部位胚物残留"。患者流产后残留胚物位于左输卵管质部内，比较少见，同时合并了前次清宫形成的宫腔粘连，如果不采用宫腔镜直视下操作是无法清除残留胚物的，并且反复刮宫将造成更加严重的宫腔粘连，而残留胚物始终无法清除。因此，对于特殊部位胚物残留的手术治疗也应首选宫腔镜直视下操作。

三、疾病介绍

1. 概述　胚物残留（retained products of conception，RPOC）是指在流产或分娩后仍有部分胚胎或胎盘组织残留在宫腔内，可能引起出血、感染、宫腔粘连等。部分胚物残留患者仍有生育要求，尽量一次清除残留胚物，减少流产并发症，保护生育能力尤为重要。盲视下清宫手术存在清宫不全、引起严重宫腔粘连等不足[1]。宫腔镜下清宫术是目前清除残留胚物的常用方法，能定位清除残留胚物并尽量减少吸刮其他部位子宫内膜，能在清宫术后核实胚物是否完全清除，降低再次清宫率，改善生殖预后[2-3]。宫腔镜机械旋切装置可以在宫腔镜直视下对胚物残留进行精准的机械性旋切，最大限度一次清除干净残留胚物，同时保护子宫内膜。

2. 流行病学　不同研究报道胚物残留的发生率为1%～6%[4]。一项系统性综述[5]表明胚物残留患者接受清宫术后宫腔粘连发生率为22.4%，其中盲视清宫术后宫腔粘连发生率为29.6%，宫腔镜下清宫术后宫腔粘连的发生率为12.8%。

3. 病因及发病机制　胚物残留可以发生于各种流产、引产、顺产，甚至剖宫产，可能与孕囊着床部位特殊、手术操作不当、子宫发育异常、宫腔粘连、胎盘粘连或胎盘植入等相关。

4. 诊断　胚物残留的临床症状主要表现为流产后或产后不规则阴道流血[1]，可伴有腹痛、发热等，合并有宫腔粘连者可以表现为月经减少，甚至闭经等[6]，也可以无症状而通过复查超声检查发现。

胚物残留患者可能合并有子宫穿孔、假道、宫腔粘连、盆腹腔组织器官嵌顿（如大网膜、输卵管、肠系膜、肠管等），需注意排查。

5. 辅助检查

（1）超声检查：宫腔内无完整的孕囊结构，代之以强回声或混合性回声，周边伴或不伴血流信号，少数可能侵犯肌层，三维超声检查更有优势。通常尿液人绒毛膜促性腺激素（HCG）或血β-HCG阳性，也可以阴性。

（2）MRI 检查：怀疑有瘢痕妊娠等特殊部位妊娠或胎盘植入可进一步行 MRI 检查。

（3）宫腔镜＋病理检查：是诊断的金标准。宫腔镜下见宫内残留胚物大小形状不一，外观呈白色（包括灰白色、黄白色、黄褐色）或红色（暗红色、暗紫色），附着于宫腔（前后壁、宫底）、宫角、输卵管间质部或剖宫产瘢痕处，胚物与子宫肌壁附着程度（疏松或致密，甚至植入子宫肌层）及面积各异（游离或完全植入）。对于一些残留于宫角深处和剖宫产瘢痕部位的胚物，有时胚物致密粘连或植入于子宫肌层，吸管和刮匙难以到达该位置，导致多次清宫失败。

6. 治疗

（1）期待治疗：对于阴道出血不多、彩色超声监测宫腔残留物较小（直径＜ 2.0cm）且无血流信号者可观察 7 ～ 14 天，并可等待下次月经来潮排出残留胚物。

（2）药物保守治疗：无相关药物禁忌证。适用于阴道出血少于月经量，出血时间≤ 14 天，超声提示宫腔内残留组织直径较小（直径≤ 2.5cm）。

（3）手术治疗：治疗目标是尽量一次清除残留胚物，尽最大限度减少子宫内膜损伤，保护子宫内膜功能和生育能力。手术时机：胚物残留药物保守治疗 4 周无效[7]，不能除外绒毛残留或组织物机化，月经来潮后超声提示仍有宫腔残留病灶；宫腔内残留组织大于 2.5cm；阴道出血多于月经量[8]。手术方法包括：盲视或超声引导下清宫术、宫腔镜下清宫术、宫腔镜下电切术、宫腔镜下机械旋切术。

1）盲视下或超声引导下清宫术：是对整个宫腔进行全面负压吸宫、刮宫，无法控制吸宫、刮宫的范围和深度，容易造成不可逆性的子宫内膜基底层损伤引起宫腔粘连，胚物残留率高。

2）宫腔镜下清宫术：是目前清除残留胚物的常用方法，治疗费用低，操作相对较容易。但宫腔镜清宫仍不能在真正直视下进行手术，而且清宫手术仍然对整个宫腔内膜进行吸刮，极有可能损伤子宫内膜，包括胚物附着处子宫内膜和宫腔其余部位内膜，导致后期宫腔粘连及子宫内膜炎的发生。

3）宫腔镜下电切术：具有手术视野可直视性和操作范围精准定位的优势，但电损伤和热损伤等问题使术后宫腔粘连发生率相应增加，有水中毒等风险，要求术者具备娴熟的技术和丰富的经验。

4）宫腔镜下机械旋切术[9、10]：全程直视下进行精准定位切除病损，对病变部位子宫内膜无电热损伤，对其他部位子宫内膜无任何影响，可有效保护子宫内膜。但由于无电凝止血的效果，要警惕术后出血问题。

7. 预后　胚物残留及其反复刮宫后最常见的并发症是宫腔粘连。宫腔粘连是指子宫内膜基底层损伤，从而导致宫腔部分或全部闭塞所引起的一系列综合征，其主要临床表现为闭经或月经异常、不孕或反复流产等，对妇女的生殖健康造成了严重影响。

四、病例点评

胚物残留患者多数有生育需求，可能合并多次刮宫史，既往可能发生了并发症（比如宫腔粘连和子宫壁假道等），以及特殊部位的残留（比如宫角、输卵管间质部、剖宫产瘢痕部位等）会显著增加残留胚物清除的手术难度，而且极易引发医疗纠纷。因此，在尽量一次清除残留胚物的同时，要注意防治宫腔粘连，保护子宫内膜功能。宫腔镜检查技术在清除残留胚物时具有重要意义，我们在处理胚物残留时，尽可能选择宫腔镜直视下机械切除，在一次性完整切除残留胚物的同时最大限度地保护了子宫内膜功能。但由于手术难度大，出血风险高，应该由经验丰富的宫腔镜医生实施，提高对宫腔形态的辨识、残留胚物状况的处理及并发症的防范。

（病例提供：广东省妇幼保健院　曾俐琴　黄晓晖　余　凡）

（病例点评：广东省妇幼保健院　曾俐琴）

参考文献

［1］Capmas P，Lobersztajn A，Duminil L，et al.Operative hysteroscopy for retained products of conception：Efficacy and subsequent fertility［J］.Journal of Gynecology Obstetrics and Human Reproduction，2019，48（3）：151-154.

［2］夏恩兰.宫腔镜临床应用沿革与发展前景［J］.中国实用妇科与产科杂志，2003，19（11）：644-646.

［3］段华.宫腔镜应用范围变化和发展趋势［J］.中国实用妇科与产科杂志，2003，19（11）：650-652.

［4］Ganer Herman H，Kogan Z，Tairy D，et al.Pregnancies following hysteroscopic removal of retained products of conception after delivery versus abortion［J］.Gynecol Obstet Invest，2018，83（6）：586-592.

［5］Hooker AB，Aydin H，Brolmann HA，et al.Long-term complications and reproductive outcome after the management of retained products of conception：a systematic review［J］.FertilSteril，2016，105（1）：156-164.

［6］Silver RM，Barbour KD.Placenta accreta spectrum：accreta，increta，and percreta［J］.Obstet Gynecol Clin North Am，2015，42（2）：381-402.

［7］Ansari SH，Bigatti G，Aghssa MM.Operative hysteroscopy with the Bigatti shaver （IBS）for the removal of placental remnants［J］.Facts Views Vis Obgyn，2018，10（3）：153-159.

［8］中华医学会计划生育学分会.不全流产保守治疗专家共识［J］.中华生殖与避孕杂志，2019，39（5）：345-348.

［9］余凡，曾俐琴，罗喜平，等.新型宫腔镜旋切装置 MyoSure 在治疗宫腔病变中的应用［J］.中国妇幼保健，2019，34（12）：2871-2874.

［10］Noventa M，Ancona E，Quaranta M，et al.Intrauterine morcellator devices：the icon of hysteroscopic future or merely a marketing image？ a systematic review regarding safety，efficacy，advantages，andcontraindications［J］.Reproductive Sciences，2015，22（10）：1289-1296.

病例 35　宫腔镜在治疗剖宫产瘢痕妊娠中的应用

一、病历摘要

基本信息：患者，女，37 岁，孕 3 产 1。主因"人工流产术后 1 小时，阴道大量出血"于 2018 年 10 月 12 日入院。

现病史：患者因"孕 68 天"口服米索前列醇片后于外院行超声监测下无痛人工流产术，术前某医院超声为宫内早孕，而术中超声监测可疑为剖宫产瘢痕妊娠。术中出血多，约 800ml，子宫收缩欠佳，予垂体后叶素 6U 宫颈注射，10U 缩宫素入壶，并 Foley 尿管宫腔压迫止血，患者仍有阴道出血，遂来我院，急诊收入院。患者自发病以来，精神、饮食、睡眠可，无发热，无咳嗽、咳痰，无腹痛、腹泻，近 20 天轻微恶心，无呕吐，大小便正常，体重无明显改变。

既往史：既往 1⁺ 年前行剖宫产术，对"头孢类抗生素"过敏，否认高血压病史、否认糖尿病病史、否认冠心病病史，否认肝炎、结核等传染病病史，否认外伤及输血史，否认食物过敏史，预防接种史不详，系统性回顾无特殊。

个人史：生于原籍，久居当地，居住条件良好，未到过疫区及牧区，否认特殊药物及毒物接触史，否认烟酒等不良嗜好，否认性病及冶游史。

月经史：患者平素月经规律，14 岁初潮，经期 5 天，周期 31～32 天，经量中等，色暗红，无血块，无痛经，末次月经 2018 年 8 月 5 日。

婚育史：28 岁初婚，35 岁再婚，双方均为再婚，否认近亲结婚，男方体健，无性病史，共同育有一孩，$G_3P_1A_2$，1⁺ 年前行剖宫产术，人工流产 2 次，无产后出血及产褥感染史，未采取避孕措施。

家族史：家族中无同类疾病病史，否认遗传病及传染病病史。

体格检查： T 36℃，P 68 次 / 分，R 16 次 / 分，BP 92/69mmHg。神清，贫血貌，全身浅表淋巴结未触及肿大。双肺呼吸音清，未闻及干湿性啰音。心率 68 次 / 分，律齐，未闻及病理性杂音。腹平坦，可见陈旧性手术瘢痕，腹软，无压痛，无反跳痛，无肌紧张，未触及包块，叩诊鼓音，移动性浊音阴性，肠鸣音正常存在。双下肢无水肿。

妇科检查：外阴已婚未产型，阴道通畅，宫颈光滑，见宫腔压迫之尿管末端，并见宫口有活动性新鲜血流出，子宫如孕 2 个月大小，无压痛，双侧附件区未及异常。

辅助检查：

1. 妇科超声　宫内早孕（妊娠囊大小 5.2cm×4.2cm×2.3cm，头臀径 1.1cm）（2018 年 10 月 9 日，某市级医院）。

2. 血常规　血红蛋白 103g/L，白细胞计数 $14.77×10^9$/L，中性粒细胞绝对值 $12.20×10^9$/L，中性粒细胞百分比 82.65%（2018 年 10 月 12 日）。

3. 血 β–HCG 128 803U/L（2018 年 10 月 12 日）。

4. 凝血常规、术前四项、肝肾功能及心电图等　未见异常。

诊断：

1. 剖宫产瘢痕妊娠（CSP）

2. 人工流产术后

3. 急性失血性贫血

诊疗经过： 患者入院后阴道出血仍较多，似月经量，面色苍白，生命体征尚平稳，取出宫腔内 Foley 尿管，予碘仿纱条压迫止血，共填塞纱条 11 条，因患者急性大量出血，入院当天予以悬浮红细胞 4U 静脉点滴纠正贫血，复查血常规：血红蛋白 93g/L，给予预防感染、止血及促宫缩等治疗。入院后第 3 天血 β-HCG 8571U/L，血红蛋白 92g/L，取出宫腔纱条后行妇科超声：子宫前壁切口处强回声待诊（子宫前壁切口处探及 6.55cm×5.88cm×5.7cm 强回声，稍突向子宫表面），此处血流丰富。入院后第 5 天血 β-HCG 5005U/L，予甲氨蝶呤（MTX）75mg 肌内注射，降低滋养细胞活性，阴道少许出血，出院。

患者出院后阴道出血不多，但淋漓不尽，无腹痛、发热等不适。12 天后复查妇科超声（2018 年 10 月 24 日）：子宫中下段回声不均质区待诊（6.03cm×5.17cm×5.39cm）。定期复查血 β-HCG 逐渐下降，2018 年 10 月 24 日：1862U/L，2018 年 10 月 31 日：222.86U/L，2018 年 11 月 7 日：45.68U/L，因包块体积仍存在，阴道淋漓出血，期待或药物治疗周期长，且疗效不确定，拟手术清除包块，于 2018 年 11 月 12 日再次收入院。查体生命体征平稳，阴道检查：外阴已婚未产，阴道通畅，可见少许陈旧血迹。宫颈光滑，子宫稍大，无压痛，双附件区未见异常。本次入院后查血 β-HCG 24.69U/L，妇科超声：宫腔下段及部分颈管内回声不均质待诊（4.17cm×3.64cm×3.23cm 回声不均质区，稍突向子宫表面，血流丰富，剩余肌层菲薄），余未见明显异常。修正诊断：CSP Ⅱ型。

向患者及家属交代治疗方案及各利弊，患者无再生育要求，于 2018 年 11 月 12 日行宫腔镜检查＋CSP 胚物残留电切术，镜下见：宫颈极软，宫颈内口稍下方左侧和前壁明显凹陷，内见血块和大量陈旧组织，血管丰富，宫腔其余部分形态规则，内膜适中，双侧输卵管开口可见。钝性及锐性清除血块及大量陈旧组织（病例 35 图 1），易出血，术中出血 200ml，予缩宫素 10U 入壶、10U 入液、10U 宫颈注射，术毕憩室内压迫 Foley 尿管，注水 9ml，手术顺利，术后给予预防感染、止血及促宫缩等治疗，清除组织送病理。

术后第 2 天撤除宫腔水囊，阴道出血不多，血常规未见异常，血 β-HCG 12.32U/L，术后第 3 天妇科超声：颈管内回声不均质区待诊（2.64cm×2.31cm×1.01cm，血流不丰富），嘱其随访。病理回报：退变坏死物中可见少量绒毛组织。出院诊断：CSP Ⅱ型。

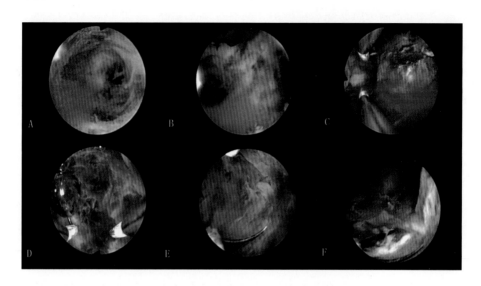

病例 35 图 1　宫腔镜检查 + CSP 胚物残留电切术

A：宫腔；B：宫颈内口稍下方凹陷，即剖宫产瘢痕部位；C、D：正在电切剖宫产瘢痕部位残留的妊娠组织；E、F：电切后的剖宫产瘢痕部位。

随访：血 β-HCG（2018 年 11 月 27 日，我院）：9.66U/L；血 β-HCG（2019 年 1 月 15 日，我院）：1.33U/L；妇科超声（2019 年 1 月 15 日，我院）：子宫正常大小。患者宫腔镜手术后 40 天月经复潮，经期、经量如常。于月经第 5 天放置左炔诺孕酮宫内节育系统。随访至今，患者偶尔阴道点滴出血，无其他不适。

二、病例分析

该患者育龄女性，既往 1 次剖宫产史，停经 68 天，某市级医院超声诊断为宫内早孕，无再生育要求，选择行无痛人工流产术。患者口服米索前列醇宫颈准备后，于外院行无痛人工流产术，术中超声监测可疑为 CSP。吸宫术中子宫收缩欠佳，阴道大量出血，迅速予以垂体后叶素 6U 宫颈注射，缩宫素 10U 入壶，Foley 尿管水囊宫腔压迫止血，紧急转来我院。入院后予以碘仿纱条填塞止血，输血纠正贫血，并给予预防感染、止血及促宫缩等治疗。复查超声子宫前壁切口处包块 6.55cm×5.88cm×5.7cm，血 β-HCG 逐渐下降，但不理想，包块体积大，血流丰富，予以 MTX 肌内注射，降低滋养细胞活性，为后续治疗赢得时间。

患者第一次出院后阴道出血不多，血 β-HCG 下降明显，超声提示包块体积较前有所减小，位于宫腔下段及部分颈管内，稍突向子宫表面，未明显向膀胱方向外凸，但包块体积仍较大，且阴道淋漓出血已有 1 个月，期待或药物治疗周期长，且疗效不确定，该患者无再生育要求，因而在建立静脉通道，备血，并做好各种止血、紧急抢救措施的前提下，行宫腔镜电切术，清除血块及大量陈旧组织，手术顺利，患者术后恢复良好。

三、疾病介绍

1. 概述　剖宫产瘢痕部位妊娠（CSP）是指受精卵着床于前次剖宫产子宫切口瘢痕处的一种异位妊娠，属于限时定义，仅限于早孕期（≤ 12 周）[1]，为剖宫产的远期并发症之一。近年来，随着剖宫产率的升高、国家二胎政策的放开以及超声等诊断方法和临床医师治疗水平的提高，CSP 的发生率逐年上升。文献报道[1]，CSP 的发生率为 1∶2216 ~ 1∶1800，占有剖宫产史妇女的 1.15%，占有前次剖宫产史妇女异位妊娠的 6.1%。据报道，2015 年全球发生的 CSP 病例中有一半来自中国[2]，已不再是孕囊异位种植的罕见部位。

2. 发病机制　具体发病机制尚不明确，大多数学者认为其可能与剖宫产术后瘢痕愈合不良有关，导致切口处肌层与内膜间形成微孔隙，绒毛种植于微孔隙中，形成 CSP[3]。但这一假说未能解释子宫瘢痕组织及子宫肌层如何为胚胎植入提供着床窗并进一步维持母 – 胎界面免疫耐受[4]。

3. 临床表现及分型　CSP 在早期临床表现缺乏特异性，与正常宫内早孕无明显差别，如阴道少量流血、轻微下腹痛等，极易误诊或漏诊。我院前期研究中，50.2% CSP 患者无明显不适，行早孕 B 超时发现[5]。目前该病尚无预测的指标，而且随着孕周的增大，发生大出血、胎盘植入、甚至子宫破裂的风险呈升高趋势，因此 CSP 早期诊断很重要，建议有剖宫产史的女性停经后尽早检查超声以排除 CSP。

CSP 的治疗与分型密切相关，应在治疗前明确 CSP 的具体分型，再进行针对性地个体化治疗。有关 CSP 的分型与治疗方式的选择仍处于探索阶段，目前已有不少分型方法[6]。传统二分法将 CSP 分为内生型与外生型，2016 年我国共识提出，可以根据妊娠囊的生长方向及其与膀胱间子宫肌层的厚度分为 Ⅰ 型、Ⅱ 型、Ⅲ 型，Ⅲ 型中还有

1 种特殊的超声表现 CSP，即包块型，多见于 CSP 流产后（如药物流产后或负压吸引术后）子宫瘢痕处妊娠物残留并出血所致[1]。此分型在指导治疗方式的选择方面更具可操作性。本例患者为吸宫术后阴道出血，超声提示包块未明显向膀胱方向外凸，因而考虑为 CSP Ⅱ 型。

4. 辅助检查　对于停经、考虑妊娠状态的患者，如既往有剖宫产术等子宫手术史，应通过影像学检查评估妊娠囊附着位置。①彩色多普勒超声：特别是经阴道和经腹超声联合使用，能够评估妊娠囊大小及其与剖宫产瘢痕及膀胱的位置关系，并能够测量瘢痕处的肌层厚度；②磁共振成像（MRI）：可以用于 CSP 精确分型及风险评估，能清晰显示子宫前壁下段内的妊娠囊与子宫及其周围器官的关系，并且对于超声诊断困难或误诊后治疗失败患者的再次评估具有重要意义。相比于超声检查，MRI 的缺点在于其为静态影像，费用较贵，不作为首选的诊断方法；③血清 β-HCG：对 CSP 诊断无特异性，但可反映绒毛活性，其水平高低可指导治疗方案的选择，是评判疗效的重要指标。

5. 治疗　CSP 治疗原则是早诊断、早终止、早清除。随着妊娠进展，可发生胎盘植入、子宫破裂、难以控制的大出血等，增加孕产妇死亡率，期待治疗多以失败告终。妊娠早期 CSP 一经确诊，应尽早终止已达成专家共识[1]。CSP 手术并发症主要包括子宫穿孔、大出血甚至切除子宫，或术后阴道不规则流血，查阅文献，主要原因在于误诊以及盲目操作。研究表明，与初诊确诊的 CSP 患者相比，初诊未确诊的患者发生大量失血等严重并发症风险更高、住院时间更长、住院费用更高，提示初诊诊断的准确性对于 CSP 患者的预后具有重要影响[7]。本例患者最初未明确诊断，术中虽有超声监测，但术者无充分准备，抑或操作手法不当等原因，导致术中大出血，所幸抢救及时，未造成严重后果。一项 meta 分析显示，清宫术与病灶切除术相比，术中出血量并未增加[8]。我院前期研究中，以超声监测下吸宫术作为初始治疗方案的 207 例 CSP 患者为研究对象，术前均经超声明确诊断 CSP，术中严密监测，超声可准确定位，避免盲目吸宫，一次吸宫的治愈率达 86.5%[5]，且术中未出现难以控制的大出血，无严重并发症发生。因此，术前明确诊断是减少手术并发症的关键。

宫腔镜具有可直视下观察妊娠物种植的部位、血管分布情况以及术后是否有组织残留等优势，近年来被较广泛地应用于治疗 CSP。较刮宫术相比，宫腔镜手术治疗妊娠组织物残留时，在定位清除残留组织、减少子宫内膜损伤、保护患者生育能力等方面更具有优势[9]。此外，宫腔镜的电凝止血能够有效减少术中出血。2018 年，左娜等[10]对比分析了 UAE 预处理后宫腔镜下手术对不同类型 CSP 的治疗效果。研究发现，宫腔镜手术对于各种分型的 CSP 均有一定的治疗作用，尤其适用于 I 型、II 型患者。洪莉[11]总结单一宫腔镜治疗 CSP 的适应证为：① I 型 CSP，CSP 妊娠组织浸润子宫肌层表浅；②妊娠病灶直径＜3cm、周围血流不丰富；③血 β-HCG 较低（＜2000U/L）；④患者生命体征平稳。文献报道，单一宫腔镜治疗 CSP 的成功率为 83.2%，严重并发症发生率 3.2%[12]。在治疗过程中需注意宫腔内压力、电刀功率及电切的深度，警惕进一步加重瘢痕处肌层的损伤。宫腔镜也存在局限性，操作空间有限，若术中出血多，视野不清会严重影响手术操作。宫腔镜也无法对薄弱的子宫肌层进行修复，给日后再次发生 CSP 带来隐患[13]。

我国专家共识[1]中指出，II 型和 III 型 CSP，特别是 III 型中的包块型，子宫前壁瘢痕处肌层菲薄，血流丰富，有再生育要求并希望同时修补子宫缺损的患者，行 CSP 妊娠物清除术及子宫瘢痕修补术。钟碧婷等[6]认为，特殊类型包块型的超声及临床表现十分复杂，治疗也存在一定的特殊性，不应简单地将其归为 III 型的特殊类型，可单独分型。本例患者虽为吸宫术后，但超声提示该包块大小约 4.17cm×3.64cm×3.23cm，位于宫腔下段及部分颈管内，稍突向子宫表面，未明显向膀胱方面外凸，考虑为 CSP II 型，我们术前已给予 MTX 降低绒毛活性，血 β-HCG 明显下降，该患者亦无再生育要求，在建立静脉通道，备血，并做好各种止血、紧急抢救措施的前提下，选择行宫腔镜手术，操作者经验丰富，手术顺利，避免了腹腔镜或开腹手术，也避免了子宫动脉栓塞带来的不良反应及并发症，为患者减轻了心理及经济压力，手术时间短，术后恢复快。赵璐等[14]研究认为，与 UAE 后传统清宫术相比，宫腔镜直视下切除残留病灶是治疗 CSP 不全流产较理想的方法。当病灶残留较多，且突向膀胱者，不宜行宫腔镜手术，可行病灶清除＋修补术。

6. 预后 若无再生育要求，需选择口服避孕药、宫内节育器、输卵管结扎等有效避孕方式；理论上保留了生育功能的 CSP 患者再次妊娠时，既可能正常宫内妊娠，也可能再次 CSP[15]。有报道既往有 CSP 史的患者再次妊娠时发生重复性 CSP（RCSP）的概率明显升高，为 4.7% ~ 33.3%[16]。

四、病例点评

1. 剖宫产瘢痕妊娠发生率日益增加，对于有剖宫产史的早孕女性，要警惕 CSP

的发生，尽早行妇科 B 超以早期发现 CSP。经阴道超声是重要的检测手段，必要时行磁共振检测。

2. CSP 的治疗方法包括药物治疗、UAE 和手术治疗等。妊娠早期 CSP 一经确诊，应尽早终止妊娠。有学者通过系统回顾发现手术治疗而非药物治疗才是 CSP 治疗的首选方案。超声监测下吸宫术有一定治疗价值，但需注意切忌盲目吸宫。本例在外院行吸宫术前漏诊 CSP，导致准备不充分，术中出血多，所幸通过及时救治，保守治疗成功止血，未导致子宫切除等严重并发症。

3. CSP 不全流产可采用宫腔镜或腹腔镜手术。宫腔镜适用于病灶突向宫腔内的病例，而腹腔镜适用于病灶突向膀胱和腹腔内的病例，尤其对于Ⅲ型 CSP 患者腹腔镜手术是首选治疗方法[17]。宫腔镜手术可以清晰地定位残留妊娠组织，直视下予以清除，并减少对正常内膜的损伤。但对术者要求较高，术中注意膨宫压力、电刀切割深度和手术时长等，在彻底清除残留组织的同时，避免加重子宫瘢痕处剩余肌层的薄弱程度，并高度警惕水中毒、子宫穿孔等的发生，做好应急预案。不过宫腔镜手术不能修补子宫瘢痕部位的肌层。我国专家共识指出：对Ⅰ型 CSP 采用宫腔镜手术，取得了一定的效果。对于Ⅱ型 CSP 的宫腔镜治疗处于探索阶段。有研究认为，对于孕囊 ≤ 3cm 和孕周 < 8 周的Ⅱ型 CSP 患者，行宫腔镜手术疗效确切。但笔者不建议Ⅱ型 CSP 在具有完整孕囊、血 β–HCG 较高的情况下，直接行宫腔镜手术。可先行超声监视下负压吸宫预处理，清除大部分或全部绒毛，阻止妊娠进一步发展，或者术前药物预处理或 UAE，降低 HCG 水平、减少局部血流后再行宫腔镜手术。宫腔镜下 CSP 妊娠物切除属四级宫腔镜手术，建议在三级医院由有经验的医生施术，术中超声或腹腔镜监测可提高手术准确性和安全性，腹腔镜尚能及时发现和修补子宫穿孔。

4. 术后随访血 β–HCG 下降和子宫恢复状态，若无再生育要求，应尽早落实长期高效的避孕措施，如宫内节育器、皮下埋植剂、输卵管结扎术等。本例月经复潮后放置了左炔诺孕酮宫内节育系统，达到长期有效的避孕目的，避免再次妊娠面临的种种风险。

（病例提供：河北医科大学第二医院　李红叶　江　静）

（病例点评：河北医科大学第二医院　江　静）

参考文献

［1］中华医学会妇产科学分会计划生育学组.剖宫产术后子宫瘢痕妊娠诊治专家共识（2016）［J］.中华妇产科杂志，2016，51（8）：568-572.

［2］Birch PK，Hoffmann E，Rifbjerg LC，et al.Cesarean scar pregnancy：a systematic review of treatment studies［J］.Fertil Steril，2016，105（4）：958-967.

［3］Glenn TL，Bembry J，Findley AD，et al.Cesarean scar ectopic pregnancy：current management strategies［J］.Obstet Gynecol Surv，2018，73（5）：293-302.

［4］王超，李蓉，乔杰，等.剖宫产瘢痕妊娠的流行病学与临床诊治［J］.中华生殖与避孕杂志，2020，40（02）：161-165.

［5］李红叶，江静，刘影，等.超声监测下吸宫术治疗剖宫产瘢痕部位妊娠价值研究［J］.中国实用妇科与产科杂志，2020，36（9）：866-869.

［6］钟碧婷，吴嘉雯，欧阳振波，等.剖宫产瘢痕妊娠的分型及其与治疗的相关性［J］.现代妇产科进展，2020，29（01）：68-70.

［7］Xie RH，Guo X，Li M，et al.Risk factors and consequences of undiagnosed cesarean scar pregnancy：a cohort study in China［J］.BMC Pregnancy Childbirth，2019，19（1）：383.

［8］Li JJ，Li HY，Jiang J，et al.Dilatation and curettage versus lesion resection in the treatment of cesarean-scar-pregnancy：A systematic review and meta-analysis.Taiwan J Obstet Gynecol［J］，2021，60（3）：412-421.

［9］班艳丽，崔保霞.妊娠组织物残留的宫腔镜手术［J］.实用妇产科杂志，2019，35（11）：807-810.

［10］左娜，张宁宁.宫腔镜手术对于不同临床分型早孕期剖宫产瘢痕妊娠的治疗效果分析［J］.生殖医学杂志，2018，27（5）：395-399.

［11］洪莉.剖宫产瘢痕妊娠宫腔镜手术治疗［J］.中国实用妇科与产科杂志，2018，34（8）：854-858.

［12］Birch Petersen K，Hoffmann E，Rifbjerg Larsen C，et al.Cesarean scar pregnancy：a systematic review of treatment studies［J］.Fertil Steril，2016，105（4）：

958-967.

［13］周应芳，杨慧霞.重视剖宫产术后子宫瘢痕妊娠的预防和处置［J］.中华妇产科杂志，2014，49（1）：3-5.

［14］赵璐，杨华，马葆荣，等.瘢痕妊娠不全流产宫腔镜与清宫术治疗的比较［J］.中华医学杂志，2018，98（3）：217-221.

［15］骆亚平，王彦龙，杨丽.复发性子宫瘢痕处妊娠一例报告［J］.国际生殖健康/计划生育杂志，2015，34（6）：510.

［16］Gao L，Huang Z，Zhang X，et al.Reproductive outcomes following cesarean scar pregnancy-a case series and review of the literature［J］.Eur J Obstet Gynecol Reprod Biol，2016，200：102-107.

［17］向阳，李源.剖宫产瘢痕妊娠的现状及研究进展［J］.实用妇产科杂志，2014，30（4）：241-243.

病例 36　大月份引产后子宫穿孔行宫腹腔镜手术

一、病历摘要

基本信息：患者，女，19 岁。主诉：外院引产术后 1 个月，发现子宫穿孔 1 周。

现病史：患者 1 个月前孕 7 个月于当地医院引产，引产后因胎盘胎膜残留行清宫术，术后复查超声提示宫内占位，10 余天前于当地医院再次清宫，术中可疑子宫穿孔，遂嘱患者就诊于某上级医院行进一步治疗。2014 年 12 月 30 日患者于某上级医院行宫腔镜探查术，术中可疑宫内占位为大网膜组织，切除部分组织送病理，回报为脂肪组织，疑为大网膜，患者为求进一步治疗来诊。患者病来无发热，无头晕乏力，无腹胀腹痛及肛门坠胀感，饮食及睡眠正常，二便正常，体重无明显变化。

既往史：平素体健，否认食物及药物过敏史，否认糖尿病、高血压、心脏病等慢性疾病史，否认肝炎、结核等传染病史，否认外伤及输血史。

个人史：无习惯性用药史。

月经史：患者平素月经规律，14 岁月经初潮，经期 5 天，周期 30 天，月经量正常，偶伴少量血块,偶伴严重经期下腹痛,需口服止痛药物缓解。末次月经2014年4月15日,量性同前。

婚育史: 孕1产1,引产1次。

家族史: 无家族性遗传病史。

体格检查: T 36.5℃,P 77次/分,R 18次/分,BP 100/60mmHg,一般状态良好,发育良,无贫血貌。双肺呼吸音清,心律齐,心音听诊纯正,未及病理性杂音,腹软,下腹压痛(+),无反跳痛及肌紧张。四肢活动良好,双下肢无水肿。妇科检查:外阴已婚已产式,阴道畅,分泌物正常,宫颈常大,宫颈举痛(+),子宫前位,常大,质软,活动度佳,宫区压痛(+),双附件区未触及明显包块,无压痛。

辅助检查:

1. 实验室检查 入院常规化验检查(血常规、凝血五项、血生化、血清离子、肝炎病毒、艾滋病、梅毒)未见明显异常,血 β-HCG 0.69U/L。

2. 盆腔超声(2014年12月19日,某上级医院) 子宫前倾位,大小约9.0cm×6.5cm×5.6cm,宫内见范围约3.1cm×1.0cm高回声团,CDFI其内见血流信号。双附件未见异常。提示:宫内高回声团。

盆腔超声(2015年1月8日,本院):子宫前倾位,大小约7.7cm×5.1cm×4.8cm,宫腔内可见范围约1.2cm×0.3cm积液。左侧宫底部(邻近子宫内膜区)可见2.7cm×1.7cm×1.2cm包块,边界清,内呈高回声,CDFI未检出明显血流信号,包块延续至宫外大网膜区。右卵巢大小约3.8cm×2.1cm,其内较大卵泡约2.2cm×1.5cm。左卵巢大小约2.6cm×1.8cm。双附件区未见明显占位性病变。提示:①子宫左侧宫底部包块,建议进一步除外子宫穿孔;②宫腔少量积液(病例36图1)。

3. 盆腔磁共振 结果回报:子宫形态欠规整,子宫底部肌层不连续,可见盆腔脂肪疝入,增强扫描未见异常强化影,宫腔稍扩张。双侧附件区未见异常信号影,盆腔见液性信号影。所扫肠管管壁未见增厚,未见肿大淋巴结。膀胱充盈饱满,信号均匀,未见异常信号灶。符合子宫穿孔改变,盆腔多发积液(病例36图2)。

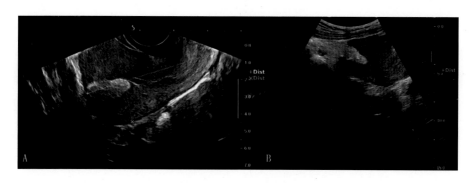

病例 36 图 1　超声检查

　　A：经阴道三维超声；B：经腹部三维超声。可见左侧宫底部（邻近子宫内膜区）可见 2.7cm×1.7cm×1.2cm 包块，边界清，内呈高回声，CDFI 未检出明显血流信号，包块延续至宫外大网膜区。

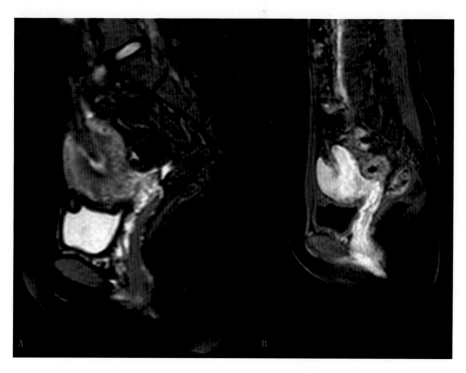

病例 36 图 2　MRI 矢状位平扫及增强图像

　　A：MRI 平扫图像；B：MRI 增强图像。可见子宫形态欠规整，子宫底部肌层不连续，盆腔脂肪疝入，增强扫描未见异常强化影，宫腔稍扩张。

诊断：

1. 创伤性子宫穿孔

2. 引产术后

诊疗经过： 入院完善检查后行腹腔镜探查术及宫腔镜探查术，宫腔镜探查见宫腔后壁偏左近宫底处发出一束宽 1.0 ~ 1.5cm 黄白组织，质地略糟脆，与子宫前壁致密粘连，子宫后壁肌壁与黄白组织间有孔隙，考虑子宫陈旧穿孔，大网膜嵌顿，并与直肠粘连。腹腔镜探查见子宫左后壁近宫底处陈旧穿孔直径约 1.5cm 左右，一束大网膜经此穿孔贯穿肌壁进入宫腔内，大网膜与部分子宫肌层粘连致密。行宫腔镜宫腔粘连松解术＋腹腔镜大网膜、肠粘连松解术＋子宫穿孔修补术，再次探查盆腹腔无异常，术终，术后抗感染治疗。术后 48 小时拔除宫腔引流管，72 小时拔除腹腔引流管，出院。

随访： 患者术后 1 个月随访，彩超子宫及双附件未见明显异常。

二、病例分析

该患者有明确终止妊娠及清宫病史，且外院医生已提示清宫术中疑诊子宫穿孔，即使患者没有明显腹痛及内出血等急腹症表现，亦不能除外子宫损伤的可能性。彩超检查初步诊断子宫损伤、盆腔脏器嵌顿的情况下，需进一步明确嵌顿组织的来源、缺血坏死情况，是否存在盆腔血肿、脏器复合损伤、穿孔部位及盆腔感染等情况。根据术前检查情况充分术前准备，患者生命体征平稳时不应在情况不明的情况下仓促手术。确定诊断后，需要根据患者情况制订个体化治疗方案。对于单纯穿孔，无明显失血及感染表现者，可保守治疗，预防感染并严密观察患者生命体征。复杂性子宫穿孔根据术前检查及患者情况选择腹腔镜探查或开腹探查。合并膀胱、肠管损伤时应考虑请外科医生协助手术。术后积极抗感染治疗。

三、疾病介绍

1. 概述　子宫穿孔是计划生育手术的严重并发症，在各种宫腔手术中均有可能发生，可以是探针、扩宫器、取环钩、吸管、刮匙或卵圆钳造成[1]。不同类型的子宫穿孔预后差别很大，如合并内出血、感染、脏器损伤而诊断不及时或处理不当可危及生命。人工流产手术引起的子宫穿孔预后差异悬殊，差异源于手法不同。

2．病因

（1）手术操作错误：术前子宫位置判断错误，手术操作粗暴；术中遇阻力盲目操作，不注意宫腔深度。

（2）子宫壁本身因素：畸形子宫、哺乳期子宫、剖宫产术后子宫、多次人工流产子宫，子宫柔软或子宫壁有瘢痕，厚薄不一。

（3）子宫位置异常：子宫位置过度前屈或后屈，自子宫峡部穿孔。

3．临床分类　按照穿孔是否穿透浆膜层分为完全子宫穿孔和不完全子宫穿孔；按照穿孔子宫损伤位置分为子宫颈峡部子宫穿孔及宫底部子宫穿孔；按照是否合并盆腔脏器损伤及内出血，分为单纯性子宫穿孔及复杂性子宫穿孔。

4．临床表现　子宫穿孔的临床表现因穿孔部位及是否合并盆腔脏器损伤及内出血差异很大。

单纯性子宫穿孔患者可能无明显临床表现或仅表现为轻微下腹痛，术者在操作中有"落空感"或"无底感"，同时（或）查见手术器械进入深度超过原先探测宫腔深度，或手术器械探入深宫腔长度与妊娠周数或妇科检查子宫大小不符，应警惕子宫穿孔。此外，术者用吸管进行负压吸引时，感到"空荡、滑、软"，但无组织吸出时，应警惕子宫穿孔，及时停止手术操作。

复杂性子宫穿孔患者无麻醉时下腹剧烈疼痛，疼痛部位较为明确，吸出或夹出异常组织，如脂肪、网膜、肠管、输卵管卵巢组织甚至膀胱壁，伴腹腔内出血时，检查腹部有压痛、反跳痛、肌紧张。宫角部穿孔有宫角部血肿或子宫侧壁穿孔有阔韧带血肿形成时，妇科检查发现子宫偏向一侧，另一侧可触及包块，局部压痛明显。大量失血时出现低血容量性休克表现。合并网膜嵌顿时可能无明显临床表现或仅有轻微不适。合并有肠管损伤时，除腹痛外还有腹胀逐渐加重，肝浊音界消失，反跳痛、肌紧张等腹膜炎表现。

5．诊断

（1）病史：任何宫腔手术，术中患者突然剧烈疼痛，术者"落空感"或"无底感"，均应立即停止手术明确子宫情况。既往宫腔手术史，术后出现腹痛尤其是伴有腹膜刺激症状及贫血表现时应高度怀疑子宫穿孔。

（2）辅助检查

1）实验室检查：疑诊子宫穿孔时行血常规检查，白细胞及中性粒细胞明显升高提示合并感染，血色素明显下降提示失血状态及其程度。炎症感染时，C-反应蛋白升高幅度与感染的程度呈正相关。子宫穿孔时行C-反应蛋白检查有助于感染的诊断及分类。

2）影像学检查：①经阴道三维超声检查：疑诊子宫穿孔时应首先行经阴道超声检查，检查子宫肌层及浆膜层的完整性，宫腔内是否有占位以及占位的性质，盆腔积液（血）等情况；②CT/MRI检查：当超声疑诊子宫穿孔时可行CT/MRI检查，进一步明确宫内占位性质（残留？盆腔组织嵌顿？）及盆腔脏器受累情况；③宫腔镜检查：患者没有急性感染或大量内出血证据时，可行宫腔镜检查明确诊断。宫腔镜下可见到子宫穿孔位置或黄白色组织嵌顿于宫腔内，组织发生绞窄坏死时可在宫腔内见到暗红色的坏死组织[2]。

6. 鉴别诊断　宫内有占位时应注意与妊娠组织残留、内膜息肉、黏膜下肌瘤相鉴别；术后腹痛应注意与单纯盆腔炎症、子宫腺肌症、阑尾炎等外科急腹症引起的腹痛相鉴别；盆腔血肿形成时应注意与卵巢囊肿、子宫浆膜下肌瘤相鉴别。

7. 治疗

（1）保守治疗：单纯性穿孔，若妊囊已吸出，穿孔较小，无活动性出血及盆腔脏器损伤，可保守治疗，严密观察病情变化，多数无须特殊治疗。观察期间促进子宫收缩：缩宫素20U，每日1次，肌内注射，3天；抗生素预防感染。严密观察患者生命体征、腹痛、腹胀、恶心、呕吐、内出血、休克等相关症状。

（2）手术治疗：妊娠囊未吸出或部分吸出，或节育器未取出时，明确为单纯性穿孔的情况下，可在超声监视下避开穿孔处再次操作，或在腹腔镜监视下完成人工流产术。复杂性子宫损伤应尽早腹腔镜或开腹探查，探查术中必须探查肠管、膀胱、附件、输尿管等有无损伤，根据具体情况修补脏器损伤。根据受术者要求及子宫损伤程度决定是否同时行绝育术。子宫损伤严重、多处损伤、伴有严重感染时应考虑切除子宫。

8. 预防　术前详细询问病史，了解高危因素；严格遵守手术操作规程，术中操作细致小心；柔软子宫可在扩张宫颈后酌情应用宫缩药；吸宫时正确使用负压，不可过大；大月份钳刮时术前软化宫颈；术中超声监护。

四、病例点评

子宫穿孔是较少见的计划生育手术并发症，分为单纯性穿孔及复杂性穿孔。单一穿孔且损伤面积小，未累及盆腔脏器，无明显内出血时称为单纯性穿孔。子宫损伤面积大或多处、肌壁间血肿、腹腔内出血、阔韧带血肿及脏器损伤等称为复杂性子宫穿孔。在终止妊娠手术及置取宫内节育器等宫腔手术中均有可能发生子宫穿孔，子宫位置过度倾屈、宫腔畸形、哺乳期子宫平滑肌松弛及既往肌层损伤等是发生穿孔的危险因素。子宫穿孔时造成组织、器官嵌顿的原因多种多样。可能是负压吸引管穿孔后负压抽吸大网膜至穿孔处嵌顿，或是卵圆钳钳取胎盘时穿孔误夹大网膜而带出。子宫穿孔面积较大时，可能因腹痛增加腹压而使大网膜进入裂伤处嵌顿。

大月份引产术后 3 天应常规复查阴式彩超明确宫腔内情况，检查见宫腔内包块时应注意包块大小、与子宫壁附着情况及包块内血流情况，明确包块性质。符合保守或期待治疗指征且患者有随访条件时，可向患者充分交代病情后暂时保守治疗，减少不必要的清宫。大月份引产后，子宫肌层受激素影响，处于收缩不良状态，子宫穿孔发生风险相对较高，术后短期内清宫手术应由经验丰富的高年资医生执行。术前可根据子宫及宫颈复旧情况适当给予预防感染、软化宫颈等预处理以降低术中风险。清宫手术必须在超声监护定位下操作，能够大大降低穿孔、肌层损伤大出血，反复进出宫腔致感染等风险。术式应选择钳取刮宫，避免负压吸宫。应严格要求引产后第一次刮宫的个体化，注意清宫术的合理性和技术性、规范性，这是避免发生子宫穿孔的关键。

本例患者孕 7 个月引产后清宫，有明确宫腔手术史，且二次清宫术中即疑诊子宫穿孔，但因无明显急腹症未立即就诊，辗转来我院时已发生穿孔 10 天，提示在疑诊子宫穿孔时不可因缺乏典型临床表现而排除诊断。多数病例在术中根据术者"无底"感觉及患者腹痛加重、流血等症状即可诊断。少数患者术中未诊断者，可能因术后血肿、盆腔出血或者合并盆腔脏器损伤等急腹症进一步确诊。如术中发现穿孔，应立即停止操作，观察患者生命体征，分析问题原因，决定下一步处理方法。在疑诊子宫穿孔不能明确诊断时首选经阴道三维超声检查，初步判断子宫肌层是否存在缺损及组织嵌顿。手术医生疑诊子宫穿孔但无明显腹痛，经阴道三维超声检查未见明显肌层缺损，或见肌层缺损未合并组织嵌顿、无明显盆腔积液表现时，可暂时观察，单纯穿孔时多可自愈。无法确定是否有子宫穿孔的情况下，必要时可先行宫腔镜探查。膨宫液中加入庆大霉素，用外径 < 5mm 的宫腔镜在低膨宫压力下观察宫腔情况，同时严密监测入液量及超声监测盆腔积液情况。对于彩超确定子宫穿孔且不能除外合并其他脏器损伤的患者，必须收入院严密观察生命体征的变化并进一步确诊。超声提示子宫肌层有组织嵌顿时建议行盆腔磁共振检查，进一步明确嵌顿组织的来源及盆腔脏器损伤的情况。影像学检查显示有组织嵌顿、盆腔脏器损伤，以及观察期间出现明显失血、感染表现时，必须及时行盆腔探查手术。

手术前确认子宫穿孔位置非常重要，以此结合解剖，判断可能累及的盆腔脏器。需请普通外科、泌尿科、麻醉科会诊，判断穿孔情况和拟定手术方案。如单纯子宫穿孔且宫内仍残留妊娠组织，可行宫腹腔镜联合手术，宫腔镜下清除宫内组织，腹腔镜处理缝合穿孔；考虑网膜嵌顿时，可腹腔镜下松解嵌顿并切除嵌顿的大网膜。嵌顿器官为肠管可能性大的情况下，必须请外科医生台上会诊协同手术。不除外膀胱损伤时，需进行美兰实验明确损伤部位及损伤程度，同时修补。无论宫腔镜探查还是手术，均需严格控制膨宫压力，并注意规范操作，避免感染扩散或因宫内存在开放血窦大量空气进入而形成空气栓塞等严重并发症。

（病例提供：中国医科大学附属盛京医院　王　玉　杨　清）

（病例点评：中国医科大学附属盛京医院　杨　清）

参考文献

[1] 谢幸，孔北华，段涛，等.妇产科学（第9版）[M].北京：人民卫生出版社，2018：375.

[2] Aboughalia H，Basavalingu D，Revzin MV，et al.Imaging evaluation of uterine perforation and ruptur [J].Abdominal Radiology，2021，46（10）：4946-4966.